ESSAI

OU

DISCOURS

HISTORIQUE ET CRITIQUE

Sur les Découvertes faites en ANATOMIE par les Anciens & par les Modernes.

ESSAI

OU

DISCOURS

HISTORIQUE ET CRITIQUE

Sur les Découvertes faites en Anatomie par les Anciens & par les Modernes.

Ista quoque Naturæ rerum contemplatio, quamvis non faciat medicum, aptiorem tamen Medicinæ reddit. *Au. Corn. Celsus. Præfat. lib.* 1.

PAR M. LASSUS,

Premier Chirurgien de Madame VICTOIRE de France, & de feu Madame SOPHIE, Lieutenant de M. le Premier Chirurgien du Roi dans la Ville, Banlieue, Prévôté & Vicomté de Paris, Professeur Royal & Inspecteur du Collége de Chirurgie, Membre de l'Académie des Sciences de Rouen.

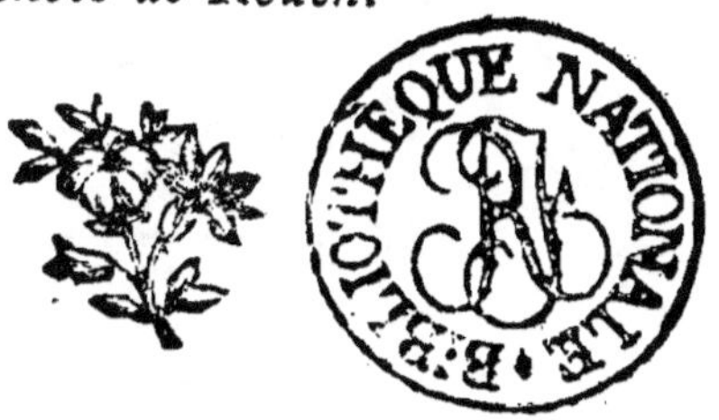

A PARIS,

Chez M. LAMBERT & F. J. BAUDOUIN, Imprimeurs Libraires, rue de la Harpe.

M. DCC. LXXXIII.

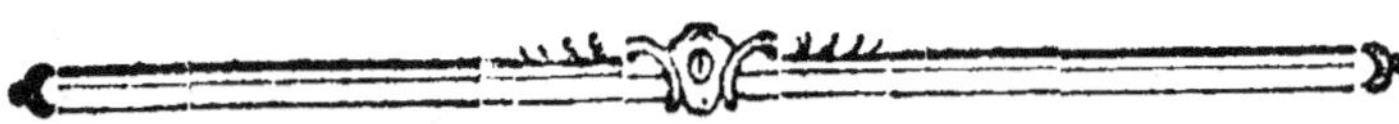

AVERTISSEMENT.

L'Anatomie a été cultivée avec tant de soin, qu'elle ne paroît presque plus susceptible de progrès. Toutes les parties du corps humain qui peuvent tomber sous les sens, ont été découvertes & décrites avec la plus grande exactitude. On pourroit même présumer que tout est dit, que tout est fait à cet égard. Winslow, Morgagni, Meckel, Haller & Albinus ont mis dans ce siècle la dernière main à ce qui avoit été commencé ou ébauché dans les siècles précédens. Ce qui reste à connoître, c'est le mécanisme par lequel l'homme exécute librement toutes ses fonctions, c'est la trame ou l'organisation de celles de nos parties que leur ténuité dérobe nécessairement à l'œil humain. Nous ignorons comment on digère, comment le chyle se change en sang, comment ce sang fournit la matière de toutes nos sécrétions. Nous savons encore moins comment le cerveau peut être l'organe de nos idées, comment s'accomplit la génération, en quoi consiste le rapport secret des parties génitales avec l'organe de la voix, &c.

La Physiologie croit pouvoir donner l'explication de toute cette mécanique. Le nombre de Livres publiés sur cette matière est immense. Dans ces derniers temps, leurs Auteurs se sont aidés de la Chimie & de la Physique, pour rendre leurs ſyſtêmes plus vraiſemblables ; mais la vérité eſt encore à découvrir. C'eſt donc à deſſein que je n'ai fait dans cet Ouvrage aucune mention des hypothèſes & des opinions des Phyſiologiſtes. Mon unique objet a été de marquer avec exactitude l'époque des véritables découvertes qui ont été faites de ſiècle en ſiècle dans l'Anatomie, ſans vouloir écrire l'Hiſtoire de cette Science, encore moins celle des Anatomiſtes.

L'Académie des Sciences de Rouen propoſa pour le ſujet du Prix de l'année 1775 , la queſtion ſuivante : *Quelles ont été les Découvertes Anatomiques depuis le commencement de ce ſiècle, & quels ſont les avantages que l'art de guerir en a retirés ?*

Une Diſſertation que je compoſai alors, obtint le ſuffrage de l'Académie, & a fait naître enſuite l'Ouvrage que je préſente aujourd'hui au Public.

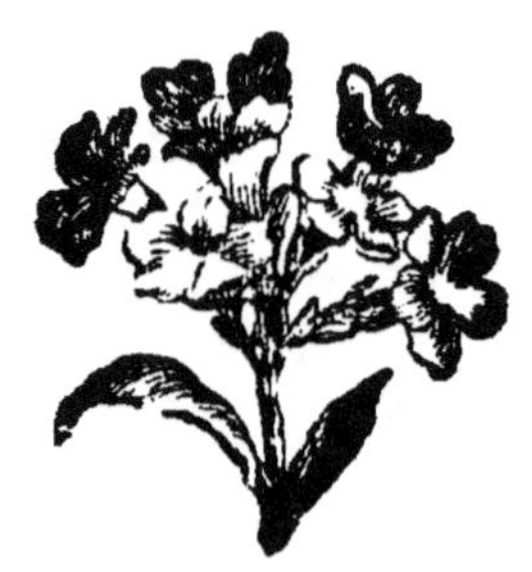

DISCOURS

HISTORIQUE ET CRITIQUE

Sur les Découvertes faites en Anatomie par les Anciens & par les Modernes.

Ne perdons point le temps à chercher l'origine des premières connoissances en Anatomie. Ne cherchons dans l'énorme quantité de volumes composés sur cette science, que ce qui mérite d'être lu, les découvertes, les expériences utiles, les faits qu'il n'est pas permis d'ignorer. Dans tous ces recueils immenses qu'on ne peut embrasser, il faut se borner, & choisir.

État de l'Anatomie chez les Grecs & chez les Romains.

Si l'on en croit le témoignage de Diogène Laërce, de S. Clément d'Alexandrie & de Chalcidius, qui a écrit un Commentaire sur le Timée de Platon, les Philosophes, & sur-

A

État de l'Anatomie chez les Grecs & chez les Romains.

tout ceux de la secte de Pythagore, sont les premiers qui ayent eu la curiosité d'étudier l'Anatomie, en disséquant des animaux. Il eût été presque impossible alors de l'étudier sur des cadavres humains. Les Grecs brûloient les morts, & renfermoient soigneusement dans des urnes les os qui n'avoient pas été consumés par le feu. C'étoit pour eux un devoir de religion de rapporter au sein de leur patrie les cendres de leurs parens morts dans une terre étrangère. Un tombeau étoit un objet de vénération, & ç'eût été le profaner que d'en retirer les offemens qu'ils croyoient pouvoir servir aux opérations magiques. Au milieu des combats, les soldats se rassembloient autour de leurs chefs expirans, pour empêcher que leurs corps ne tombassent au pouvoir de l'ennemi. Souvent ils exposoient leur propre vie, pour retirer les morts du champ de bataille. Priam, chargé de riches présens, se jette aux pieds d'Achille, & le conjure de lui rendre le corps de son fils.

Tous ces usages étoient autant d'obstacles presque invincibles pour les Médecins des villes & des armées, qui auroient voulu étudier l'Anatomie sur le corps humain. Mais le plus grand de tous venoit de la superstition : on craignoit d'interroger la mort,

& l'on ne pouvoit envisager sans horreur l'idée de chercher dans un cadavre des connoissances utiles à la vie de ses semblables. Ce qu'on ne pouvoit faire sur l'homme, les Philosophes & les Médecins le firent sur des animaux. Alcméon de Crotone, Empédocle, Démocrite, Épicharnie, Anaxagore, Philistion, Diogène Appolloniate & plusieurs autres, se livrèrent à cette étude (1).

Hippocrate, le dix-huitième des descendans d'Esculape du côté paternel, né dans l'Isle de Cos 460 ans avant J. C., n'écrivit rien sur cette science. Ce n'est que dans des Ouvrages qui lui sont faussement attribués, que l'on trouve quelques détails anatomiques remplis d'erreurs & de contradictions. Le Livre *des Prognostics,* le Traité *des Humeurs,* celui *des Effets de l'air, des eaux & des lieux,* du *Régime dans les maladies aiguës, des Fractures, des Luxations, des Plaies de tête,* les *Aphorismes,* le deuxième Livre *des Prorrhétiques* ou *Prédictions,* le premier & le troisième *des Maladies épidémiques,* dont il est le véritable Auteur, ne contiennent absolument rien sur l'Anatomie.

______

(1) *Tantùm enim veteres non modò medici, verùm philosophi quoque, anatomiæ studuerunt.* Galen. administ. anat. lib. 2, cap. 1.

En l'étudiant fur des animaux, les Philo-fophes étoient fur-tout occupés à rechercher comment s'accomplit la génération. Plu-fieurs d'entre-eux avoient déjà propofé diffé-rens fyftêmes, pour réfoudre cette queftion. Celui d'Ariftote eft que le mâle fournit feul le principe prolifique, & que la femelle ne donne rien qu'on puiffe regarder comme tel. Selon lui, le fang menftruel fert à la formation, au développement & à la nour-riture du fœtus, mais le principe efficient exifte feulement dans la liqueur féminale du mâle. De cette liqueur s'exhale une efpèce de vapeur, d'efprit ou d'ame, qui devient la caufe de la génération.

Le même Auteur obferva dans quelques quadrupèdes que les tefticules font cachés dans le ventre, au-deffous & près des reins, comme nous favons aujourd'hui qu'on les y trouve conftamment dans tous les fœtus humains, obfervation d'autant plus fingu-lière, par rapport au rat mufqué du Canada, comme l'a remarqué M. Sarrazin, Médecin de Québec, que dans cet animal les tefticules font fitués pendant l'été hors du ventre, à côté de l'anus, comme le font toujours ceux du rat domeftique, & que pendant l'hiver, les bourfes & les tefticules s'élèvent rentrent dans le ventre, & s'approchent des reins (1).

Les divers changemens de l'œuf pendant l'incubation, paroiffent avoir fixé d'une manière particulière, l'attention de ce Philofophe. Il a vu le cœur comme un point faillant & animé, la liqueur cryftalline, les membranes, les vaiffeaux fanguins, & le jaune monter du centre du blanc vers la cavité qui eft à l'un des deux bouts de l'œuf. La fuperfétation, ou double conception, lui a parue poffible, même dans les femmes. Il a dit que la matrice étoit quelquefois inclinée fur les parties latérales du baffin, & que l'obliquité de ce vifcère pouvoit nuire à la conception & à l'accouchement. Ses Écrits témoignent qu'il a connu les parties intérieures de plufieurs animaux, les poûmons, le cœur qu'il a regardé comme la fource du fang & comme le principe des veines & des nerfs, parce qu'il prenoit pour des nerfs les fibres tendineufes des valvules de ce vifcère, le vaiffeau qui fort du ventricule gauche, & qu'il a nommé *aorte*, ceux du cordon ombilical & du méfentère, le foie, la rate, quelques-uns des inteftins, les conduits qui portent l'urine des reins dans

(1) Mémoires de l'Acad. des Sciences de Paris, an. 1725.

État de
l'Anatomie
chez
les Grecs
& chez
les Romains.

la veſſie, les canaux de la ſemence, la communication des artères avec les veines (1), les parties principales du cerveau & ſes deux membranes, l'une épaiſſe, & l'autre plus mince, auxquelles les Arabes donnèrent dans la ſuite le nom barbare de dure & de piemère, parce qu'ils croyoient qu'elles produiſoient, en ſe prolongeant, toutes les autres membranes du corps humain.

Après Ariſtote, les Philoſophes & les Médecins continuèrent d'étudier l'Anatomie ſur des animaux. Plutarque & Galien nous ont conſervé quelques fragmens des Ouvrages de Dioclès, de Praxagore, de Chryſippe, de Philotime, de Pliſtonicus & de Denys, fils d'Oxymachus. Mais ce qu'ils en rapportent ſuffit pour diminuer nos regrets ſur la perte des Livres de ces Anatomiſtes.

Sous le règne de Ptolémée Soter, ou ſous celui de Ptolémée Philadelphe, qui protégèrent avec tant d'éclat les Sciences & les beaux Arts, Hérophile & Éraſiſtrate diſſéquèrent des cadavres humains dans la ville d'Alexandrie, environ 280 ans avant l'ère

---

(1) *Venæ cuilibet arteria ſua eſt adjuncta: quod autem venæ & arteriæ inter ſe committantur, ſenſu ipſo manifeſtum eſt. Ariſtot. de part. anim. lib. 3, cap. 4.*

chrétienne. Celfe (1) & Tertullien (2) difent que ces deux Anatomiftes eurent la cruauté d'ouvrir des criminels vivans condamnés à mort. L'utilité même de ces recherches peut-elle jamais juftifier un tel excès d'inhumanité ? Érafiftrate vit fur des chevreaux qu'il ouvrit peu de temps après avoir été alaités, les veines lactées pleines de chyle, & crut que ces vaiffeaux blancs étoient des artères naturellement pleines d'air, qui ne contenoient du lait que parce qu'il y étoit attiré accidentellement & pour les remplir (3). Il difoit que les artères & les veines émanent du cœur, & il vit dans les cavités de ce vifcère les valvules qui favorifent

État de l'Anatomie chez les Grecs & chez les Romains.

----

(1) *Longè optimè feciffe, aiunt Dogmatici, Herophilum & Erafiftratum, qui nocentes homines, à regibus ex carcere acceptos, vivos inciderint, confiderarintque, etiamnum fpiritu remanente, ea quæ natura antè claufiffet, eorumque pofituram, colorem, figuram, magnitudinem, ordinem, duritiem, mollitiem, lævorem, anfractum; proceffus deinde fingulorum & receffus, five quid inferitur alteri, five quid partem alterius in fe recipit.* Celfus præf. lib. 1.

(2) *Herophilus ille, medicus aut lanius, qui fexcentos homines exfecuit, ut naturam fcrutaretur, qui hominem odiit, ut noffet, nefcio an omnia interna ejus liquidò explorarit, ipfa morte mutante quæ vixerant, & morte non fimplici, fed ipfa inter artificia exfectionis errante.* Tertullianus de anima.

(3) *Galen. adminift. anat. lib.* 7, *cap.* 16.

A iv

l'entrée ou la sortie du sang. Elles ont été nommées, par ses disciples, les unes *triglochines*, ou *tricuspides*, c'est-à-dire, valvules à trois pointes ; les autres *sigmoïdes*, parce qu'elles ont la figure du *sigma* des Grecs. Selon lui, l'air que nous respirons passe des poûmons dans le cœur qui l'attire, en se dilatant, pour l'envoyer par l'aorte dans toutes les parties du corps : le ventricule gauche du cœur & les artères, ne contiennent que de l'air, & tout le sang est renfermé dans les veines (1). D'après cette supposition, la fièvre & l'inflammation se forment lorsque le sang s'introduit accidentellement, & comme par erreur de lieu, des veines dans les artères (2).

Boërhaave a, pour ainsi dire, renouvellé dans ce siècle le système d'Érasistrate, en disant que l'inflammation est produite par l'introduction des globules rouges du sang dans les petits vaisseaux artériels, qui, à la

---

(1) *Arteriæ sunt meatus spiritûs, sicut venæ sanguinis.* Jul. Pollux Onomasticon, lib. 2, cap. 5, n° 6.

(2) *Erasistratus, transfuso in arterias sanguine, febrem fieri dicit. Si sanguis in eas venas quæ spiritibus accommodatæ sunt, transfunditur, inflammationem excitat, eaque inflammatio talem motum efficit, qualis in febre est, ut Erasistrato placuit.* Celsus præfat. lib. 1.

vérité, ne contiennent pas d'air, mais la partie blanche & aqueufe du fang, qu'on appelle la lymphe ou la férofité. Il s'autorife même du paffage de Celfe que nous avons rapporté dans la Note précédente.

État de
l'Anatomie
chez
les Grecs
& chez
les Romains.

Érafiftrate reconnut dans fa vieilleffe que les nerfs ne tirent point leur origine de la dure-mère, comme il l'avoit cru d'abord, mais de la bafe du cerveau & de la moëlle de l'épine (1). Il réfuta Platon & tous ceux qui croyoient que l'air, les alimens & la boiffon, paffoient indiftinctement dans la trachée-artère, & démontra que derrière ce canal deftiné à tranfmettre l'air dans les poûmons, il y en a encore un autre nommé œfophage, qui fert uniquement à conduire les alimens & la boiffon dans l'eftomac. C'eft lui qui, le premier, employa le mot de *parenchyme*, terme grec, qui fignifie épanchement d'une humeur particulière autour des vaiffeaux, pour défigner la chair ou la fubftance des vifcères qu'il difoit être compofée de fibres, autour defquelles le fang fe répandoit & fe coaguloit (2).

------

(1) *Erafiftratus licèt non anteà, in feneciute tamen veram nervorum originem tandem agnovit.* Galen. de Hipp. & Plat. dogm. lib. 7, cap. 5 & 17.

(2) *Maxima jecoris pars fanguinis concrementum eft.*

C'eſt ainſi qu'on a raiſonné juſqu'à la fin du ſiècle dernier, où Malpighi crut découvrir, par le ſecours de différentes eſpèces d'injections, de la macération, de la coction & du microſcope alors nouvellement inventé, que le foie, les poûmons, la rate, les reins & autres viſcères, ſont uniquement compoſés de vaiſſeaux & d'une infinité de petits grains glanduleux.

Éraſiſtrate croyoit que la digeſtion des alimens ſe fait par trituration. Ne ſurchargeons point cet ouvrage des ſyſtêmes qu'il avoit imaginés ſur l'économie animale. Dans notre deſir ſincère de trouver la vérité, & de ne chercher que les progrès de l'Anatomie, nous ne rapporterons d'Éraſiſtrate & de tous les Auteurs dont nous ferons mention, que ce qui mérite d'être retenu. Nous oublierons tous ceux qui, en ne compoſant que de gros volumes, ont préféré, comme dit Montaigne, le paroître à l'être : vanité commune à preſque tous les hommes.

Aretæus de cauſ. & ſign. acut. morb. lib. 2, cap. 7. — *Caro hepatis nihil aliud eſt quàm ipſe ſanguis craſſior factus.* Galen. de uſu part. lib. 4, cap. 12. — *Vaſorum autem intercapedines à propria ſubſtantia pulmonis implentur, quam Eraſiſtratus parenchyma vocat.* Oribaſ. anat. Galen. p. 77. — *Totam carnem hepatis parenchyma vocat Eraſiſtratus,* id. p. 115.

Cependant, nous dirons encore de cet Auteur qu'il croyoit pouvoir fubftituer à la faignée, lorfqu'il s'agiffoit d'arrêter une hémorrhagie, l'application des ligatures plus ou moins ferrées aux bras & aux jambes, afin d'y attirer le fang qui s'écouloit par le vaiffeau ouvert. Par exemple, il mettoit une ligature aux bras lorfqu'il vouloit arrêter une hémorrhagie de l'utérus, & il lioit les cuiffes ou les jambes dans un faignement de nez trop abondant. Les Auteurs les plus modernes qui croyent à la révulfion & à la dérivation du fang, qui préfèrent dans certains cas la faignée du pied à celle du bras, ne paroiffent-ils pas fuivre encore la pratique d'Érafiftrate, univerfellement adoptée par tous les Anciens? La découverte de la circulation du fang n'a pu même anéantir dans tous les efprits cette doctrine antique. M. Van-Swiéten recommande, dans plufieurs endroits de fes Commentaires fur Boërhaave, d'appliquer aux bras & aux jambes des ligatures qui ne compriment que les veines, afin de retenir, s'il eft poffible, le fang comme en réferve dans ces parties, & de l'empêcher de s'écouler par l'ouverture du vaiffeau. L'Anatomie fait voir l'infuffifance & l'inutilité de ces liens dans le cas propofé ; mais on pourroit peut-être, d'après des connoif-

fances plus pofitives fur les loix de l'économie animale, imiter, en quelque forte, la
nature, en produifant dans les vaiffeaux de
l'utérus, par une compreffion momentanée
des veines & des artères crurales, une pléthore abfolument néceffaire pour rappeler
l'évacuation menftruelle fupprimée. On
auroit la précaution d'expofer convenable-
ment les parties à la vapeur de l'eau chaude
pendant cette opération, qu'il feroit poffible
de répéter deux ou trois fois en un jour. Il
fuffit d'indiquer ce procédé, fans entrer ici
dans de plus grands détails.

Hérophile, que Galien nous repréfente
comme un homme confommé dans tout ce
qui regarde la Médecine, étudia l'Anatomie
en difféquant des cadavres humains (1). Le
cerveau & les nerfs furent les objets princi-
paux de fa curiofité. Il les confondit, ainfi
que fes prédéceffeurs, avec les ligamens &
les tendons, & donna aux nerfs optiques le
nom de *pores*, parce qu'il étoit perfuadé
qu'ils ont une cavité fenfible qu'on n'apper-

____

(1) *Herophilus erat circà alias partes abundè eruditus & ea
qua per diffectionem cognofcuntur exactiffimè tenebat & pluri-
mum ejus rei cognitionem, non ut plerique, in brutis animalibus, fed in ipfis hominibus, adeptus erat.* Galen. de uteri
diffectione.

çoit point dans les autres nerfs. Le même Anatomiste comparoit au bec d’une plume à écrire la cavité, ou plutôt la fente que les Modernes ont nommée le quatrième ventricule du cerveau. Comme il s’imaginoit que le fang eft fortement preffé dans l’endroit où fe réuniffent les quatre plus grands finus de la dure-mère, il donna le nom de *preffoir* à la jonction de ces vaiffeaux. La membrane vafculeufe qui tapiffe les ventricules du cerveau, il la nomma *choroïde*, à caufe de la reffemblance qu’il crut lui trouver avec celle qui enveloppe le fœtus, & appela *arachnoïde* ou *réticulaire* la tunique de l’œil nommée aujourd’hui *rétine* (1). Il

État de l’Anatomie chez les Grecs & chez les Romains.

---

(1) *Sub his autem tunicis quâ parte pupilla eft, locus vacuus eft. Deinde infrà rurfus tenuiffima tunica quam Herophilus* ἀραχνοειδὴ *nominavit. Ea media fubfidit, eoque cavo continet quiddam quod, à vitri fimilitudine,* ὑαλοειδὲς *Græci vocant.* Celfus lib. 7, cap. 7. Rufus Appellat. part. corp. hum. lib. 1.

Riolan & quelques autres Auteurs ont cru qu’Hérophile, Rufus d’Éphèfe, Celfe & Galien, avoient connu la véritable membrane du corps vitré, nommée par les Modernes membrane *hyaloïde*. Cette affertion eft abfolument fauffe. Fallope eft le premier qui ait décrit la membrane *hyaloïde* : Voyez fes Obfervations Anatomiques, dans la Collection de fes Œuvres, donnée à Venife en 1584, *in-folio*, p. 265. Mais Hérophile & les Anciens ont donné indiftinctement à la rétine le nom

donna à l'artère pulmonaire le nom de veine artérielle, à la veine pulmonaire celui d'artère veineuse, & à l'os hyoïde celui d'*assesseur* ou de *parastate*, parce que cet os est situé près des amygdales (1). Ainsi qu'Érasistrate, il vit les veines lactées depuis les intestins jusqu'aux glandes du mésentère, & crut que ces vaisseaux dont il ne connut ni l'origine ni la terminaison, servoient à la nutrition des intestins (2). Il pensoit encore que les artères ne contiennent que de l'air. Les vaisseaux spermatiques de l'homme & de la femme, les trompes, les ovaires & les ligamens de l'utérus ne lui ont point été inconnus. Il a désigné sous la dénomination de parastates variqueuses & glanduleuses, l'épididyme, les vésicules séminales & la glande prostate (3). Enfin il

---

d'arachnoïde, de réticulaire & même d'hyaloïde, parce qu'en effet la rétine recouvre le corps vitré.

(1) *Tonsillis verò os subjacet, faucium caput complectens, à nonnullis hyoïdes vocatum, quod ad litteræ Y formam accedat. Herophilus autem proptereà quòd tonsillis adstet, idem parastatem vocavit.* Pollux Onomast. lib. 2, cap. 4. Rufus Appellat. lib. 1.

(2) *Galen. de usu part. lib.* 4, *cap.* 19.

(3) *Primus Herophilus prostatas aut parastatás glandulosas appellavit : & quæ à testiculis explantantur varicosas no-*

crut trouver un rapport entre les battemens du pouls & les notes de mufique, & il emprunta les mots de rhythme ou de cadence, pour exprimer les différences & l'état de fes mouvemens (1).

Les Ouvrages d'Érafiftrate & d'Hérophile ne font point parvenus jufqu'à nous. Ces deux Anatomiftes eurent un grand nombre de difciples à Smyrne, à Laodicée & dans plufieurs villes de la Grèce. On ignore fi l'on continua d'étudier l'Anatomie fur des cadavres humains dans la ville d'Alexandrie, après la mort d'Érafiftrate & d'Hérophile, ou fi l'on fe contenta d'y faire des démonftrations d'os humains, comme le dit Galien. Quoi qu'il en foit, le progrès des connoiffances & la diverfité des opinions qui en eft la fuite, divisèrent alors l'art de guérir en deux fectes principales. Sérapion, Médecin d'Alexandrie, prétendit que dans la pratique de la Médecine, l'expérience étoit préférable

---

minare occupavit. Galen. de ufu part. lib. 14, cap. 11. — *Paraftata verò funt meatus à tefticulis ad penis foramen femen deducentes.* Pollux Onomaft. lib. 2, cap. 4. — *Cæterùm adftes varicofus in fæmina non confpicitur, inquit Herophilus.* Galen. de femine, lib. 2.

(1) *Herophilus artis ejufdem Profeffor venarum pulfus rhythmis muficis ait moveri.* Cenforin. de die natal, cap. 12.

au raisonnement. Appollonius, Glaucias, Héraclide & quelques autres, suivirent ce sentiment, le mirent en pratique, & s'appelèrent Empiriques. Les Dogmatistes, au contraire, assuroient qu'il falloit réunir l'expérience au raisonnement. L'art resta long-temps dans cet état, personne n'ajoutant rien à ce qu'il avoit appris de ses prédécesseurs. Les Empiriques qui soutenoient que leur doctrine avoit été celle d'Hippocrate & des siècles les plus reculés, rejetoient l'étude de l'Anatomie-pratique comme un art absolument inutile (1). S'il est, disoient-ils, quelques parties que l'on veuille considérer au-dedans du corps, avant que l'homme expire, le hasard offrira assez d'occasions de les voir. Un gladiateur dans l'arène, un soldat dans une bataille, un voyageur dans une rencontre de voleurs, sont blessés de manière que dans celui-ci telle partie interne a été mise à découvert, & dans celui-là telle autre. Un Médecin, en travaillant à rétablir la santé, s'instruira de la situation, de l'arran-

---

(1) *Corpora nostra non novimus, qui sint situs partium, quam vim quæque pars habeat, ignoramus. Itaque medici quorum intererat ea nosse, aperuerunt ut viderentur, nec eo aiunt Empirici, notiora esse illa, quia fieri possit ut patefacta & detecta mutentur.* Cicero Quæst. Acad. lib. 4.

gement,

gement, de la figure & de plusieurs autres choses semblables qui concernent les parties intérieures. La compassion lui apprendra ce que les autres ne peuvent connoître que par une horrible cruauté. Si l'on pèse bien ces raisons, continuoient-ils, on verra que la dissection des cadavres, qui à la vérité n'a rien de cruel, mais qui répugne toujours à la nature, n'est pas même nécessaire, puisque les parties sont très-différentes après la mort de ce qu'elles étoient pendant la vie, & que le traitement des maladies fait voir tout ce qu'il est possible de connoître dans le sujet vivant.

Les Dogmatistes répondoient qu'un Médecin ne peut guérir les maladies, s'il ne connoît auparavant la structure du corps humain, le mécanisme de la respiration, de la déglutition, de la digestion, de la nutrition & des autres fonctions naturelles. Il doit savoir d'où proviennent la contraction & la dilatation des vaisseaux, & quelles sont les causes de la veille & du sommeil. Comme la douleur & différentes espèces de maladies attaquent les parties intérieures, ils prétendoient que celui qui n'aura pas une connoissance exacte de la structure de ces parties, ne pourra remédier à leur dérangement. Il est donc nécessaire, disoient-ils, d'ouvrir des

cadavres humains, & l'on ne peut même
trop louer Hérophile & Erasistrate d'avoir
eu le courage de disséquer des criminels
vivans, afin de considérer les parties que la
nature a cachées, d'en examiner la position,
la couleur, la figure, la grandeur, la dureté,
la mollesse, les anfractuosités, les prolongemens & les différens replis ; car il n'y a
point de cruauté à chercher dans le supplice
d'un petit nombre de scélérats, des connoissances qui peuvent servir dans tous les âges
à la conservation d'une infinité d'innocens (1).

Tel étoit l'état de l'Anatomie chez les
Grecs, lorsqu'Archagatus, fils de Lysanias,
du Péloponnèse, vint s'établir à Rome, sous
le consulat de Lucius Æmilius Paulus, &
de Marcus Livius Salinator, 219 ans avant
J. C. Les charmes, les amulettes, les sorti-
léges, les songes, les sacrifices & quelques
recettes données au hasard, étoient les secours ordinaires qu'on employoit dans les
maladies. Les femmes invoquoient la Déesse
Mena & les Dieux *Nixi*, qui présidoient aux
accouchemens. Lorsque le peuple Romain
vit Archagatus se servir, dans quelques circonstances, du fer & du feu, il prit en aver-

---

(1) *Celsus, præfat. lib.* 1.

fion la médecine des Grecs, & ne voulut plus recevoir de Médecins étrangers.

Cependant, environ cent ans après, Asclépiade de la Province de Bythinie, dans l'Asie Mineure, vint à Rome du temps du grand Pompée. Son éloquence, les promesses qu'il fit aux Romains de les guérir *promptement, sûrement & agréablement*, le ton de supériorité avec lequel il blâma la pratique d'Archagatus & la doctrine d'Hippocrate, qu'il appeloit une méditation sur la mort; l'impuissance des Aruspices, des devins, des enchanteurs dans les maladies les plus simples, & peut-être plus que tout cela encore; le besoin indispensable de la médecine pour des hommes que la mollesse & les plaisirs commençoient à corrompre, le firent enfin recevoir. Attentif à n'employer que les remèdes les plus doux, la promenade, les frictions, l'eau froide, la diète & le vin pris modérément, il berçoit encore les malades dans des lits suspendus, pour les endormir. Il changea presque entièrement le système reçu de la Médecine, & en proposa un tout différent, fondé en partie sur la philosophie de Démocrite & d'Épicure. Nos corps, disoit-il, sont composés de pores & de molécules, & les maladies naissent lorsque ces molécules s'arrêtent dans les pores imperceptibles de la peau. Il ne se distingua point par des découvertes anatomiques, mais il mérite des éloges pour avoir imaginé qu'on pourroit sauver la vie à ceux qu'une violente esquinancie met en danger de suffocation, si l'on faisoit à la trachée-artère une petite ouverture qui rendroit sur le champ toute la liberté de la respiration, & cette opération perfectionnée par les Modernes, est en effet le secours le plus efficace qu'on puisse employer en pareil cas.

Cassius, surnommé le Médecin Philosophe, dont nous avons quatre vingt quatre Problêmes écrits en Grec, fut un des Sectateurs d'Asclépiade. Parmi les différentes questions que cet Auteur propose, il en est une qui mérite une attention particulière. Il demande [Problême 41] pourquoi dans une plaie de tête, lorsque la dure-mère est blessée du côté droit, les parties gauches sont paralysées, & pourquoi, lorsque le côté gauche de la tête est blessé, c'est le côté droit qui tombe en paralysie? Cet Auteur répond que cela vient de ce que les nerfs qui tirent leur origine de la base du cerveau se croisent, ensorte que ceux qui naissent de la partie droite de cette base, se portent au côté gauche de la tête, & ceux de la partie gauche au côté opposé.

Hippocrate, long-temps avant Caffius, avoit obfervé le premier que les perfonnes bleffées à la tête avoient quelquefois des convulfions du côté gauche, fi la piaie étoit à droite, & du côté droit fi elle étoit à gauche (1). Plufieurs Auteurs, tels que Guillaume de Salicet, Bérenger de Carpi, Maffa, Dulaurens, Baillou, Fabrice de Hilden & une infinité d'autres, ont fait dans la fuite la même remarque que Caffius. Mais aucun d'eux n'a pris garde qu'il y avoit de la vraifemblance dans la folution de fon Problême. On ne fentit point l'importance de fa découverte : on la regarda feulement comme une explication ingénieufe & probable d'un fait réel, & non comme une vérité anatomique fufceptible de démonftration. Ce n'a été qu'au commencement de ce fiècle, comme nous le verrons dans la fuite de cet Ouvrage, que quelques Anatomiftes ont démontré la vérité de cette ftructure, d'après les effets obfervés dans les cas d'apoplexie & d'épanchement par caufe externe.

---

(1) *Si finiftrâ capitis parte ulcus fuerit, dextram corporis partem convulfio prehendit. Sin verò dextrâ capitis parte ulcus fuerit, finiftra corporis pars convulfione corripitur.* Hipp. de vuln. capit.

B iij

État de
l'Anatomie
chez
les Grecs
& chez
les Romains.

Les difputes des Empiriques, des Dogma-
tiftes, des Méthodiftes, des Pneumatiques
& des Ecclectiques, achevoient d'obfcurcir
& de déchirer l'Art. Les Médecins occupés
de fyftêmes, de conjectures & de fpéculations, négligèrent l'étude de l'Anatomie
pour fe livrer à la pratique d'un art aveugle
& conjectural. On ne vit plus que les débris
de l'ancienne doctrine d'Hippocrate. Celfe
les raffembla, & en compofa un Ouvrage
qui n'eft, fi l'on veut, qu'un extrait de ceux
du père de la médecine, mais dont le ftyle
eft celui de l'éloquence qui parle à la raifon.
La profeffion de cet Auteur qui vivoit fous
Tibère, a été pour les Érudits un fujet de
difcuffion. Scaliger, que d'ailleurs on ne choi-
firoit pas pour garant, l'a jugé Médecin,
quoique Columelle, Pline & Quintilien ne
l'ayent pas dit expreffément. Cette affertion
paroît d'autant plus vraie, que Celfe ne fuit
pas aveuglément tous les fentimens des Auteurs qu'il cite : fon opinion particulière eft
toujours celle d'un homme expérimenté
dans la pratique de la Médecine & de la
Chirurgie (a).

Il eft le premier qui ait fait mention des
lavemens nourriffans, & qui en ait confeillé

(a) Voyez les Notes qui font à la fin de cet Ouvrage.

l'ufage pour réparer les forces d'un malade épuifé (1). On retrouve dans l'Ouvrage qui nous refte de lui quelques détails fur l'efto-mac, l'épiploon, le péritoine, le foic, la rate, les reins, les uretères, la veffie, & fur les inteftins qu'il dit être au nombre de fix, favoir, le *duodenum*, qu'il appelle *fummum in-teftinum* (2), le jejunum, l'iléon, le cæcum, le colon & le rectum. Il a donné, ainfi que tous ceux qui l'ont précédé, le nom de veine au vaiffeau dont les battemens produifent le pouls. Les ufages de l'épiglotte, de la trachée-artère & de l'œfophage, ne lui ont point été inconnus. Il a fu que le cœur eft

---

(1) *Ultimum auxilium eft, in alvum ptifanæ vel alicæ cremorem ex inferioribus partibus indere, fi quidem id quoque vires tuetur.* Celfus, lib. 3, cap. 19.

(2) Galien le nomme *ecphyfis, exortus ventriculi.* C'eft Hérophile qui lui a donné le nom de *duodenum*, par rapport à fa longueur de douze travers de doigt.

Primum igitur exortus quem ex pyloro inteftinum excipit, fatis eft anguftus, nec in orbes circumflectitur, & ad fpinæ partes extenditur ab hoc quod à duodecim digitorum longitudine δωδιαδάκτυλον appellant, ut Herophilus verè memoravit. Oribafii Anatomia ex libris Galeni, cum notis Guillelmi Dundaff. Lugduni Batavorum, 1735, *in-*4°. p. 103. — Galenus Adminift. Anatom. lib. 6, cap. 9. Theophil. Protof-patar. Epitome. Parifiis, 1540, *in-*12. lib. 2, cap. 5, p. 18. A.

B iv

un mufcle creux, compofé de deux ventricules; que l'œil a trois membranes, la cornée, l'uvée ou choroïde, & l'arachnoïde ou rétine qui enveloppe le corps vitré; qu'il y a trois humeurs dans cet organe, celle qu'on appelle aqueufe, la vitrée & le cryftalin. En parlant des maladies des parties génitales, il fait une defcription très-abrégée des membranes qui les recouvrent.

Mais ce qui prouve que cet Auteur n'a pas toujours confulté le vrai livre de la nature, c'eft qu'il affirme que la rate eft attachée par fes ligamens aux inteftins, & non au diaphragme; c'eft qu'il dit que le nombre des futures du crâne n'eft pas le même dans tous les fujets; que celui des os du carpe eft incertain, & qu'ils reffemblent à ceux du tarfe. Du refte, il décrit avec affez d'exactitude les éminences & les cavités principales des os du crâne, de la mâchoire inférieure, des vertèbres, du baffin qu'il dit être plus évafé dans les femmes que dans les hommes, des omoplates, des clavicules, des douze côtes, des os du bras & de l'avant-bras, du fémur, de la rotule & des deux os de la jambe. Il a eu même l'attention de faire remarquer dans la partie fupérieure des narines plufieurs petits trous par lefquels tous les Anciens ont cru que l'air paffoit dans l'infpiration, pour porter au cerveau les particules odorantes.

Cette expofition des parties principales du corps humain, ne doit point être regardée comme la fomme des connoiffances anatomiques qu'on avoit acquifes jufqu'alors, depuis Érafiftrate & Hérophile. Celfe ne s'étoit point propofé d'écrire expreffément fur cette fcience, mais feulement d'en prendre ce qui pouvoit lui paroître fuffifant, pour fervir comme d'introduction à ce qu'il avoit à dire fur la pratique de la Médecine & de la Chirurgie.

D'ailleurs, les obftacles qui s'oppofoient aux progrès de l'Anatomie chez les Grecs, étoient à peu-près les mêmes chez les Romains. Depuis la guerre civile, l'ufage de brûler les morts s'introduifit à Rome, & s'étendit dans toute l'Italie. Conftantin l'abolit, & ordonna de les enterrer dans les villes & fur les grands chemins (*b*). C'étoit fur le mont Efquilin qu'on brûloit & qu'on enterroit, dans des efpèces de foffes nommées *puticula*, les cadavres des pauvres & des efclaves (*c*). Ceux qui périffoient du fupplice de la croix, étoient privés de la fépulture. Leurs corps demeuroient attachés à la croix, fans qu'il fut permis de les enlever. On ne brûloit point, mais on enterroit les enfans

nouveaux nés, les suicides & ceux qui
avoient été tués par la foudre (1). Dans l'im-
possibilité de se procurer le squelette entier
d'un homme, les Médecins se servoient de
quelques os humains qu'ils trouvoient par
hasard sur les montagnes, dans les cavernes,
dans les tombeaux & sur le bord des ri-
vières.

« Quelques Anatomistes, dit Galien, ont
» disséqué des enfans morts exposés sur les
» grands chemins (d). D'autres ont ouvert à
» la hâte les cadavres de ceux qui avoient
» été exposés aux serpens & aux bêtes de
» l'amphithéâtre, ceux des criminels & des
» brigands délaissés sur les montagnes sans
» sépulture, & ils ont vu que les parties
» intérieures de l'homme sont semblables à
» celles du singe. Moi-même, continue
» Galien, j'ai eu l'occasion d'examiner à
» loisir des os humains que le courant d'une
» rivière débordée avoit jetés dans un
» lieu marecageux, après avoir démoli un
» tombeau nouvellement construit : j'ai vu

---

(1) *Hominem priusquàm genito dente cremari mos gentium
non est.* Plin. Histor. Natural. lib. 7, cap. 16.

*Naturæ imperio gemimus, quum funus adultæ
Virginis occurrit, vel terra clauditur infans
Et nuper igne regi.* Juvenal, Satir. 15.

» encore les os d'un cadavre que les habitans
» du lieu avoient privé de la sépulture, &
» qu'ils avoient exposé volontairement aux
» oiseaux, qui le dévorèrent dans l'espace
» de deux jours. Si les plus savans Anato-
» mistes se sont souvent trompés, dans
» quelles fautes grossières ceux qui ont abso-
» lument négligé de disséquer des animaux
» ne tomberont-ils point? Nous avons eu,
» pendant la guerre que Marc Aurèle Anto-
» nin faisoit aux Quades dans la Germanie,
» une preuve complette de cet excès d'igno-
» rance. Les Médecins de l'armée Romaine
» étoient si peu instruits, qu'ils ne purent
» observer que la position des viscères dans le
» cadavre d'un soldat ennemi qu'ils s'étoient
» proposé de disséquer (1). »

Galien, de qui nous tenons toutes ces particularités sur l'histoire de l'Anatomie, &
qui conseilloit d'aller à Alexandrie pour y
voir les démonstrations qu'on y faisoit des
os humains, parle avec éloge de Rufus
d'Éphèse, dont il nous reste une nomenclature des parties principales du corps de
l'homme; son but, en composant cet Ouvrage, a été de donner une idée générale de
l'Anatomie, afin que ceux qui l'étudioient

____

(1) *Galen. Administ. Anat. lib.* 3 *, cap.* 5.

ne se trompassent point en lisant les anciens
Auteurs qui avoient nommé certaines parties, les uns d'une manière, & les autres
d'une autre.

« Nous tâcherons, dit Rufus, de vous
» apprendre comment on doit nommer les
» parties intérieures du corps humain, en
» disséquant un singe qui est parfaitement
» semblable à l'homme par ses os, ses mus-
» cles, ses viscères, ses artères, ses veines &
» ses nerfs. Anciennement on démontroit
» l'Anatomie sur des corps humains (1). »

Il nous apprend qu'avant lui on avoit
nommé les artères du col *carotides* ou *caroti-
ques*, c'est-à-dire, assoupissantes, parce qu'on
croyoit qu'en les pressant fortement, l'animal s'assoupissoit & devenoit muet, mais
qu'on avoit appris depuis, que cet accident
étoit produit par la compression des nerfs
qui sont contigus aux artères carotides (2).

---

(1) *Antè omnia, ut interiora appellanda sint, animal quod-
piam homini quàm simillimum dissecantes, instruere te cona-
bimur. Verùm priscis temporibus in humanis corporibus talia
generosiùs ostendebant.* Rufus Appellat. part. corp. hum. lib. 1,
cap. 1.

(2) Les nerfs situés près des artères carotides dont parle
Rufus d'Éphèse, & qui étoient connus avant Galien, sont ceux
de la huitième paire. Si on les coupe, ou si on les lie, l'animal

Il a indiqué avec affez d'exactitude les deux
ventricules du cœur & fes oreillettes, le
péricarde, le médiaftin, le thymus qu'il dit
ne pas fe trouver dans tous les fujets, les inteftins grèles & les gros, le clitoris, les nymphes, les trompes, les ovaires & le pancréas
qu'il n'a point confondu avec les glandes du
méfentère (1). A l'égard du foie, il avoue
que fes éminences nommées par les Aruf-
pices *les portes*, *la table*, *le glaive* & *l'ongle*, ne
fe voyent dans l'homme que d'une manière
obfcure & incertaine. Son opinion & celle
de tous les Anciens fur l'ufage de la veine
porte, eft qu'elle fort du foie pour diftribuer
dans tout le corps la matière qui doit le
nourrir. Il a ajouté aux trois membranes de
l'œil décrites par Celfe, celle qui renferme
le cryftalin, à laquelle les Anciens n'avoient
pas donné de nom (2). Il compte huit os
pour le carpe, huit pour le tarfe, & il dit
que l'éminence nommée *acromion*, fert à

État de
l'Anatomie
chez
les Grecs
& chez
les Romains.

---

devient muet, vomit avec effort, & meurt enfuite au bout de
quelques jours. *Morgagni Epiftol. Anat. XII*, n° 28.

(1) *At propè inteftini primùm exortum, pofita caro præpin-
guis, glandulifque interftincta, pancreas vocata eft.* Rufus
Appellat. lib. 1, cap. 30.

(2) *Membrana cryftallina, à contento humore cognominata:
hæc antiquitàs nomine earuit.* Rufus Appellat. lib. 1.

unir l'omoplate avec la clavicule (1). Quoiqu'il ait reconnu l'adhérence de la dure-mère aux os du crâne, il admet néanmoins dans cette membrane un mouvement de pulsation (2).

Lorsqu'on lit avec attention le fragment qui nous reste d'un Ouvrage que Soranus d'Éphèse avoit écrit en Grec, on est porté à croire qu'il a ouvert le cadavre d'une femme. D'abord il réfute Dioclès, qui admettoit plusieurs cellules ou cavités dans l'utérus, & il soutient avec raison qu'il n'y en a qu'une seule. Il dit que le volume de ce viscère n'est pas le même dans les filles & dans les femmes; qu'il est composé de deux membranes, de fibres charnues, d'artères, de veines & de nerfs dont il indique assez bien la distribution. Il indique encore avec la même exactitude les ovaires & les trompes, les ligamens

---

(1) *Acromion juguli, scapularumque ossis, copula est: Eudemus verò ossiculum perexiguum esse dixit acromion.* Rufus Appellat. lib. 1, cap. 9.

(2) *Tunicarum cerebri prima calvariæ ossibus affixa est, quæ pulsatorio etiam motu cietur: altera verò cerebro circumdata ipsam dissipabile conservat, ejusque fragile corpus in unum cogit ac retinet. Utraque nervosa, membranosaque est; exiguo interstitorum vasculorum sensu prædita. Interius condita motu caret: exterior mobilis atque crassior est.* Rufus Appellat. lib. 2, cap. 2.

larges, le clitoris, les nymphes & l'hymen.
Mais il devient obscur lorsqu'il parle d'une
espèce de hernie dont une femme confiée à
ses soins étoit incommodée (1).

Il a dit, après Thémison, que l'utérus n'est
point un viscère absolument nécessaire à la
vie, & qu'on pouvoit, après sa chûte, en
faire la réfection, sans causer la mort de la
femme, lorsque les circonstances de la maladie paroissoient l'exiger (2).

---

(1) *Nonnulli verò inter quos etiam est Chius, volunt aqua-*
les testium appendices, qui cremasteres dicuntur, eis committi,
id quod nos propriis oculis intuiti in muliere cui intestina in
scrotum descenderant, historiæ mandavimus, in quâ cum Chi-
rurgiam exerceremus, testiculus antè cecidit, laxatis videlicet
vasis ipsum continentibus & circumdantibus, & cum eo cre-
master concidit. Soranus, de Vulva & pudend. mulieb.

Il est vraisemblable que Soranus a voulu parler d'une hernie
inguinale produite par la sortie de l'intestin & de l'ovaire à
travers l'anneau du muscle oblique externe, comme M. Per-
cival Pott, Chirurgien de Londres, en a vu un exemple. Un
Auteur du siècle dernier dit que Bessière, célèbre Chirurgien
de Paris, trouva, dans une hernie intestinale, la partie frangée
de la trompe. *Ligamentum uteri latum, quoad extremum, seu*
diaboli morsum, Parisiis cum intestinis in inguine complica-
tum, reperit Dominus Bessiere, Chirurgus peritus. Dissertat.
Medic. Chirurg. de intestinorum compressione : auctore F. H.
Lavater. Basileæ, 1672, *in-4°.*

(2) *Nunc verò minimè existimandum est uterum principa-*
tum ad vitam obtinere, quia is non solum procidit, sed in
quibusdam etiam præciditur, nec tamen mortem affert, ut The-

Arétée de Cappadoce s'exprime avec bien
plus de clarté fur le déplacement & la chûte
de ce vifcère. Les Érudits qui cherchent &
qui aiment à trouver les fémences de tout
dans les Écrits de ceux qui nous ont précédé,
prétendent que cet Auteur a connû la membrane dont M. Hunter s'attribue aujourd'hui
la découverte, & qu'il nomme *membrana decidua uteri.* Le Lecteur en jugera lui-même
par le texte d'Arétée qu'on lui remet fous
les yeux (1). De tous les Médecins de l'antiquité, il eft le feul qui ait dit après Caffius
que dans les léfions du cerveau, la paralyfie
arrive toujours du côté oppofé au fiége de
la maladie, parce que les nerfs qui tirent
leur origine de la bafe de ce vifcère, fe croi-
fent (2). Il eft encore un des premiers qui

---

mifo litterarum monimentis commendavit. Soranus, *de Vulva
& pudend. mulieb.*

(1) *Videtur autem non numquam duplicitas uteri, interitus
fuccingens tunica quandò à contiguâ divellitur. Geminæ nam-
que membrana tantùm funt differentes à tunicâ, hæc verò
abfcedit & fluxione & abortu & violento partu, quandò ipfa
fecundis inhærefcit. Nam cum ipfa vi extrahuntur, fimul &
uteri tunica extrahitur : verùm nifi pereat mulier, revertens
eadem tunica utero ad amuffim connectitur, aut paulum extrà
prominet : contegit autem feminibus mulier.* Aretæus *de fign.
& cauf. diuturn. morb. lib.* 2, cap. 11.

(2) Aretaus *de fign. & cauf. diut. morb. lib.* 1, cap. 7.

ayent

ayent entrevu les petits conduits par lefquels l'urine fe filtre dans la fubftance des
reins (1).

L'hiftoire ne nous a confervé que les noms
de Marinus, de Quintus, de Lycus, de
Satyrus, de Stratonicus, de Pélops, de Nu-
méfianus, de Phécianus, d'Héraclianus, de
Marcianus, d'Antigenes, d'Ælianus Meccius
& de Sabinus, qui s'appliquèrent à l'étude
de l'Anatomie fous l'Empire de Trajan &
d'Adrien. Leurs Ouvrages ont péri avec les
monumens dans lefquels ils étoient dé-
pofés.

Enfin Galien parut. Il naquit à Pergame
dans l'Afie Mineure, 131 ans après J. C.
Son père, homme riche & favant, lui apprit
tout ce qu'on favoit alors fur la logique, la
géométrie, l'aftronomie & l'architecture.
Dans fa jeuneffe il fréquenta les écoles des
Stoïciens, des Épicuriens, des Académiciens
& des Péripatéticiens, étudia la Médecine à
l'âge de dix-fept ans, fous un difciple d'Athé-
née, & enfuite fous Satyrus & Stratonicus,
qui l'enfeignoient à Pergame, alla à Smyrne
& à Corinthe, pour y entendre Pélops &

---

(1) *Renes finus habent exiguos ad lotium excolandum, ad*
cribrorum inftar foraminibus pervios. Aretæus de fign. & cauf.
diut. morb. lib. 2, cap. 3.

Numéſianus , demeura pendant quelques
années à Alexandrie, & revint à Pergame,
où le Pontife de cette ville le chargea du
ſoin de panſer les plaies des gladiateurs. Il
eut des ſuccès ſi heureux, que tous guérirent.
Arrivé à Rome à l'âge de trente-deux ans,
il démontra ſur des animaux les organes de
la voix & de la reſpiration, en préſence de
Barbarus , oncle de l'Empereur Lucius
Vérus , des Conſuls Sévère & Boëthus, de
Sergius - Paulus , Gouverneur de Rome ,
d'Eudème le Philoſophe, d'Adrien le Rhé-
teur , & de quelques autres perſonnes diſtin-
guées. Les éloges qu'on lui prodiguoit
chez Marc-Aurèle, & l'éclat de ſa réputation,
ſoulevèrent contre lui l'envie des Medecins
de cette ville. Il en ſortit , & retourna dans
ſa patrie. L'Empereur , avant de partir
pour la Germanie, le pria de revenir, & le
chargea d'avoir ſoin, pendant ſon abſence,
de la ſanté de ſes deux fils Sextus & Commode. Ils tombèrent malades ; Galien les
guérit, & Fauſtine dit à cette occaſion, *qu'il
ſurpaſſoit tous les Médecins méthodiſtes , non pas
en paroles , mais en ſcience.* Il guérit auſſi Marc-
Aurèle d'une maladie de l'eſtomac que ſes
Médecins avoient méconnue. L'Empereur
étonné de la ſagacité avec laquelle Galien
trouva la cauſe de la maladie & le remède

qui lui étoit propre, dit à Pitholaüs, Gouverneur de ſes fils, *nous n'avons qu'un ſeul Médecin honnête & vraiment philoſophe* (1).

L'envie ne lui pardonna point ſes ſuccès
& ſa gloire. Ses ennemis le décrioient tous
les jours à Rome chez les grands & dans le
temple de la paix, où les Poëtes, les Ora-
teurs, les Philoſophes & les Profeſſeurs de
toutes les ſciences avoient coutume de s'aſ-
ſembler. Accablé de critiques & d'injures,
& pourſuivi par la haine, il offroit en apparence à ſes oppreſſeurs une victime facile à
égorger. Mais ſes amis ranimèrent ſon courage. Il démontra tout ce qu'il avoit découvert en Anatomie, & fit connoître alors ce
que les Anciens, & Lycus en particulier,
avoient ignoré. Il expoſa ſes propres Ouvrages dans le temple de la Paix, offrant de
choiſir les parties de l'Anatomie les plus
difficiles pour ſujet de ſon diſcours, pro-
mettant de faire voir la vérité de tout ce
qu'il avoit avancé dans ſes Écrits. On lui

---

(1) *Subindè ad Pitholaum converſus Imperator, unum,
inquit, medicum habemus, eumque ſanè liberum. Indèque
alia dixit quæ poſteà ſemper in ore habuit : me principem locum
inter medicos tenere & ſolum philoſophum eſſe. Expertus nam-
que multos fuerat non ſolùm avidos pecuniæ, ſed & ambitioni
& gloriæ deditos & invidos & malignos.* Galen. de Præcogn.
ad Epigen. cap. 11.

proposa les organes de la respiration, & les parties contenues dans la poitrine. Il en expliqua le mécanisme, en faisant sur des animaux vivans des expériences très-curieuses, & rapporta le sentiment des plus savans Anatomistes. Quelques-uns des Médecins qui étoient présens l'ayant invité, pour abréger, à comparer seulement ses propres découvertes avec celles que Lycus le Macédonien, disciple de Quintus, avoit recueillies dans son temps, il le fit, & répondit pendant plusieurs jours à toutes les questions.

Le desir sincère d'acquérir de nouvelles connoissances dans la théorie & la pratique de son Art, lui fit parcourir, à l'âge de quarante ans, la Syrie, la Palestine, la Thrace, la Macédoine, les Isles de Chypre & de Lemnos, pour y voir les métaux, les minéraux, les bitumes, les plantes, les baumes, la terre sigillée, la tutie, la cadmie, & en général tout ce qui pouvoit exciter sa curiosité. Dans ce voyage il eut occasion de faire quelques opérations de Chirurgie. Étant à Rome, il enleva une partie du sternum carié au serviteur de Marullus le Mimographe, qui avoit reçu un coup sur cet os, en s'exerçant à la lutte dans une académie. Le péricarde altéré par la pourriture, laissoit voir le cœur à nud. Galien dit avoir guéri ce malade en peu de temps. Aucun de ceux qui avoient été appelés pour le fecourir, n'avoit ofé entreprendre d'enlever l'os corrompu, à caufe du mouvement du cœur, & dans la crainte d'ouvrir la poitrine (1).

Plein d'une admiration paffionnée pour Hippocrate, dont la doctrine lui parut la feule véritable, il ne s'attacha à aucune fecte, & les étouffa toutes.

Ce qui nous refte de fes Ouvrages a été recueilli en cinq volumes *in-folio*, écrits d'un ftyle lâche & diffus (2). Il n'a point le mérite de la précifion comme Hippocrate, Celfe, Arétée & Alexandre de Tralles, dont les Écrits ne préfentent que le réfultat de l'expérience & de l'obfervation. En voulant tout expliquer, d'après une fauffe théorie fondée fur la philofophie des Péripatéticiens, il a plongé la Médecine dans l'incertitude des fpéculations, & a jeté les femences d'une infinité de difcuffions interminables. Ses

---

(1) *Adminift. Anat. lib.* 7, *cap.* 13, *de Hipp. & Plat. decret. lib.* 1, *cap.* 1.

(2) Plufieurs Ouvrages de Galien périrent de fon vivant dans l'incendie qui confuma, fous l'empire de Commode, le Capitole, les Bibliothèques, le Palais, le Temple de Vefta & une partie de la ville de Rome.

Ouvrages d'Anatomie ont été abrégés &
réduits à un petit volume par Oribafe, l'ami
& le Médecin de l'Empereur Julien (1 . Cet
abrégé fuffit pour faire connoître tous les
progrès des Anciens fur cette fcience. Il a
difféqué un grand nombre d'animaux, & il
a cru que les parties intérieures du finge
étoient parfaitement femblables à celles de
l'homme. Cette fauffe fuppofition lui a fait
adopter quelques erreurs que les Modernes
ont reçues fans examen, par le refpect fer-
vile qu'ils ont eu pour Galien, & parce
qu'ils ont cru que fes defcriptions avoient
été faites d'après la diffection des cadavres
humains (2).

Quoiqu'il ait omis beaucoup de chofes
dans l'oftéologie, néanmoins il eft encore
plus exact que Celfe & Rufus d'Éphèfe. Ses
remarques fur l'articulation de la tête avec
la première vertèbre du col, font juftes. Il
a fait obferver les aîles de l'os fphénoïde ou
cunéiforme, les éminences ptérigoïdes,
celles qu'on nomme ftiloïde & maftoïde
dans l'os des tempes, le canal nafal de l'os

---

(1) *Oribafii Anatomia ex libris Galeni Græcè & Latinè,
cum Notis Guillelmi Dundaff, Lugd. Bat.* 1735, *in-4°.*

(2) *Galenus hominem numquàm fecuiffe videtur.* Cocchii
de ufu artis Anat. Oratio. *Florentiæ,* 1761, *in-4°.* pag. 25.

maxillaire supérieur, l'os ethmoïde, les cornets du nez & la cloison offeuse qui les fépare. Il a connu les offelets féfamoïdes, & a fu que la mâchoire inférieure, le sternum, l'os sacrum & le coccyx, font compofés de plufieurs pièces que l'on peut féparer par la coction, ce qui n'est vrai que dans l'enfance, quoiqu'il ne l'ait pas dit. Il a prononcé avec certitude qu'il y a huit os au carpe, & fept au tarfe; mais il s'est trompé fur un objet qui ne demandoit cependant, pour être bien connu, que le regard le plus fuperficiel. Il a cru que l'éminence dite *acromion*, étoit dans l'homme un petit os particulier qui fervoit à unir l'omoplate avec la clavicule (1).

Sa defcription des mufcles est obfcure, & d'ailleurs peu intéreffante, parce qu'il ne les

____

(1) *Galen. de offib. ad tyron. cap. 3, de ufu part. lib. 13, cap. 11.*

Paul d'Égine a penfé de même. *Acromion est officulum cartilagineum quod claviculam fcapulis colligat : in fceletis non reperitur. Quod fi loco movetur, imaginem imperitis exhibet brachii caput excidiffe.* Pauli Æginetæ Opera, lib. 6, cap. 113.

Gui de Chauliac est le premier qui ait réfuté cette erreur.

Non funt autem illa additamenta offa alia ab offe fpatulæ, ut dicunt Lanfrancus & Henricus Hermundavilla, fed funt partes fubftantiales ipfius, & quod hoc fit verum, experientia docet. Guido de Cauliaco Anatom. cap. 4, Doctrin. 2.

C iv

a point défignés par des noms propres, ce qui jette de la confufion dans fon difcours, & parce qu'il a décrit ceux du finge pour ceux de l'homme. Il admet un panicule charnu qui n'exifte, comme on le fait, que dans les quadrupèdes. Les mufcles qu'il a découverts, ou qui étoient peu connus avant lui, font le peaucier du col, le buccinateur, le pyramidal du nez, le plantaire & le palmaire, le fphincter externe & interne de l'anus, le petit pectoral, le rhomboïde de l'omoplate, quelques-uns des fléchiffeurs de la tête & des extenfeurs de l'épine, les furcoftaux, les foucoftaux, les fterno-coftaux, le poplité, & enfin les lombricaux & les interoffeux des pieds & des mains, dont on a attribué très-gratuitement la découverte à Riolan, à Guillemeau & à Habicot, plus de treize cens ans après Galien, puifqu'avant eux ces mufcles avoient encore été décrits par Véfale, Fallope, Dubois, furnommé Sylvius, Médecin de la Faculté de Paris, Cananus, Gonthier d'Andernach & Columbus.

Il eft plus exact, & il intéreffe davantage quand il indique la fituation & les ufages des vifcères, quoique ce foit toujours d'après les animaux. Car le cerveau dont il donne la defcription, n'eft pas celui de l'homme, mais du bœuf, tel qu'on le vend, dit-il, tout préparé dans les grandes villes, & propre à en faire la diffection (1). Il a décrit tout l'intérieur de ce viscère, & jusqu'aux plus petites parties, ses ventricules, la cloifon tranf-parente, la voûte à trois piliers, les lignes faillantes qui fe remarquent fur fa furface concave, & qu'il a comparées aux cordes d'une lyre, les glandes pinéale & pituitaire, *l'infundibulum* ou entonnoir, les corps cannelés, les couches des nerfs optiques, les cordons médullaires fitués dans la partie poftérieure des ventricules latéraux, & dont la figure reffemble à celle des cornes de bélier ou des pieds de cheval marin, les tubercules quadrijumeaux furnommés *nates* & *teftes*, l'appendice vermiforme, la commiffure antérieure ou corde de Willis, le conduit, ou plutôt la fente que Sylvius a nommée aquéduc, & qui communique du troifième au quatrième ventricule, le cordon médullaire & fibreux qui en termine l'ouverture, & qu'on nomme commiffure poftérieure, la protubérance annulaire, les cuiffes & les bras de la moëlle allongée. Il a fait remarquer l'adhérance de la dure-mère à tout l'intérieur du crâne, le prolongement de la pie-mère dans

______

(1) *Galen. Adminift. Anat. lib. 9, cap. 1.*

les cavités & les replis du cerveau, la réunion
des veines de cette membrane en un gros
tronc, que l'on nomme encore aujourd'hui
la veine de Galien, & qui s'ouvre dans un
des sinus de la dure-mère. Tous ces sinus,
dit-il, ne sont que des veines qui contiennent
du sang. *Quid enim aliud quàm venam appellabis
ejusmodi vas quo sanguinem contineri apparet?* Il a
vu sur des animaux vivans, auxquels il avoit
enlevé une partie des os du crâne, le cerveau s'élever & s'abaisser d'une manière très-
sensible, lorsque l'animal crioit, s'agitoit &
respiroit avec effort. Comme il croyoit que
l'air passoit à chaque inspiration à travers les
trous de l'os éthmoïde, & ensuite dans les
ventricules du cerveau, pour y porter les
particules odorantes, il imagina que ce viscère s'élevoit alors par la présence de l'air
qui en remplissoit les cavités, & qu'il s'abaissoit ensuite naturellement par sa sortie dans
l'expiration. Pour donner une explication
encore plus probable de ce phénomène, il
supposa qu'il y avoit un vuide ou un espace
entre la dure-mère & le cerveau : mais il
mettoit une différence entre ce mouvement
de *respiration du cerveau*, & celui qui est produit seulement par la pulsation des artères
de ce viscère & par celle du cœur, comme
on l'observe, selon lui, dans les enfans nou-

veaux nés, & dans les animaux qui respirent sans faire aucun effort (1). Nous examinerons dans la suite les expériences & les raisonnemens des Anatomistes modernes sur cette importante question.

Voyons maintenant ce qu'il a dit sur les organes des sens. Plusieurs muscles servent à mouvoir celui de la vue : les uns sont droits, & les autres sont obliques. Celse & Rufus d'Éphèse avoient décrit les membranes & les humeurs dont il est composé. Galien a répété, d'après le premier de ces deux Auteurs, que l'air & l'humeur aqueuse remplissoient le vuide ou l'espace qui s'étend depuis la cornée jusqu'à la prunelle, & qu'il se formoit quelquefois dans ce vuide, *locus inanis*, comme dit Celse, une taie ou pellicule nommée cataracte, que l'on pouvoit abaisser avec une aiguille, mais que le crystallin devenu opaque, produisoit nécessairement la perte de la vue, parce qu'il en étoit l'organe

____

(1) Galien croyoit que les ventricules antérieurs du cerveau étoient l'organe immédiat de l'odorat, qu'ils préparoient l'esprit animal, qu'ils servoient à l'inspiration & à l'expiration de ce viscère, & de réservoir à la pituite & aux vapeurs fuligineuses qui s'y amassoient, & qui ensuite sortoient par les sutures du crâne, par le nez & par le palais, à travers les trous des os ethmoïde & sphénoïde. *De usu part. lib.* 8, *cap.* 10, *& lib.* 9, *cap.* 1.

principal. On a vieilli dans ce faux préjugé
jusqu'au milieu du siècle dernier, & tous
ceux qui pendant ce long espace de temps
ont fait l'opération de la cataracte, ont cru
n'abaisser qu'une pellicule, tandis que c'étoit
le crystallin lui-même devenu opaque qu'ils
abaissoient : tant il est difficile de se garantir
de l'erreur la plus grossière, quand elle est
accréditée par un nom célèbre. Il s'est encore
trompé, en assurant que la membrane du
crystallin ne le recouvre que dans sa partie
antérieure, afin que la matière qui doit le
nourrir, & qui est fournie par l'artère & la
veine de la rétine, puisse, après avoir tra-
versé l'humeur vitrée, pénétrer ensuite plus
aisément le crystallin qui lui est adossé posté-
rieurement (1). Il a découvert la glande lacrymale située dans l'angle externe de l'or-
bite, les points lacrymaux, le canal nasal, &
a entrevu le mécanisme de toutes ces parties.

Sa description de l'organe de l'odorat, de
celui du goût & de l'ouïe, est plus abrégée.
Nous avons déjà dit que c'étoit dans les
ventricules antérieurs du cerveau que s'opé-
roit, selon lui, la sensation de l'odorat. Il
n'a point su que la membrane nommée pituitaire en est le siége immédiat, quoiqu'il

_____

(1) *De usu part. lib.* 10 *, cap.* 6.

l'ait décrite avec exactitude, & qu'il ait re-connu qu'elle est absolument continue avec celle du gosier, de la langue, de l'œsophage & du larynx. Quant à l'intérieur de l'oreille, il s'est contenté de dire qu'il avoit à peu-près la forme d'un limaçon, qu'il étoit plein d'air, & fermé extérieurement par une mem-brane très-mince. Il a reconnu que la langue est composée de plusieurs muscles, d'artères, de veines & de nerfs. Pour éviter le desséche-ment de cet organe très-mobile, il y a, dit Galien, deux canaux qui s'ouvrent près du filet, & qui versent continuellement dans la bouche la salive préparée par les glandes maxillaires, comme les canaux de la glande lacrymale versent goutte à goutte sur la sur-face de l'œil une humidité nécessaire à sa transparence & à sa mobilité (1). L'orifice de ces conduits salivaires des glandes maxil-laires inférieures, est si apparent, dit Galien, que l'on pourroit y introduire un stylet. Oribase & ensuite tous les Arabes, & après eux Gui de Chauliac, Lanfranc, Achil-lini, Bérenger de Carpi, Charles Étienne, Cassérius & quelques autres, ont donné la description de ces conduits salivaires. Cepen-dant Wharton, Médecin de Londres, s'en

État de l'Anatomie chez les Grecs & chez les Romains.

____

(1) *Galen. de femine, lib.* 2, *de usu part. lib.* 11, *cap.* 10.

étant attribué la découverte, lorsqu'il les eut trouvés fur le bœuf en 1656, & perfonne n'ayant alors réclamé, en faveur de Galien ni d'aucun autre, la priorité de la découverte, on a continué de les nommer jufqu'à préfent les conduits falivaires de Wharton (1).

Galien n'a point connu la vraie ftructure de la peau, quoiqu'il ait fu qu'elle eft compofée d'artères, de veines & de nerfs, & qu'elle eft percée comme un crible d'une infinité de pores qui donnent iffue à la fueur & à la chaleur. Elle couvre, ajoute-t-il, toute l'habitude du corps, & lui fert d'émonctoire.

Ses expériences fur l'organe de la voix & de la refpiration, méritent une attention particulière. Le larynx, compofé de l'épiglotte & de trois cartilages, du thyroïde ou fcutiforme, du cricoïde ou annulaire, & de l'arythénoïde, ainfi nommé parce qu'il repréfente, en quelque forte, le bec d'une aiguière (2), fe meut par le moyen de plu-

____

(1) *Vas huic glandulæ proprium Anatomicis hactenus incognitum fuit.* Wharton Adenographia, cap. 21.

(2) Bérenger de Carpi, & après lui prefque tous les Anatomiftes du feizième fiècle, ont reconnu qu'il y a deux cartilages arythénoïdes. Riolan a toujours foutenu, par un en-

fieurs muscles. L'épiglotte, c'est Galien qui parle, dont la fonction principale est d'empêcher que pendant la déglutition les alimens & la boisson ne passent dans la trachée-artère, n'en ferme cependant pas l'ouverture si exactement, qu'il n'y entre quelques gouttes de liqueur attirées par les poûmons, pour humecter la trachée-artère (1). Au-dessous de la glotte, qui est l'organe principal de la voix (2), on apperçoit deux cavités mem-

---

tèrement ridicule, qu'il n'y a qu'un cartilage arythénoïde, parce que Galien l'avoit dit. *Riolani Opera, Parisiis*, 1649, *in-folio, pag.* 636 & 727.

(1) *Demonstravimus in libris de placitis Hippocratis & Platonis quod potionis exiguum quiddam in asperam arteriam deferatur, quodque humoris istius ea est copia quæ repentè à pulmone corripiatur, quæque ipsum totum madefiat.* Galen. de usu part. lib. 7, cap. 17.

L'Auteur anonyme d'un Abrégé d'Anatomie composé en Grec, a pensé de même que Galien.

Neque planè ridendi sunt qui profitentur in pulmones etiam descendere poculentorum nonnullam partem. Anonymi Isagoge Anatomica Græc. & Latin. Lugd. Bat. 1618, *in-4°.* cap. 43, p. 55.

(2) Il ne faut pas confondre l'ouverture ou l'entrée du larynx, qui est formée par l'épiglotte & par les cartilages arythénoïdes, avec la glotte, qui est cette fente étroite produite par l'écartement des bandes ligamenteuses ou cordes vocales. Casserius est un des premiers qui ayent fait cette distinction nécessaire dont Riolan n'a point profité. M. Littre est

braneufes, d'une figure à peu-près demi-circulaire, l'une à droite & l'autre à gauche, nommées les ventricules du larynx. Les Modernes leur ont donné le nom de *finus*, & ils font remplis de plufieurs petites glandes muqueufes. L'air extérieur introduit dans les poumons, s'infinue jufques dans leur fubftance parenchymateufe, s'y perfectionne, paffe enfuite dans le cœur, dans l'aorte, dans les artères, dans celles du plexus choroïde, & enfin dans les ventricules du cerveau, où il produit, après bien des élaborations, l'efprit animal (1). En fortant du larynx pendant l'expiration, il fe modifie dans les cavités de la bouche & du nez. L'ouverture plus ou moins grande de la glotte, lui donne le fon de la voix & en règle le ton, le mouvement de la langue en

---

tombé dans l'erreur de tous les Anciens, lorfqu'il a dit dans un Mémoire imprimé parmi ceux de l'Académie Royale des Sciences de Paris, année 1718, pag. 299 : « On entend par
» la glotte l'entrée du larynx : elle reffemble au bec d'une
» aiguière ; elle eft formée par les membranes interne & ex-
» terne du larynx, par l'epiglotte & par les cartilages arythé-
» noïdes. La glotte a par-devant près d'un demi-pouce de lar-
» geur, & par-derrière environ une ligne : fes bords font
» élevés au-deffus du niveau des parties qui l'environ-
» nent, &c. »

(1) *Galen. de ufu part. lib.* 7, *cap.* 8.

fait

fait des paroles. Le diaphragme eſt l'organe
principal de la reſpiration (c'eſt toujours
Galien qui parle), les muſcles intercoſtaux
externes élèvent les côtes, les internes les
abaiſſent : les poûmons ſont paſſifs & ſans
action.

Ce viſcère ne remplit point exactement
toute la cavité de la poitrine. On voit à
travers la plèvre, après avoir enlevé une côte
à un animal vivant, qu'il y a un eſpace plein
d'air entre le poûmon & cette membrane.
On peut encore s'en convaincre, continue
le même Auteur, en coupant circulairement
& en détachant une petite portion de la
peau, des muſcles intercoſtaux & de la côte
d'un animal. Si l'on adapte à la plèvre, laquelle eſt ſuppoſée dans toute ſon intégrité,
le col d'une veſſie de cochon, qu'il eſt néceſſaire de coudre avec la peau, afin que l'air
extérieur n'entre point dans la poitrine, &
ſi l'on perce enſuite le fond de cette veſſie
& la plèvre, on verra l'air ſortir de la poitrine pendant l'expiration, & rentrer de la
veſſie dans la poitrine pendant l'inſpi-
ration (1).

Galien a découvert les nerfs récurrens
ſitués le long du col, près des artères caro-

---

(1) Galen. Adminiſt. Anat. lib. 8, cap. 10.

D

tides, & il obferva le premier que des animaux auxquels il avoit lié ou coupé ces nerfs, devenoient prefque muets (1). Un chien, par exemple, ne pouvoit ni hurler, ni crier, après avoir fouffert cette opération, & ne rendoit que des fons foibles & rauques. Il ne jouiffoit même pas de cette efpèce d'enrouement, fi l'on incifoit les nerfs intercoftaux à leur fortie du canal de l'épine, fans couper les nerfs récurrens : l'animal ne pouvoit alors ni crier ni refpirer, parce que cette incifion rendoit les mufcles intercoftaux paralytiques. L'effet étoit encore le même, en coupant tranfverfalement tous ces mufcles, fans lier ni fans couper les nerfs. La ligature ou la fection du nerf diaphragmatique, faite près du col, rendoit le diaphragme paralytique : la refpiration devenoit laborieufe, & ne fe faifoit qu'imparfaitement, ce qui prouve que l'action du diaphragme dépend effentiellement de ce nerf. C'étoit fur des ours, fur des chiens, des bœufs, des cochons & autres animaux femblables, que Galien

---

(1) *Ego quidem primus omnium hos nervos recurrentes inveni.* Galen. de ufu part. lib. 7, cap. 14. — *Vocare vocales confuevi eos quos ipfe inveni, nam præceptores mei eos duntaxat qui apud arterias funt, cognofcebant.* Galen. de loc. affect. lib. 1, cap. 6.

avoit coutume de faire ses expériences (1).
Elles ont été répétées par les Anatomistes
modernes, & le résultat a été le même.

Au milieu de la poitrine est situé le cœur,
dont la pointe est un peu tournée du côté
gauche. Il est renfermé dans le péricarde qui
contient une eau à peu-près semblable à de
l'urine. Sa figure est celle d'un cône ou d'une
pomme de pin, ayant une base & une pointe.
Il est composé de fibres charnues, dont les
unes sont longitudinales, les autres obliques,
& d'autres sont transverses. Cette structure
étoit nécessaire, afin qu'il pût se dilater &
se contracter aisément. On ne doit pourtant
pas croire, dit Galien, qu'il soit tout charnu:
c'est un organe trop essentiel & trop noble,
pour le mettre au rang des muscles (2). Il a
deux oreillettes & deux ventricules adossés
& unis ensemble par une cloison mitoyenne
percée de plusieurs petits trous. Le ventricule droit est essentiellement destiné pour les
poumons, car les animaux qui n'ont point
de poumons n'ont point de ventricule droit.
Il contient du sang en plus grande quantité
que le gauche, qui contient plus d'air que

____

(1) *Galen. Administ. Anat. lib.* 8, *cap.* 3 & 4, *de usu
part. lib.* 16, *cap.* 4.

(2) *Galen, Administ. Anat. lib.* 7, *cap.* 8.

D ij

de fang. Les vaiffeaux qui fortent des cavités droites du cœur, font la veine-cave & l'artère pulmonaire. Ceux qui fortent des cavités gauches font l'aorte & la veine pulmonaire. L'intérieur de ces cavités eft garni de valvules, dont les unes ont été nommées *tricufpides*, & les autres *fygmoïdes*, par rapport à leur figure. Elles fervent à diriger le cours du fang, des efprits & des humeurs du cœur dans les vaiffeaux qui en émanent, & à empêcher que ce fang & ces humeurs ne rétrogradent des vaiffeaux dans le cœur, ce qui produiroit alors un mouvement contre nature & ondoyant, femblable au flux & reflux de la mer (1).

Le cœur pourvu de toutes les qualités néceffaires pour faire attraction, pompe & attire, en fe dilatant, le fang, les efprits & les humeurs, comme le foufflet d'un forgeron attire l'air, ou comme la mèche d'une lampe allumée attire l'huile, ou enfin comme l'aimant attire le fer. Qu'y a-t-il en effet de plus agréable au cœur, & de plus propre à le rafraîchir que l'air ? Et qu'y a-t-il de plus utile

---

(1) *In contractionibus verò quafi æftus quidam maritimus inftar Euripi motum identidem huc atque illuc reciprocum, qui haud quaquam fanguini conveniat.* De ufu part. lib. **6**, cap. 10.

pour fa nourriture que le fang (1)? Une partie de ce fluide paffe du ventricule droit par les trous de la cloifon dans le ventricule gauche, où il fe mêle avec l'air. Le refte du fang fort du ventricule droit par l'artère pulmonaire, pour fe diftribuer aux poumons. L'air rentre des poumons dans le ventricule gauche par la veine pulmonaire, & fe mêle enfuite avec le fang pour entrer dans l'aorte. Mais l'oreillette droite du fœtus qui ne refpire point, communique avec l'oreillette gauche, au moyen d'une ouverture ovale garnie d'une valvule : un vaiffeau particulier fort de l'artère pulmonaire pour aboutir à l'aorte; ce vaiffeau fe change avec l'âge en un ligament, & la communication de l'oreillette droite avec l'oreillette gauche, ceffe par l'application de la valvule fur l'ouverture (2).

Le fang contenu dans les artères, eft plus pur, plus fubtil & plus aërien que celui qui eft dans les veines. Les artères naiffent du cœur, les veines naiffent du foie, & les nerfs tirent leur origine du cerveau. Le cœur donne aux artères la vertu pulfatile, le foie donne aux veines la vertu végétative, & le

État de l'Anatomie chez les Grecs & chez les Romains.

(1) De ufu part. lib. 6, cap. 15.

(2) Id. lib. 6, cap. 20 & 21, lib. 15, cap. 6.

D iij

cerveau fournit aux nerfs la faculté animale.
Le tronc de l'aorte produit toutes les artères,
le tronc de la veine-cave produit toutes
les veines, comme celui d'un arbre produit ses branches & ses rameaux (1). Les
veines & les artères communiquent ensemble par de petites embouchures ou anasto-
moses (2). Elles sont insensibles, soit qu'on
les lie, qu'on les brûle, qu'on les incise, ou
qu'on les écrase. Le cœur est lui-même très-
peu sensible, parce qu'il n'a que de très petits
nerfs, car ce sont les nerfs qui donnent le sentiment. Il est la véritable cause de la pulsation
des artères. Elles attirent le sang contenu

______

(1) *Quemadmodùm enim arteria quæ ex sinistro cordis ven-*
triculo producitur, truncus est arteriarum quæ in toto sunt
animale : omnes enim arteriæ ab eâ ducunt originem. Eodem
modo venæ quæ in totum animalis corpus sunt diffusæ à venâ
cavâ sunt exortæ, velut rami quidam à trunco. Galen. de usu
part. lib. 16, cap. 13.

(2) *In toto corpore mutua est anastomosis atque oscillorum*
apertio arteriis simul & venis, transumuntque ex sese pariter
sanguinem & spiritum per invisibiles quasdam atque angustas
planè vias. Galen. de usu part. lib. 6, cap. 10. — De Facult.
natural. lib. 3. — L'Auteur du Traité intitulé *de Natura ho-*
minis, Ouvrage antérieur à Hippocrate, auquel il est vulgairement attribué, a pensé de même que Galien. *Ex crassis*
venis tàm internis, quàm externis, aliæ minores in ventricu-
lum & in reliquum corpus alimentum ferunt, sibique mutuò
junguntur, interna externis & externa internis.

dans les veines, & les accompagnent dans toute l'habitude du corps. Si l'on fait une ligature aux artères du cordon ombilical, toutes les autres artères continueront d'avoir des pulſations, à l'exception de celles du placenta. Si, au contraire, on lie les deux veines ombilicales, les artères du fœtus n'auront plus de pulſations. La cauſe du battement des artères du placenta, dépend donc du cœur du fœtus.

Le péritoine, continue Galien, eſt une membrane mince qui tapiſſe tout l'intérieur du ventre, comme la plèvre tapiſſe toute la cavité de la poitrine. Il eſt très-adhérent au diaphragme & à l'aponévroſe des muſcles du bas-ventre : on peut néanmoins l'en détacher ſur un animal vivant, en le ſéparant avec les doigts, comme ſi on vouloit le déchirer. La diſſection en eſt beaucoup plus difficile avec l'inſtrument tranchant, & ſur un animal mort. Il fournit une enveloppe commune à tous les viſcères du bas-ventre, produit par ſes replis & ſes prolongemens l'épiploon & le méſentère, & s'étend depuis les reins juſqu'aux aînes, comme une gaîne dont l'ouverture eſt très-apparente près de l'anneau (1).

État de l'Anatomie chez les Grecs & chez les Romains.

____

(1) *Eo enim meatu qui eſt à peritonæo, velut fiſtulâ quâ-*

D iv

L'eſtomac & les inteſtins ſont compoſés de deux membranes ou tuniques appliquées l'une ſur l'autre, dans l'intervalle deſquelles on apperçoit des fibres charnues. De ces deux membranes, l'intérieure ſe détache quelquefois par pourriture, dans la dyſſenterie, & eſt rejetée au-dehors, ſans cauſer la mort du malade (1).

Les alimens contenus dans l'eſtomac, s'y cuiſent par la chaleur: ils paſſent enſuite dans les inteſtins, où les veines du méſentère, ſemblables aux racines des plantes qui tirent de la terre le ſuc qui les fait croître, pompent le chyle, & le conduiſent par la veine-porte dans le foie qui le convertit en ſang (2). Les alimens ſe digèrent dans l'eſtomac, comme le ſuc des raiſins ſe change en vin dans une cuve par la fermentation. La chaleur du foie, de la rate & de l'épi-

---

dam, natura deduxit vaſa nutrientia teſticulos. Galen. de uſu part. lib. 14, cap. 13. — *Peritonæum utrinque memorabili foramine perforatum eſt & meatus ab ipſo fit maximus ad teſtes deſcendens.* Galen. de ſemine, lib. 1. Adminiſt. Anat. lib. 6, cap. 13.

(1) *Galen. de uſu part. lib.* 4, *cap.* 17. *Oribaſ. Anat. Galen. p.* 101. *Aretæus, de Sign. & Cauſ. diuturn. morb. lib.* 2, *cap.* 9. *Théophil. Protoſpat. lib.* 2, *cap.* 5.

(2) *Galen. de uſu part. lib.* 4, *cap.* 3.

ploon , contribue beaucoup à la digestion (1).

Le foie attaché au diaphragme par un
ligament, est l'organe de la sanguification.
Il n'a point, dans tous les hommes, le même
nombre de lobes, ni le même volume. Dans
quelques-uns, il s'étend jusqu'au côté gauche
du ventre , comme Hérophile l'a remarqué (2). La bile coule de sa vésicule dans
l'intestin duodénum , par un canal nommé
cholédoque. Si par une disposition contre
nature , ce canal s'ouvre très-près du pylore,
il en résulte des vomissemens bilieux & incurables (3).

---

(1) Érasistrate croyoit que la digestion se fait par trituration. Plistonicus en attribuoit la cause à la putréfaction , &
Hippocrate à la coction. Les disciples d'Asclépiade prétendoient que toutes ces opinions étoient fausses, & que les alimens passoient tout cruds dans les intestins, & tels qu'on les
avoit pris. *Celf. Præfat. lib.* 1.

(2) *Prætereà jecur sinistram occupare partem in paucis hominibus , non autem in paucis aliis animalibus , Herophilus
verè conscripsit.* Oribas. Anat. Galen. p. 115. Galen. Administ.
Anat. lib. 6, cap. 8.

(3) *Galen. Ars Medicin.* —Quelques Anatomistes disent
avoir vu le canal cholédoque s'ouvrir très-près du pylore.
*Vesal, human. corp. fabric. lib. 5, cap. 8. Cabrol , observat.
anat. obs. 6. Zacutus Lusitan. Prax. Medic. admirand. lib. 11,
obs.* 1.

La rate située du côté gauche, attire par
une veine très-courte le suc mélancolique
ou atrabilaire engendré dans le foie : elle le
conserve, le cuit, le prépare, s'en nourrit ;
puis, par une autre veine, elle en rejette dans
l'estomac, le résidu altéré, devenu noir, aftringent, acerbe, qui aide la digestion, en
irritant doucement l'estomac (1). Derrière
l'intestin duodénum est situé le pancréas, &
dans l'intervalle des deux lames du méfentère, on apperçoit plusieurs petites glandes
qui servent à la nutrition des intestins.

Galien n'a point vu les veines lactées,
quoiqu'il ait ouvert un grand nombre d'animaux vivans. Il avoit prouvé, contre le fentiment d'Érasistrate & d'Hérophile, que les
artères contiennent du fang ainsi que les
veines, & d'après cette vérité incontestable,
il ne pouvoit se persuader qu'il y eût dans le
méfentère des animaux, des artères blanches
pleines d'air ou de lait (2).

On avoit dit avant lui que les uretères
font des tuyaux membraneux par lesquels
l'urine coule des reins dans la veffie où elle
féjourne pendant un certain temps. Ce ré-

---

(1) *Galen. de ufu part. lib.* 4 *, cap.* 15.

(2) *Galen. de ufu part. lib.* 4 *, cap.* 19. *Administ. anat. lib.*
7 *, cap.* 16.

servoir membraneux eſt compoſé, ſelon lui, de pluſieurs fibres charnues, & d'un muſcle orbiculaire qu'il nomme *ſphincter*, & qu'il dit ſervir tout-à-la fois à l'expulſion de l'urine, & à fermer, en ſe contractant, le col de la veſſie. Les uretères, ajoute-t-il, ont, à l'endroit de leur inſertion, une eſpèce de valvule qui empêche la liqueur de refluer. Si l'on ſouffle dans la veſſie, l'air ne peut en ſortir par les uretères, & ſi l'on met une ligature à ces canaux, l'urine ne pourra plus couler dans la veſſie (1).

C'eſt ſur-tout en liſant ce que Galien a écrit ſur les organes de la génération, qu'on eſt porté à croire qu'il n'a peut-être jamais diſſéqué de cadavres humains. Il paroît n'avoir vu ces parties que très-imparfaitement, & ſur des animaux (2). Les uns, dit-il, tels que les oiſeaux & les quadrupèdes, ont les teſticules cachés dans le ventre : mais dans l'homme ils ſont ſitués hors de cette

Érat de l'Anatomie chez les Grecs & chez les Romains.

____

(1) *Galen. de uſu part. lib.* 5, *cap.* 13. *De facult. natur. lib.* 1.

(2) Celui qui veut connoître les organes de la génération de la femme, dit Aëtius, doit diſſéquer des quadrupèdes. *Si quis ea quæ diximus diligentiùs ſpeculari voluerit, capram præcipuè prægnantem vel bovem, vel cervam, vel damam affecet. lib.* 16, *cap.* 3.

cavité (1). Les conduits qui en émanent se replient d'abord sur eux-mêmes, & se terminent ensuite dans le canal de l'urèthre, où ils versent la liqueur spermatique. Ces conduits ont été nommés par Hérophile *paraf-tates* variqueuses, pour les distinguer de deux glandes situées derrière le col de la vessie, qu'il a nommées *proftates*, ou *paraftates* glanduleuses, lesquelles séparent une liqueur muqueuse, non prolifique, destinée à enduire le dedans de l'urèthre. Ainsi l'on apperçoit dans ce canal, dit Galien, les orifices de quatre conduits, dont deux appartiennent aux paraftates variqueuses, & deux autres

---

(1) *Ex animalibus sunt quæ intrà peritonæum testiculos habent, quemadmodùm sunt aves & pecora.* Galen. de semine, lib. 1.

Pline & l'Auteur anonyme d'un Abrégé d'Anatomie composé en Grec, ont fait la même observation long-temps après Aristote.

Testes pecori, armentoque ad crura decidui, suibus adnexi, delphino prælongi, ultimâ conduntur alvo & elephanto occulti: ova parientium lumbis intùs adhærent, qualia ocyssima in venere. Piscibus, serpentibusque nulli, sed eorum vice binæ ad genitalia à renibus venæ. Plin. Hist. Nat. lib. 11, cap. 49.

Inter sanguinei generis animantia, alia testes omninò nullos habent: alia intùs conclusos habent. Rursùs eorum quibus sunt intùs, aliis lumbis adhærent, circiter sedem renum : aliis penitiori alvo conditi sunt. Homo foris propendulos gerit. Anonym. Isagoge Anat. cap. 25, p. 29.

aux glandes proſtates. Les artères & les veines qui ſe diſtribuent aux teſticules, ont été nommées vaiſſeaux *pampiniformes*, à raiſon de leur entrelacement (1). Au-deſſus & à côté de l'urèthre, ſont les deux corps caverneux qui ſe gonflent par la préſence du ſang & des eſprits.

La matrice, ſituée entre la veſſie & l'inteſtin rectum auxquels elle eſt attachée, ainſi qu'à l'os ſacrum, par des ligamens, eſt recouverte d'une ſeule membrane, ſous laquelle on peut voir pluſieurs fibres charnues, dont la direction eſt oblique, circulaire & tranſverſale. Elle a deux cornes & deux ſinus ou cavités très-diſtinctes, l'une à droite, & l'autre à gauche, car dans tous les animaux le nombre des mamelles eſt égal à celui des cavités de l'utérus. Ces deux parties ont entre elles une ſympathie ou un rapport immédiat, par l'anaſtomoſe des vaiſſeaux mammaires, intercoſtaux & épigaſtriques. La ſituation de la matrice eſt ordinairement un peu oblique: ſon orifice forme rarement une ligne droite avec la cavité du vagin (2).

État de
l'Anatomie
chez
les Grecs
& chez
les Romains.

____

(1) *Galen. de ſemine, lib.* 1.

(2) *Finit autem collum uteri in muliebrem ſinum non rectum, nequè recta in omnibus, ſed declinat & divertit in ſiniſ*

Les testicules des femmes servent, ainsi que ceux de l'homme, à produire la liqueur spermatique qui est versée par un canal particulier dans l'intérieur de l'utérus. Les deux glandes prostates filtrent aussi une liqueur muqueuse semblable à celle de l'homme. La matrice acquiert, pendant la grossesse, un volume considérable : ses parois deviennent très-minces, & son orifice est fermé très-exactement (1). Ce n'est point le sang menstruel, c'est la liqueur spermatique de l'homme, qui, en se mêlant avec celle de la femme, produit le fœtus. Il se forme & croît dans l'utérus, comme les plantes croissent dans le sein de la terre, par addition de parties, par épigénèse. Les deux liqueurs mêlées ensemble, produisent d'abord des membranes, & ensuite un embryon qui attire à lui le sang & l'air de sa mère. Le sang produit les muscles & les viscères : le cœur engendre les artères, & le foie engendre les veines. Les artères de l'utérus s'anastomosent avec les artères du placenta, & les veines de

---

tram ac dextram partem, sursumque ac deorsum. Galen. de uter. dissect.

(1) *Cùm animal concepit, collum uteri clauditur ad unguem, adeò ut ne minimùm quidem aut intùs foras laxet, aut foris intrò recipiat.* Galen. de usu part. lib. 14, cap. 3.

l'un avec les veines de l'autre, au moyen des
finus ou orifices des vaiffeaux de l'utérus,
nommés en Latin *acetabula*, & en Grec *co-
tyledons*. Le cordon ombilical, continue
Galien, eft compofé de deux veines, de deux
artères & d'un canal nommé *ouraque*, qui
verfe l'urine du fœtus dans un réfervoir
membraneux nommé *allantoïde*. Les deux
veines ombilicales fe réuniffent près du nombril, en un tronc qui aboutit au foie, & qui,
avec l'âge, fe change en ligament. Les deux
artères ombilicales naiffent des iliaques internes. Les membranes du fœtus ont été
nommées par Empédocle *chorion* & *amnios* (1).
Outre ces deux membranes & l'allantoïde,
il y en a encore une autre qui eft blanche,
mince & folide. Elle eft attachée à l'intérieur
de la matrice, dans l'endroit où le placenta
lui eft adhérent. Cette dernière membrane
interpofée entre les vaiffeaux de la matrice
& ceux du placenta, fert à les unir, & à
établir entre eux une communication néceffaire (2).

État de
l'Anatomie
chez
les Grecs
& chez
les Romains.

---

(1) *Bina fœtus velamenta chorion & amnios Empedocles
vocat.* Pollux, Onomaft. lib. 2, cap. 4.

(2) *Galen. de ufu part. lib.* 15, *cap.* 4. — Cette troifième
membrane décrite par Galien, eft celle que M. Hunter a nommée *membrana decidua uteri.* Elle eft très-apparente dans les
vaches.

Galien, après avoir décrit les parties principales du corps, finit par indiquer l'origine & la diſtribution des artères, des veines & des nerfs. Nous ne le ſuivrons point dans tous ces détails ſur les vaiſſeaux ſanguins : cette nomenclature ſeroit ennuyeuſe, imparfaite, & par conſéquent inutile. Nous remarquerons ſeulement qu'il a prouvé par des expériences faites ſur des animaux vivans, contre le ſentiment de Praxagore, d'Éraſiſtrate & d'Hérophile, que ce n'eſt pas de l'air ; mais du ſang qui eſt contenu dans les artères, & que la contraction & la dilatation dont elles jouiſſent, dépendent du mouvement du cœur.

Jetons un coup-d'œil ſur ſa névrologie. Tous les nerfs, dit-il, naiſſent de la baſe du cerveau & de la moëlle de l'épine. Le cerveau produit ſept paires de nerfs. La première eſt celle des optiques. La deuxième paire eſt celle des moteurs des yeux. La troiſième ſe diſtribue au col, à la mâchoire inférieure, à la tempe, aux dents & à la langue. La quatrième ſe ramifie dans le palais. La cinquième pénètre dans l'intérieur de l'oreille, en ſort par le trou ſtylo-maſtoïdien, & s'épanouit ſur la face où elle forme un plexus conſidérable. La ſixième donne des ramifications à la plupart des viſcères contenus

dans

dans le ventre & dans la poitrine, produit l'intercostal, le glosso-pharyngien, l'accessoire & les nerfs récurrens. Enfin la septième paire fournit des rameaux aux muscles de la langue & à la membrane qui les recouvre.

La moëlle de l'épine produit vingt-quatre paires de nerfs qui se distribuent au tronc, aux extrémités supérieures & inférieures du corps. Il y en a encore quelques autres dont le nombre est indéterminé, qui sortent par les trous de l'os sacrum. Ils donnent à toutes les parties du corps auxquelles ils se distribuent, la faculté de sentir & de se mouvoir. Le cœur, le foie, la rate & les reins, sont presque insensibles, parce qu'ils ne reçoivent que de très-petits nerfs. Une partie devient insensible & reste sans mouvement, si l'on coupe le nerf qui s'y distribue. L'incision de la dure-mère & de la membrane qui enveloppe la moëlle de l'épine, ne produit aucun accident, soit qu'on la fasse en travers ou longitudinalement (1). La moëlle de l'épine étant incisée dans sa longueur, l'animal ne

____

(1) *Sectum verò hoc ligamentum sivè per longitudinem, sivè per latitudinem, sivè utroque modo, nihil noxæ animali affert : quemadmodùm etiamsi dura mater secetur, nullum detrimentum animal sentiet.* Oribasius Anat. Galen. p. 29.

devient point paralytique, parce qu'alors on ne coupe aucun nerf, celui du côté droit ne se portant point au côté gauche (1). Mais l'incifion oblique ou tranfverfale de cette moëlle, rend paralytiques toutes les parties fituées au-deffous de la fection : & fi la moitié de la moëlle de l'épine eft coupée du côté droit, par exemple, le côté gauche du corps ne devient point paralytique. On pourra donc prédire quels feront les accidens qui réfulteront de la fection d'un nerf quelconque, lorfque l'on connoîtra fon origine & fa diftribution.

Telles furent les découvertes & les erreurs de Galien. Sa mort doit être regardée comme l'époque de la décadence de l'Anatomie chez les Grecs & chez les Romains. Leurs foibles travaux n'ajoutèrent prefque rien aux connoiffances qu'on avoit acquifes, & qui même s'éteignirent peu-à-peu. Théophile Protofpatarius (2) & Alexandre Aphrodifée (3), obfervèrent feulement qu'une

(1) *Uterque enim nervus qui ex conjugatione oritur, ex fpinali medulla obliquus per vertebrarum compages exoritur, ut dexter in dextram, finifter in finiftram partem vergat. Oribaf. Anat. Galeni,* p. 28.

(2) *Theophili Protofpatarii in Galeni de ufu partium libros Epitome, lib.* 3, *cap.* 14.

(3) *Alexandri Aphrodifei Problemata, lib.* 1, *Problem.* 40.

partie de la boisson n'entre point, pendant la déglutition, dans le larynx, pour humecter la trachée-artère, comme Galien l'avoit dit. Le premier de ces deux Auteurs décrivit les nerfs olfactifs, indiqua leur usage, mais il se trompa sur leur origine, qu'il crut être la même que celle des nerfs optiques (1). Enfin Aëtius qui a écrit sur la fin du cinquième siècle, remarqua que les femmes accouchent avec beaucoup de difficulté, lorsque les os pubis ne peuvent s'écarter, comme il convient, pendant cette opération, & que la manière dont ces os sont joints entre eux, n'est pas la même dans les deux sexes 2).

État de
l'Anatomie
chez
les Grecs
& chez
les Romains.

---

(1) *Theophil. Protospat. Epitome, lib.* 4, *cap.* 12 & 15.

(2) *Sed & offa pubis nimiùm conferta, pariendi difficultatem faciunt, dùm in partu dilatari non poffunt: neque enim velut in viris, ità in mulieribus offa pubis alternatim conferuntur, fed forti copulâ connectuntur.* Aëtius Tetrabibl. 4. Serm. 4, cap. 22. Lugduni, 1549, *in-folio,* p. 966.

L'Auteur du Traité intitulé *de Natura pueri,* vulgairement attribué à Hippocrate, paroît avoir connu l'écartement des os pubis pendant l'accouchement. Voici comment il s'exprime. *Ex puerperis autem præcipuè laborant quæ primos partus experiuntur, eo quod doloribus non affueverint, & totum quidem corpus dolor occupat, præcipuè verò lumbos & coxendices, quæ ipfis disjunguntur, διιςαται.*

Parmi les Arabes, Avicenne a fait la même observation. *Hæc offium pubis divulfio unum eft ex validiffimis naturæ ope-*

Après la chûte de l'Empire Romain, on vit une nouvelle domination, une religion & des mœurs jusqu'alors inconnues, changer la face de la terre. Ce changement s'étendit fort avant en Asie, en Afrique & en Europe. Le génie de Mahomet mis en mouvement par le fanatisme, opéra cette étonnante révolution. Les Sarrasins s'emparèrent de la Syrie, de la Perse, de la Phénicie, de la Mésopotamie, de l'Égypte, & brûlèrent les restes de la Bibliothèque de Ptolémée, d'Attale & de Cléopatre (e). Devenus puissans, ils se polirent. Quelques Califes ranimèrent les Sciences, & firent fleurir les Arts agréables. On étudia l'Astronomie, les Mathématiques, la Chimie & la Botanique. On traduisit les Ouvrages des Philosophes & des Médecins Grecs. Les Beaux-Arts reparurent. L'Anatomie fut absolument négligée, parce que l'Alcoran défendoit l'attouchement des

ribus, lib. 3, Fen 21, Tractat. 1, cap. 2. Après les Arabes, Bérenger de Carpi, *Comment. in Mundin.* Alexandre Benedetti, *Anatom.* lib. 5, cap. 3. Dubois, surnommé Sylvius, Médecin de Paris, *Isagoge*, lib. 1, cap. 2. Pierre Franco, *Traité des Hernies*, chap. 82, observèrent l'écartement des os pubis pendant l'accouchement, mais Séverin Pineau est le premier qui ait répandu sur cette matière toute la clarté dont elle est susceptible.

cadavres, comme une impureté criminelle, dont on ne pouvoit se purifier que par plusieurs ablutions. L'établissement des hôpitaux, asyles de la douleur & de l'indigence, inconnus aux Grecs & aux Romains, qui se faisoient un devoir d'exercer l'hospitalité dans leurs propres maisons, ne servit point aux progrès de la Médecine qu'Hippocrate, Celse, Arétée & Alexandre de Tralles avoient portée à un degré de perfection qui étonne encore aujourd'hui (1).

Vers la fin du treizième siècle, on commençoit en Italie à sortir de cette ignorance grossière dont les ténèbres avoient couvert l'Europe depuis la chûte de l'Empire Romain. Le peu de science qui étoit resté à Constantinople, à Cordoue, à Bagdat, à Samarcande, à Bassora, reflua en Italie avec les langues Grecque & Latine. Plusieurs Princes souverains embellirent & policèrent le Royaume de Naples & de Sicile, bâtirent des Villes, fondèrent des Universités, & protégèrent un peu les Lettres. L'Empereur Frédéric II, fils de Henri VI, qui aimoit l'Italie, & qui en possédoit une partie, rendit une loi qui défendoit l'exercice de la Chirur-

_____

(1) C'est à la religion Chrétienne & Mahométane que l'on doit l'établissement des hôpitaux.

Etat de l'Anatomie dans les 14e & 15e siècles.

gie à ceux qui n'avoient point étudié l'Anatomie fur des cadavres humains (f). Cette fcience etoit plongée dans l'oubli le plus profond : les Italiens en furent les reftaurateurs. Mundinus, Medecin de Milan, difféqua trois cadavres de femme, un en 1306, & deux en 1315. Ses diffections devinrent la matière d'un Traité d'Anatomie très court, qui, malgré tous fes défauts, fut mis au nombre des livres claffiques pour les Médecins & les Chirurgiens d'Italie. Perfonne, jufqu'alors, depuis Érafiftrate & Hérophile, c'eft-à-dire, depuis environ 1500 ans, n'avoit enfeigné l'Anatomie fur un cadavre humain. Les Médecins de Montpellier inftruits d'abord par les Juifs & par les Arabes, demandèrent en 1376 au Duc d'Anjou, Gouverneur du Languedoc, & frère de Charles V, la permiffion de prendre chaque année le cadavre d'un des criminels qu'on exécuteroit. Elle leur fut accordée, & enfuite ratifiée en 1377 par Charles d'Évreux, Roi de Navarre, furnommé le Mauvais, en 1396 par Charles VI, en 1484 & 1496 par Charles VIII. Gui de Chauliac, qui compofa en 1363 fa grande Chirurgie, dit que Maître Barthelemy, Berthomeu ou Bertucius, enfeignoit à Montpellier l'Anatomie fur un cadavre humain, & qu'il faifoit quatre leçons : la première, sur les viscères du bas-ventre ; la seconde, sur ceux de la poitrine ; la troisième, sur le cerveau ; la quatrième ou la dernière, étoit une démonstration des extrémités supérieures & inférieures. On trouve, de plus, qu'Henri Hermundaville démontroit alors l'Anatomie sur treize des-seins colorés (1). Léonard Bertapalia nous apprend que de son temps l'on fit à Padoue la dissection du cadavre d'un homme & de l'utérus d'une femme, l'an 1429 & 1430 (2).

État de l'Anatomie dans les 14e & 15e siècles.

---

(1) *Mundinus Bononiensis qui super anatomiam scripsit & eam fecit multoties, & magister meus Bertucius per hunc modum. Situato corpore mortuo in banco, faciebat de ipso quatuor lectiones. In prima, tractabantur membra nutritiva, quia citiùs putribilia ; in secunda, membra spiritualia ; in tertia, membra animata ; in quarta, extremitates tractabantur. — Ad notitiam etiam anatomiæ pervenitur per picturas sicut fecit Henricus Hermundavilla qui cum tredecim picturis visus est anatomiam demonstrare.* Guido de Cauliaco, Anatom. cap. I, doctrin. 1.

(2) *Anno Domini* 1429, *octavâ die mensis Februarii, facta fuit anatomia de quodam viro Bergomensi qui quemdam, ut ei surriperet aurum, occiderat, per egregium & singularem Doctorem Magistrum Ugonem de Senis, ibi ordinariè ad lecturam deputatum, de manè in quadam domo apud Sanctum Lucam, in terra Patavina, & ego huic interfui cum Magistro Leonardo, deputato ad lecturam Chirurgiæ, & hoc actum in squadra de Turricellis, & indè sepultus fuit ad eamdem Ecclesiam Sancti Lucæ, qui nos ab hoc tanto casu defendat. Rectore Magistro Marco.*

État de l'Anatomie dans les 14e & 15e siècles.

Les Médecins & les Chirurgiens de Paris ne commencèrent à démontrer l'Anatomie que vers l'an 1494 (g). Ses progrès furent d'abord très foibles. Ceux qui exerçoient la Médecine en France, étoient, pour la plupart, des Ecclésiastiques, qui regardèrent l'Anatomie comme un Art abject & peu convenable à la dignité de leur caractère. Ils en abandonnèrent l'exercice à des Laïques, & se contentèrent d'en étudier la théorie dans les Ouvrages de Galien, altérés par les Arabes (h). La superstition fit de nouveaux efforts pour en arrêter les progrès. Si l'on veut en croire Werner Rolfink, on défendit même en 1571 à un Médecin de Padoue de l'enseigner, sous peine d'excommunication, parce que le Pape Boniface VIII, dans une Ordonnance rendue, vers l'an 1300, sur les sépultures, & insérée dans le sixième Livre des Décrétales, nommé le Sexte, avoit excommunié ceux qui déterroient les morts pour les disséquer (1).

Anno 1430, *in vigiliâ Ascensionis Domini, facta fuit anatomia de matrice, in muliere, de mense Aprilis die quarto, Rectore Magistro Marco Fuscari, nobili Veneto.* Ars Chirurgica, Venetiis, 1546, *in-folio*, apud Juntas, p. 299.

(2) *Cùm Nicolaus Buccellus, Medicus Patavinus, in gratiam nationis Germanicæ, Artistarum Medicinæ in illâ Universitate operam navantium, anno 1571, privatas anatomias institueret, interdictum id ipsi sub gravi pœna fuit, excom*

En 1556, Charles-Quint fit demander aux Théologiens de l'Université de Salamanque, s'il étoit permis à des Catholiques d'ouvrir des cadavres humains. Les Docteurs Espagnols répondirent que cela étoit utile, & par conséquent licite. Les Ptolémées avoient encouragé eux-mêmes Hérophile & Érasistrate à disséquer, en faveur des vivans, les corps des criminels après la mort.

État de l'Anatomie dans les 14e & 15e siècles.

Malgré tous ces obstacles, l'Anatomie est une des sciences qu'on a cultivées avec le plus de soin dans le seizième siècle. Les travaux réunis de Bérenger de Carpi (i), de Vésale (k), de Fallope (l), d'Eustachi (m) & de quelques autres, en préparèrent & hâtèrent les progrès. Trois Médecins Allemands, Peiligk, Hundt & Jean de Kétham, furent les premiers qui firent dessiner & graver en 1499 & 1501 les parties principales du corps humain. Albert Durer, célèbre Peintre Allemand, publia en 1525 son Livre curieux de

État de l'Anatomie dans le 16e siècle.

---

municationis nempè, quam jus canonicum minatur illis qui privatim incidunt humata cadavera. Respexerunt ad Bonifacii Octavi hujus nominis Pontificis maximi, qua vetabatur evisceratio & cadaverum in aquâ decoctio, ut ossa à tegumento carnis nudata in patrias terras ad sepulturam deveherentur, constitutionem. Guerneri Rolfincii Dissertationes Anatomicæ. Noribergæ, 1656, *in-4°.* p. 187.

la fymmétrie & de la proportion du corps
de l'homme & de la femme.

On réfuta les erreurs de Galien, & l'on
ajouta de nouvelles découvertes à celles qu'il
avoit tranfmifes dans fes Écrits. On décrivit
les os, les ligamens, les cartilages, les mufcles, les vifcères, les vaiffeaux fanguins, les
nerfs & tout ce qu'on peut appeler la partie
matérielle de l'Anatomie. On compara les
os de l'homme avec ceux de la femme, ceux
du fœtus avec ceux de l'adulte, afin d'en
obferver la différence. En les affemblant &
en les uniffant avec des liens artificiels, pour
en faire un fquelette, on apprit à mieux
connoître leur fituation refpective (1). Ceux
du crâne & ceux de la face étant féparés les
uns des autres, on vit les finus ou cavités du
coronal, du fphénoïde, de l'ethmoïde, de
l'os maxillaire fupérieur, & le prolongement
de la membrane pituitaire dans ces finus.
On retrouva dans l'homme les offelets féfamoïdes décrits par Galien. Antoine Mifaud,
Médecin de Paris, obferva que la garance
avoit la propriété de rougir les os des ani-

____

(1) Traité des Hernies par Franco, Lyon, 1561, *in-12*,
chap. 156, p. 548. *De la manière de conjoindre les os.*
Columb. Anat. lib. 4. *De Sceleto.* Charles Eftienne, chap.
45, pag. 404. Vefal, lib. 1, cap. 40.

maux nourris avec cette plante (1). Séverin Pineau remarqua que le vinaigre les ramollissoit & les rendoit flexibles comme des cartilages, lorsqu'on les avoit fait macérer dans cette liqueur pendant un certain espace de temps (2).

Le même Auteur nous apprend que les Chirurgiens de Paris observèrent en 1579, qu'après l'accouchement les os du bassin font écartés, & quelquefois très-mobiles, sur-tout au pubis, en conséquence du gonflement & du ramollissement des cartilages qui servent à unir ces os entre eux : que cet écartement & cette mobilité font plus sensibles dans les jeunes personnes que dans celles qui accouchent pour la première fois dans un âge avancé ; que pendant la grossesse les cartilages se gonflent en s'imbibant d'une liqueur muqueuse souvent très-abondante, ce qui augmente le cercle des os du bassin,

---

(1) *Memorabilium, utilium ac jucundorum Centuriæ novem : auctore Anton. Miçaldo, Lutetiæ,* 1567, *in-12. Centur.* 7, *Articul.* 91, *fol.* 104.

(2) *Severini Pinæi Opusculum Physiologum & Anatomicum. Parisiis,* 1597, *in-octavo, lib.* 2, *p.* 135. Sanctorius a fait la même observation peu de temps après Séverin Pineau. *Ossa in aceto in mollissimum cibum carnium instar facessunt.* Sanctorii Commentaria in primam Fen libri Canonis Avicennæ. Venetiis, 1626, *in-folio, p.* 341.

afin que l'expulfion du fœtus fe faffe enfuite avec plus de facilité (1).

Les Anatomiftes n'avoient point encore défigné chaque mufcle par un nom propre : Jacques Dubois, furnommé Sylvius, Médecin de la Faculté de Paris (n), fut le premier qui donna à chaque mufcle un nom dérivé de fa figure ou de fa fituation (2). Des obfervations exactes & des diffections réitérées, apprirent qu'il n'y a aucun vuide entre le cerveau & la dure-mère ; que dans les enfans nouveaux nés, cette membrane eft adhérente au péricrâne par un tiffu cellulaire intermédiaire, dans l'endroit qu'on nomme la fontanelle : que l'air ne peut pénétrer des cavités du nez dans les ventricules du cerveau ; que les artères ne s'ouvrant point dans les finus de la dure-mère, ces réfervoirs veineux n'ont point de pulfations (3) ; que par fon adhérence à tout l'intérieur du crâne, cette membrane n'eft fufceptible d'aucun mouvement ; que celui du

---

(1) *Severin. Pinai Opufcul. Phyfiol. lib.* 2, *cap.* 5 ,*p.* 163.

(2) *In Hippocratis & Galeni Phyfiologiæ partem Anatomicam Ifagoge , auctore Jacobo Sylvio. Parifiis ,* 1587, *in-*12, *lib.* 2 , *cap.* 7 ,*p.* 90.

(3.) *Fallopii Opera. Venetiis ,* 1584 , *in-folio , p.* 249 , *Obfervat. Anat.*

cerveau eſt produit par le battement ſimul-
tanée de toutes les artères de ce viſcère, & non
par la préſence de l'air. Théodoric, Gui de
Chauliac, Bérenger de Carpi, Maſſa, Fallope, Paré & pluſieurs autres, obſervèrent
que l'on pouvoit, dans un cas de néceſſité,
après de grandes bleſſures à la tête, retran-
cher utilement une certaine quantité du
cerveau. Volcher Koyter, Médecin de Nu-
remberg, confirma ces obſervations par des
expériences faites exprès ſur différens animaux qui n'éprouvèrent aucun accident
grave, après avoir ſouffert une déperdition
de ſubſtance conſidérable dans cet organe (1).
En le détachant de la cavité du crâne, & en
l'examinant dans une ſituation renverſée, on
remarqua ſes éminences, ſes cavités, & l'on
ſuivit juſqu'à leur origine les neuf paires de

(1) *Quod ſummâ admiratione dignum exiſtit, brutorum
viventium cerebra detexi, vulneravi & intactis nervis eorum-
demque principio & ventriculis mediis illaſis exemi : at nullum
vel vocis, vel reſpirationis, vel ſenſûs, vel motûs offenſionis
ſignum in iis deprehendi. Aves abſque cerebro aliquandiù
vivunt, ut quilibet in gallinis, vel pullis gallinaceis, ſi roſ-
trum ſuperiùs cùm dimidia capitis parte abſciderit, cerebrique
majorem exemerit partem, experiri poteſt.* Externar. & intern.
corp. human. part. Tabul. atque Anat. explic. auctore Coitero.
Noribergæ, 1573, *in-folio*, p. 122.

nerfs qui fortent de fa bafe (1). Varoli,
Médecin du Pape Grégoire XIII, compara
l'éminence tranfverfale ou annulaire du cervelet à un pont qu'il nomma le pont du
cervelet : les Modernes le nomment encore aujourd'hui le pont de Varoli (2).
Près de fa partie antérieure, Euftachi
apperçut deux petites éminences blanches,
arrondies, mamillaires, que Santorini a
nommées les bulbes ou les oignons des piliers antérieurs de la voûte ; près de la partie
poftérieure de ce même pont, Euftachi découvrit encore quatre autres éminences
nommées pyramidales & olivaires. C'eft lui

---

(1) Euftachi & la plupart des Anatomiftes du feizième
fiècle, ont reconnu qu'il n'y a que neuf paires de nerfs qui
naiffent de la bafe du cerveau. Willis eft le premier qui ait
ajouté une dixième paire, nommée aujourd'hui nerfs fous-
occipitaux, parce qu'ils naiffent de la moëlle de l'épine, au-
deffous du trou occipital, & non de la bafe du cerveau.

*Nervus decimi paris, licet intrà cranium cum multis etiam
fibris exoriri videatur, tamen illinc in fpinæ clauftra offea de-
miffus, non nifi inter primam ac fecundam vertebram emergens,
extrà defertur.* Willis, Cerebri Anatome, cap. 29.

(2) *Ego certè quum videam fub hoc proceffu tranfverfali
fpinalem medullam ferri eo modo quo canaliculus quidam
fluens fub aliquo ponte fertur, clarioris doctrinæ gratiâ appel-
larem pontem cerebelli.* Varoli, de nervis opticis Epiftolæ.
Patavii, 1573, *in-octavo.*

qui a dit le premier que le nerf intercostal tire son origine de la sixième paire, vérité reconnue enfin par tous les Anatomistes modernes.

On découvrit plusieurs sinus dans la dure-mère & dans la membrane qui recouvre la moëlle de l'épine : on remarqua que le corps de cette moëlle ne s'étend que jusqu'à la première vertèbre des lombes, où elle se termine en pointe ; qu'elle est un peu applatie par-devant & par-derrière, & comme partagée en deux moitiés latérales, l'une droite, & l'autre gauche, par une rainure qui règne le long du milieu de chaque face. On retrouva plusieurs petits nœuds ou ganglions nerveux que Galien avoit indiqués. Cet Auteur croyoit que les nerfs étoient recouverts dans toute leur étendue par la dure & par la pie-mère : Fallope réfuta cette erreur, & démontra que cette double membrane ne recouvre que les nerfs optiques (1). Vésale fit représenter

______

(1) *Jam ad nervos venio in quibus primùm probare non possum Anatomicorum illam sententiam, quod nervi usque ad extremum duabus tunicis cerebri modò induantur. Nam quamvis in disputatione nervorum afferam quemlibet ipsorum ex triplici illa substantia constare, hac tamen ratione potiùs quàm sensu distinguuntur, neque exceptis visoriis, alicujus nervi durius molliusque simul indumentum per Anatomen indicari poterit.* Fallopii, Observ. Anat.

quelques-uns des petits grains glanduleux de la dure-mère dont Pacchioni s'attribua la découverte environ cent-cinquante ans après (1).

Les organes de la vue & de l'ouie fixèrent particulièrement l'attention des Anatomistes. Charles Étienne indiqua les petites glandes sébacées des paupières, Cassérius les fit dessiner & graver long-temps avant Henri Meibom, qui les décrivit avec exactitude dans une Lettre imprimée à Helmstadt en 1666 (2). Toute l'antiquité croyoit que la glande lacrymale s'imbiboit de la matière des larmes primitivement contenues dans les ventricules antérieurs du cerveau. Galien, & après lui Végéce, avoient déjà remarqué dans l'angle interne de l'œil un canal qui communique avec la cavité des narines (3).

______

(1) *Vesal. human. corp. fabric. lib.* 7, *figur.* I, *litt.* **K**, *p.* 605.

(2) *Henrici Meibomii de Vasis palpebrarum novis Epistola. Helmstadii,* 1666, *in-quarto.*

(3) *Aliqui auctores dixerunt, si dexter oculus suffusionem susceperit, vel album incurrerit, dexteram partem naris, si sinister sinistram diligenter inspiciet: in ipsa callositate narium foramina subtilissima inveniet, quibus tenuis inserenda est fistula, per quam ille qui curare debet os plenum vino insufflet, ut merum per foramen illud penetret. Quo facto, oculus incipiet lacrymare: velocius autem perficiet, quia per interiores*

Franco

Franco (1), Guillemeau (2) & Alberti (3), décrivirent la caroncule lacrymale, les points lacrymaux, le fac lacrymal, le canal nafal, & ils expliquèrent comment une partie des larmes paffe de l'angle interne de l'œil dans le nez, mécanifme que Fallope n'a point compris (4). Bérenger de Carpi obferva que la cornée tranfparente eft compofée de plufieurs lames appliquées les unes fur les autres, & que l'on peut féparer en faifant macérer cette membrane dans l'eau tiéde.

État de l'Anatomie dans le 16e fiècle.

venas meri virtus ad oculum penetrat. Vegetii Renati Artis Veterinariæ, five mulo Medicinæ, lib. 2, cap. 21.

(1) Traité des Hernies, Lyon, 1561, *in-12*, chap. 51, p. 227.

(2) Des Maladies de l'Œil, Sect. 8, chap. 4.

(3) *Differtatio de Lacrymis. Wittembergæ,* 1581, *in-4°.*

(4) *Ad oculos ipfos venio in quibus primùm prætermifere Anatomici duo foramina parva in angulo interno pofita, quorum unum eft in palpebra fuperiori, alterum in inferiori, in viventibus adhuc hominibus, fi quis infpicere voluerit, apparentia. Quæ foramina habent meatus qui fub caruncula uniuntur in quemdam communem finum in narium cavitatem definentem per canalem proprium in offe fquammofo, quod internum angulum occupat infculptum. Per hos meatus major lacrymarum pars, ut ego in fletibus mulierum obfervavi, ad oculos emanat, ipforumque finus aliquandò exulceratur, fitque collectâ fanie fpecies illa ulceris quæ fiftula lacrymalis dicta eft.* Fallopii Opera. Venetiis, 1584, *in-folio,* p. 264, 6. Obfervat. Anat.

F

Fallope découvrit celle qui recouvre le **corps** vitré : il vit à l'endroit où l'uvée s'unit à la choroïde, un cercle blanchâtre d'environ une ligne & demie de largeur, qu'il nomma ligament ciliaire, & il prouva que la membrane du cryftalin n'eft point une continuation de celle qui contient le **corps** vitré (1). Le même Auteur fit encore obferver que le cryftalin eft convexe en arrière, applati en devant, & qu'il eft fitué plus **près** de la partie antérieure de l'œil que de fa partie poftérieure. Galien avoit vu dans un enfant l'humeur aqueufe s'écouler par une plaie faite à la cornée tranfparente, & fe reproduire enfuite d'elle-même au bout de quelques jours (2). Beniveni, Médecin de Florence, & plufieurs Anatomiftes du feizième fiècle, confirmèrent, par de nouveaux exemples, l'obfervation de Galien (3). Les mufcles deftinés à mouvoir le globe de l'œil, étoient alors peu connus. Véfale en comptoit fept, d'après Galien. Fallope démontra qu'il n'y en a que fix dans l'homme, favoir, quatre droits, & deux obliques, rejeta le feptième,

(1) *Idem, Obf. Anat. p.* 265.

(2) *Galen. de Symptom. Caufis, lib.* 1, *cap.* 2.

(3) *Anton. Benivenii Medicinal. Obfervat. Exempla, cap.* 74.

nommé bulbeux, suspenseur ou pyramidal,
qui n'existe que dans les quadrupèdes, &
décrivit l'espèce de poulie cartilagineuse par
laquelle passe le tendon du grand oblique,
surnommé *trochléateur* (1). On retrouva aussi
le muscle qui relève la paupière supérieure,
connu de Galien & des Arabes. Koyter découvrit celui qui fronce & abaisse les sour-
cils : c'est une petite observation, mais elle
entre dans l'histoire des découvertes & des
progrès de l'Anatomie. Hérophile, Galien &
tous les Anciens avoient dit que l'esprit
visuel venoit du cerveau dans les yeux par
les nerfs optiques, comme par une voie
toujours ouverte : ces nerfs étant, selon eux,
les seuls qui eussent une cavité apparente (2).
En les coupant transversalement, on vit en
effet dans leur épaisseur l'orifice d'une petite
artère, qui est un rameau de la carotide interne. Lorsqu'on eut reconnu la cause de

---

(1) Fallop. Obs. Anat. Charles Étienne, liv. 3, chap. 10,
pag. 325.

(2) *Herophilus nominabat nervos opticos poros , quoniam
per eos solos sensiles & manifesta sunt via spiritûs. — Nervus
qui à cerebro descendit ad oculos , quem Herophilus viam appellat , ipse solus est concavus , ut visorius spiritus possit pene-
trare per eum.* Galen. de usu part. lib. 10, cap. 12. Morb.
Sympt. different. lib. 4, cap. 2.

F ij

l'erreur des Anciens, on ne donna plus à ces nerfs le nom de *pores*, quoiqu'on ignorât le véritable mécanisme de la vision.

Fallope & Euftachi décrivirent prefque tout l'intérieur de l'oreille. Les Auteurs les plus anciens avoient déjà remarqué la membrane mince & tranfparente qui ferme l'extrémité du conduit auditif (1). Derrière cette membrane eft une cavité inégale que Fallope a comparée à une caiffe militaire, & qu'on nomme encore aujourd'hui le tambour ou le tympan (2). On y voit quatre offelets : le marteau, l'enclume, l'étrier, l'orbiculaire ou lenticulaire. Bérenger de Carpi décrivit les deux premiers (3) : Ingraffias, Euftachi,

(1) *Aurium foramina ad os durum & ficcum lapidi fimile perveniunt, cui cavitas fiftulofa addita eft. Soni autem in durum impingunt, & os cavum per ipfum durum infonat. Pellicula verò in ipfo meatu auditorio juxtà os durum tenuis eft ad inftar tela aranei præ reliquis pelliculis ficciffima.* Hippocrat. de carnibus, fect. 3. — Anonymi Ifagoge Anatom. Græcè & Latin. cap. 54.

(2) *Ab hâc membranulâ, incipit prima cavitas quæ tympanum femper à me vocabitur, ob eam quam habet cum militari tympano fimilitudinem.* Fallop. Obf. Anat.

(3) *Hæc officula antiquis Anatomicis ignota fuere; primufque qui in lucem produxerit, fuit Jacobus Carpenfis, primus quoque procul omni dubio Anatomicæ artis quam Vefalius poftcà perfecit, reftaurator. Nam in Ifagoge Anatomica & in*

Columbus, & Louis Collado, Médecin Espagnol, se disputèrent la découverte du troisième (1); Vesling assure que François de la Boë, Médecin Hollandois, trouva le quatrième, qui est le plus petit (2). La plupart

Commentariis in Mundini Anatomen luculentam duorum osciculorum mentionem fecit, quorum historiam posteà divinus Vesalius expolivit; atque alterum quod priùs est, malleolum, alterum verò incudem à similitudine appellavit, simulque optimè descripsit. Fallop. Obs. Anat. — Nicolas Massa dit à la fin de sa cinquième Épître Médicinale, écrite à Venise le 20 Janvier 1543, que ces deux osselets ont été connus du temps d'Achillini, qui mourut à Bologne l'an 1512, âgé d'environ 48 ans, & qui étoit contemporain de Bérenger de Carpi.

(1) Fallope dit que le véritable Auteur de cette découverte est Ingrassias, Médecin de Palerme, mort en 1580, à l'âge de 70 ans.

(2) *Stapedi additur osciculum quartum, rotundum, perexiguum, ligamento stapedis innixum, quod Francisco Sylvio inventum adscribitur.* Veslingius, Syntagm. Anat. cap. 16.

Cœcilius Folius, Professeur d'Anatomie à Venise, où il florissoit vers l'an 1640, accorde à Thomas Bartholin la découverte de ce quatrième osselet. Voyez *Bartholin. Epistol. Medicin. Centur.* 1, *Epistol.* 63, *Figur.* 2 & 3, *Litt.* L, G. *Stapedis osseus quidam globulus à Thoma Bartholino in Anatomia parentis descriptus.* Ce quatrième osselet est encore représenté dans le Théâtre Anatomique de Bauhin, Tabul. 24, Figur. 7 & 8. Columbus lui-même l'a décrit avec l'étrier, sans s'en douter. *Anatom. lib.* 1, *cap.* 7.

F iij

des Anatomistes comptoient trois muscles pour le marteau, & un pour l'étrier : en examinant ces parties avec plus d'attention, Euſtachi & Varoli reconnurent qu'il n'y a dans la caiſſe du tambour que deux muſcles véritables, un pour le marteau, & un pour l'étrier (1). On vit encore dans cette même caiſſe deux ouvertures ou fenêtres, l'une ovale, & l'autre ronde, un petit nerf appelé la corde du tambour, un conduit qui communique avec les cellules maſtoïdiennes & l'orifice de la trompe découverte par Euſtachi. Le veſtibule, le limaçon, les trois canaux demi-circulaires, le canal tortueux, nommé aqueduc, qui aboutit au trou ſtylo-maſtoïdien, par lequel ſort la portion dure du nerf auditif ; en un mot, tout l'intérieur de l'oreille fut décrit avec la plus grande exactitude par Fallope & par Euſtachi.

Les mêmes ne firent aucune découverte importante ſur l'organe de l'odorat, du goût & du toucher ; mais la manière dont les dents ſe forment & s'accroiſſent, eſt une

---

(1) Le muſcle du marteau a été découvert par Euſtachi, *Tabul.* 41, *Fig.* 9 & 10. Albinus le nomme *muſculus tenſor tympani*. Hiſtor. muſcul. cap. 33, p. 189. Varoli a découvert le muſcle de l'étrier. Voyez *Varol. Anat. ſive de reſol. corp. ſum. lib.* 1, cap. 5, p. 28.

merveille de la Nature, qui leur parut digne de toute leur attention. C'est à eux & à Urbain Hémard, Chirurgien François, qu'il faut déférer l'honneur d'avoir répandu sur cette matière toute la clarté dont elle est susceptible. On n'ignoroit point que les premières dents percent les gencives à cinq, à six ou à sept mois, quelquefois plus tôt, quelquefois plus tard. Depuis cet âge jusqu'à celui de deux ans, un enfant a dix dents à chaque mâchoire. On savoit qu'à six ou sept ans, ces dents de lait tombent à peu-près dans le même ordre qu'elles sont venues, & qu'elles sont remplacées par le même nombre de dents plus fortes & plus belles. Mais jusqu'alors on avoit cru que ces secondes dents étoient produites par les racines des dents de lait restées dans l'alvéole; préjugé d'autant plus difficile à détruire, qu'il subsistoit depuis l'enfance de l'Art, & qu'il étoit fortifié par l'autorité de Celse, de Columbus & de plusieurs autres célèbres Anatomistes (1). On reconnut enfin

---

(1) *Ex ea radice in pueris novus dens subit, qui multò sapiùs priorem expellit.* Celsus, lib. 8, cap. 1.

Sed accuratissimè radix ipsa, quoad fieri potest, servari debet : in ea enim, velut in semine quodam, ipsius dentis regenerandi spes residet; eâque radicitùs evulsâ, dentes non ampliùs

que les racines des dents de lait ne contribuent nullement à la formation des secondes dents. Le canal de la mâchoire d'un fœtus étant ouvert, dit Euſtachi, on y voit le germe des dents en partie muqueux & en partie oſſeux. Le corps ou la couronne ſe forme avant ſa baſe, nommée improprement racine. Il commence même à ſe former par ſa partie extérieure, qui ſe recouvre enſuite d'une ſubſtance blanchâtre, mince, émaillée & creuſe comme un rayon de miel (1). Dans l'intérieur de chaque dent eſt un canal très-étroit qui ſe diviſe en autant de petits canaux qu'il y a de racines. Un nerf, une artère & une veine rempliſſent ce canal, qui ſe reſſerre & diſparoît à meſure que l'on vieillit. Si Galien, continue Euſta-

---

vel rariſſimè renaſcuntur. Columbus de Re Anat. lib. 1, p. 36, cap. 10.

Baſis dentium, Sylvio, Veſalio & Columbo creditur epiphyſis quæ in pueris avulſa, relictâ dentis radice, promptè repullulat : alioquin ſi dentes radicitùs eruantur, numquam regenerantur. Ideò ſemper in pueris dentes per tranſverſum frangendi ſunt, non filo trahendi, ut in alveolo radix remaneat. Riolan. Comment. de oſſibus, cap. 11.

(1) *Quandòquidem ea pars quæ extrà gingivas poſteà erumpit, priùs alterâ quæ latet, in candidam ſquammam, inſtar favi mellis tenuem & excavatam, formatur.* Euſtachi de Dentibus.

chi, eût connu ces vaisseaux, il n'auroit pas été en peine d'expliquer la cause de la douleur des dents & de la pulsation que l'on y ressent quelquefois.

État de l'Anatomie dans le 16ᵉ siècle.

Les muscles de la langue, ceux du pharynx, du larynx, du voile du palais, de l'os hyoïde, les petites glandes muqueuses de l'épiglotte, celles des cartilages arythénoïdes, la thyroïde, les maxillaires inférieures, les sublinguales, les parotides, les sinus ou ventricules du larynx, les glandes lymphatiques des bronches, représentées dans la quinzième planche d'Eustachi; en un mot, tout ce qui étoit facile à trouver & à démontrer, fut exactement décrit. Columbus fit observer que le médiastin formé par l'adossement des deux sacs de la plèvre, ne partage point la poitrine en deux cavités égales; que celle du côté droit est plus grande que celle du côté gauche, à cause de l'obliquité du médiastin dans sa partie antérieure.

On ne se borna point à disséquer des cadavres humains : les expériences que l'on fit sur les animaux vivans, produisirent de nouvelles découvertes. C'est ainsi que Vésale apprit que l'on pouvoit, en quelque sorte, rappeler à la vie un animal presque mort, en lui soufflant de l'air chaud dans la trachée artère. La poitrine étant ouverte dans toute son étendue, il vit renaître le mouvement du cœur & des artères, à mesure que l'air pénétroit dans les poumons (1).

Deux Anglois, Croon & Hooke (2), répétèrent, cent ans après, l'expérience de Véfale, & toujours avec le même fuccès. Ce célèbre Anatomifte ne l'avoit propofée à fes difciples que comme un exemple fenfible de toutes les variations du pouls, qui devenoit plus ou moins vif, felon le degré de force avec lequel on fouffloit dans la trachée-artère. Il ne fentit point l'importance de fa découverte, ni l'application que l'on en pouvoit faire utilement à l'art de guérir. Mais lorfqu'on eut trouvé la circu-

---

(1) *Ut verò vita animali quodam modo reftituatur, foramen in afpera arteria caudice tentandum eft, cui canalis ex calamo aut arundine indetur, ifque inflabitur, ut pulmo affurgat, ac ipfum animal quodammodò aërem ducat. Levi enim inflatu in vivo hoc animali, pulmo tantùm quanta thoracis erat cavitas intumet, corque vires denuò affumit, & motûs differentia pulchrè evariat. Inflato igitur femel atque iterùm pulmone, cordis motum vifu tactuque quantùm lubet examinas, & arteria magna caudicem dorfo explicatam, aut in thoracis cavitate, aut ad lumborum vertebras, comprehendis & fpectas pariter; nihilque tibi manifeftiùs occurrit, quàm cordis & arteriarum pulfuum rhythmus, &c.* Vefal. corp. hum. fabric. lib. 7, cap. 19.

(2) *The Hiftory of the Royal Society, by Th. Birch T.* 2, *p.* 187.

lation du sang , & lorsque Plater, Médecin de la ville de Basle (1), eut annoncé que les noyés périssent par suffocation , & non point, comme on l'avoit cru jusqu'alors, par la grande quantité d'eau qu'ils avalent ; on conclut de toutes ces expériences que l'insufflation forte & long-temps continuée de l'air chaud dans la bouche de ceux qui font suffoqués dans l'eau ou par la vapeur du charbon, étoit un moyen utile pour faire circuler librement le sang, du cœur dans les poumons privés de leur mouvement. C'est en effet ce que les Sages-Femmes pratiquent journellement sur des enfans qui naissent avec les symptômes d'une mort apparente : le jeu des poumons, produit par l'insufflation, excite celui du cœur, & rend la vie à l'enfant.

La vraie position de cet organe principal de la circulation du sang, n'avoit pas été bien connue des Anatomistes avant le seizième siècle. Ils avoient dit que le cœur est situé au milieu de la poitrine ; ce qui n'est vrai que dans les quadrupèdes. Vésale &

État de l'Anatomie dans le 16e siècle.

____

(1) *Felicis Plateri Quæstionum Medicarum , Paradoxarum & Endoxarum Centuria posthuma.* Basilcæ , 1625, *in-12.* Quæst. Pathol. 55 , pag. 144. *An aquæ immersi suffocentur ?* — Plater mourut dans sa patrie en 1614 , âgé de 77 ans.

Columbus obſervèrent qu'il eſt ſitué dans l'homme preſque tranſverſalement; que ſa baſe eſt un peu plus élevée que ſa pointe, laquelle répond du côté gauche à la portion cartilagineuſe de la cinquième ou ſixième vraie côte : c'eſt ainſi qu'il eſt repréſenté dans les planches d'Euſtachi. Cet Anatomiſte découvrit à la naiſſance de la veine cave inférieure, près de l'oreillette droite du cœur, une valvule diſpoſée à peu-près comme celles des autres veines, en manière de croiſſant : la concavité eſt en haut, & la convexité en bas ; elle eſt attachée, dït Euſtachi, à la partie interne & antérieure de la veine cave, c'eſt-à-dire, à la partie qui regarde le ſternum : c'eſt de-là qu'elle paroît prendre ſon origine. Elle eſt quelquefois ſi petite & ſi étroite, qu'il n'y a que des yeux fort attentifs qui puiſſent la ſaiſir (1). Cette diffi-

---

(1) *Membranâ quâdam artificii & admirationis plenâ, ſeu operculo plerumquè obducitur, quam haĉenùs nullus Anatomicorum non ignoravit. Adhæret ſanè interiori anteriorique venæ cava parieti, ſternum reſpicienti, ab eaque ſede principium ſumere videtur : ubi autem ad medium ferè ambitûs foraminis pervenit, in multiplices fibras, eaſque ſatis craſſas, deſinit, quæ ceu reticulum, vario modo complicata & intexta, reliquum ſemicirculum complent, & toti foraminis capedini ſolutè ac ſine conjunĉione obducuntur, ità ut poſſint ab irruente materia hinc indè impelli atque repelli.* Euſtachi de vena ſine parï. Antigram. 11.

culté de la trouver, la déroba long-temps aux yeux des Anatomistes. Gaspard Bauhin la fit représenter dans son théâtre anatomique, d'après les deffins d'Euftachi, sans l'avoir vue fur le cadavre (1). Guiffart, Médecin de Rouen, fit imprimer une Lettre dans laquelle il prétendit que Charles le Noble, son Confrère, étoit le premier qui eût découvert une valvule située dans l'endroit où les deux veines caves se réuniffent (2). Cattier, Médecin de Montpellier,

État de l'Anatomie dans le 16e siècle.

(1) *Gafpari Bauhini, vivæ imagines partium corporis humani, 1640, in-4°. Tabul. 8, Fig. 1, Litt. C, pag. 16. Appendix. Membrana reticulum efformans quæ venæ cavæ ab hepate afcendenti, quamprimùm in dextram auriculam degenerat, præfecta eft, & illius partem mediam & anteriorem occupat.*

(2) « Or il eft conftant qu'en ce même point d'union des
» veines-caves, il fe trouve une valvule notable, tellement dif-
» pofée, que par quelque agitation qui puiffe arriver au fang,
» il eft impoffible que le fang & le chyle, qui d'en-haut def-
» cendent dans le cœur, & le fang qui d'en-bas s'y vient auffi
» rendre, puiffent jamais fe confondre ; & c'eft cette confidé-
» rable valvule que j'appellerai *noble*, tant à raifon de l'excel-
» lent ufage qu'elle apporte à cette noble partie, qu'à caufe
» du nom d'un de Meffieurs nos Collégues, M. le Noble,
» qui, comme excellent Anatomifte, en a fait la découverte,
» & qui me l'a premièrement démontrée en l'Hôtel-Dieu de
» la Magdelaine, fur les fujets de trois corps humains, &c. »
— Lettre à un Docteur en Médecine, touchant la connoif-

ne fit que répéter dans ſes Obſervations Mé-
dicinales ce que Guiffart avoit écrit quelques
années auparavant : il crut même devoir avertir qu'il doutoit de l'exiſtence de cette valvule
qu'on n'avoit pu trouver à Paris, après
l'avoir long-temps cherchée (1). On lit dans
les Remarques critiques de Riolan ſur l'Anatomie de Bauhin, que cette valvule n'exiſte
point (2). Dans le même temps, Bogdan,
Médecin de Berne, & l'un des plus zélés
diſciples de Bartholin, lui écrivoit une Lettre
datée de Paris le 17 Juillet 1656, dans laquelle il lui apprenoit que la valvule dont
Guiffart attribuoit gratuitement la découverte à le Noble, avoit été anciennement
décrite par Euſtachi, & enſuite par Arantius, Anatomiſte de Bologne (3). Malgré

ſance du chyle & de ſes vaiſſeaux qui le portent au cœur, en-
ſemble la découverte de la noble valvule. Par Pierre Guiffart,
Docteur en Médecine, & Doyen en charge au Collége de
Rouen. A Rouen, 1658, *in-*4°. ſeconde édit. pag. 31.

(1) *Iſaaci Cattierii Obſervat. Medicinal. Pariſiis,* 1656,
*in-*12, *Obſ.* 18, *p.* 70.

(2) *Nec ego unquam obſervavi iſtam valvulam, nec exſtare
puto ; & abſurda penitùs Bauhini deſcriptio.* Riolan. Oper.
Paris, 1649, *in-folio,* pag. 701.

(3) *Guiffartus in tractatu gallico ſanguiſicandi munus cordi
adſtruit, quaſi occaſionem in valvula in vena coronali à
le Noble, repertam haberet. Hanc bonus Guiffartus in tractatu*

toutes ces defcriptions, elle étoit reftée dans l'obfcurité, lorfque Lancifi & Winflow la retrouvèrent au commencement de ce fiècle, cent quarante ans après Euftachi (1). Pour la bien voir, il faut ouvrir la veine-cave poftérieurement; car en l'ouvrant dans fa partie antérieure, on détruiroit la valvule, & on n'en diftingueroit que quelques petits reftes, en forme de filets dérangés & retirés de part & d'autre, de manière qu'ils ne feroient pas reconnoiffables. Elle exifte dans le fœtus & dans l'adulte; & fon ufage principal eft d'empêcher que le fang, une fois reçu dans l'oreillette droite du cœur, ne retourne dans la veine-cave inférieure, pendant la contraction de cette oreillette. Elle peut fervir encore, dans le fœtus, à diriger le cours du fang, de l'oreillette droite, dans l'oreillette gauche, à travers le trou oval. Plufieurs Anatomiftes croyent que lorfqu'elle manque, ou lorfqu'elle eft fort petite, les incli-

État de l'Anatomie dans le 16ᵉ fiècle.

---

gallico dicto quafi le Noble, inventori adfignat, cùm B. Euftachius ipfam notavit & Arantius in Obfervat. Anat. cap. 33, &, ni fallor, etiam Aquapendens. Verùm iftius opufculum non vidit Guiffartus Normannus, cùm id Germanis folùm fit dedicatum. Thom. Bartholin. Epiftol. Medicinal. Centur. fecunda Epiftol. 77.

(1) Mémoires de l'Acad. des Sciences de Paris, ann. 1717.

naisons qu'on obferve dans la veine-cave inférieure, oppofent une barrière au reflux du fang, & rempliffent les fonctions de la valvule qu'elles fuppléent. Ces inclinaifons font tantôt plus grandes, tantôt plus petites. Dans un fœtus de fept mois, la valvule étoit petite ; elle n'avoit point de réfeau : la veine-cave commençoit à s'incliner depuis les veines iliaques, felon Morgagni.

Un peu au deffous de l'extrémité poftérieure de cette valvule, Euftachi en a découvert encore une autre, fituée à l'embouchure du tronc commun des veines coronaires, qui s'ouvre dans la partie inférieure de l'oreillette droite, vers le bas de la cloifon qui fépare cette oreillette d'avec la gauche ; fon ufage eft d'empêcher que le fang ne reflue dans les veines coronaires, par un mouvement rétrograde, pendant la contraction de l'oreillette (1). Les autres valvules fituées à l'orifice du ventricule droit & du

____

(1) *Atque illa quam artificio vena coronaria præfici dixi, quafi cornuta luna fpeciem refert ; aliquandò adeò parva & angufta eft, ut nifi diligenter animum quis advertat, quafi nulla fit prætereatur. Ab hac membrana finus antè cor pofitus cujus eminentior ora finis eft conjunctionis dextra auricula è regione fpatii quod eft inter quartam & quintam thoracis vertebram, quo loco vena cava rursùs fuam teretem fpeciem fumit.* **Euftachi** *de vena fine pari.*

ventricule

ventricule gauche du cœur, & celles qu'on remarque à l'embouchure de l'aorte & de l'artère pulmonaire, nommées tricuspides & sigmoïdes par les disciples d'Érasistrate, furent observées avec plus d'attention par Véfale & par Arantius. L'un & l'autre s'apperçurent que les valvules tricuspides du ventricule droit ne forment qu'une seule & même valvule découpée par son bord inférieur en trois pointes ou languettes, tandis que celle du ventricule gauche est réellement double, l'une grande, & l'autre petite, qu'ils ont surnommée mîtrale, à cause de quelque reffemblance à une mître que cette valvule repréfente affez groffièrement. Les valvules figmoïdes ou femi-lunaires, font au nombre de fix : trois appartiennent à l'aorte, & trois autres à l'artère pulmonaire. Elles ont la figure d'un croiffant, dont le bord concave eft partagé en deux parties égales par un petit bouton ou tubercule que Gui Vide [Vidus Vidius] Médecin de François Premier, a fait repréfenter dans fon Traité d'Anatomie.

L'ouverture ovale par laquelle le fang paffe, dans le fœtus, de l'oreillette droite du cœur dans l'oreillette gauche, la valvule qui eft appliquée de gauche à droite aux deux tiers de cette ouverture, & le canal qui de l'artère pulmonaire gauche aboutit à la

G

partie antérieure de l'aorte, avoient été connus de Galien. Presque tous les Anatomistes du seizième siècle en donnèrent une description nouvelle & plus étendue. Celle de Carcanus, Professeur d'Anatomie à Pise, mérite d'être préférée à toutes les autres par son exactitude : mais cet Auteur & ses contemporains ne purent comprendre le mécanisme de ces parties (1). Une remarque qui leur est commune, est d'avoir vu seulement que l'ouverture ovale est fermée dans l'adulte par sa valvule, de manière cependant qu'il y a presque toujours à la partie supérieure un trou plus ou moins grand, par lequel une partie du sang peut passer d'une oreillette dans l'autre. Le canal artériel rétréci avec l'âge, ne se montra plus à leurs yeux que sous l'apparence d'un cordon ligamenteux.

C'est toujours une preuve de la supériorité des Italiens, qu'Eustachi soit le premier qui ait décrit le canal thorachique. Il l'a trouvé dans le cheval, & en a suivi le trajet depuis la veine souclavière gauche où il se termine, jusqu'au milieu des lombes. Il a cru qu'il

---

(1) *Hoc naturæ miraculum quandòque miratus sum, & quo modo, quave ratione id agat natura, me prorsùs ignorare fateor ingenuè, hocque alicui tenebricoso philosopho discutiendum ego relinquo.* Carcan. Anat. lib. 1.

servoit à nourrir les parties contenues dans
la poitrine (1). Y a-t-il donc un temps limité
pour la maturité des découvertes? Ce ne fut
que plus de cent ans après Euſtachi que l'on
retrouva le même canal dans l'homme, &
que l'on découvrit ſon uſage véritable.

Les conduits laiteux des mamelles entre-
vus par Charles Étienne, par Véſale & par
Poſthius, n'ont de même été mieux connus
que vers la fin du ſiècle dernier.

Le péritoine, cette membrane mince &
tranſparente, n'eſt compoſé que d'une ſeule
lame : malgré ſon adhérence aux viſcères du
bas-ventre qu'il recouvre, on peut venir à
bout de l'en détacher entièrement (2). Il n'eſt

---

(1) *Ad hanc naturæ providentiam quamdam equorum venam
alias pertinere credidi ; quæ cum artificii & admirationis plena
ſit, nec delectatione ac fructu careat, quamvis ad thoracem
alendum inſtituta, opera pretium eſt ut exponatur. Itàque in
illis animantibus, ab hoc ipſo inſigni trunco ſiniſtro juguli,
qua poſterior ſedes radicis venæ internæ jugularis ſpectat,
magna quædam propago germinat, quæ præterquàm quòd in
ejus origine oſtiolum ſemicirculare habet, eſt etiam alba &
aquei humoris plena, &c.* Euſtachi, Opuſcul. Anat. Venet.
1564, *in-quarto*, p. 301.

(2) *Ego verò ſæpè peritonæum excoriavi, extraxique eum
eum jàm dictis membris extrà, & ſic reliqua membra contenta
per inciſionem inſpexi.* Nicol. Maſſa, Liber Introd. Anat.
Venetiis, 1536, *in-quarto*, cap. 5, p. 13.

G ij

point percé près des anneaux pour le passage des vaisseaux spermatiques : cette erreur fut réfutée dans le seizième siècle, mais on continua de croire, jusqu'au commencement de celui-ci, que cette enveloppe membraneuse se prolongeoit comme une gaine, dans laquelle les vaisseaux des testicules étoient renfermés. Ses replis & ses prolongemens produisent les ligamens du foie & de la rate, le grand & le petit épiploon & le mésentère, au milieu duquel on apperçoit plusieurs petites glandes qu'on prit pour le pancréas, dont la situation étoit alors inconnue (1). Celle de l'estomac fut observée avec plus d'attention. Elle parut n'être point la même dans l'état de plénitude & de vacuité. C'est une remarque importante qui n'a point échappé à Vésale & à Eustachi. Les différentes tuniques ou membranes dont ce viscère & les intestins sont composés, les rides ou valvules qu'on y observe intérieurement, les deux orifices nommés *cardia* & *pylore*, l'entre-croisement des fibres charnues, furent décrits avec assez d'exactitude. Il n'en fut pas de même de l'intestin *cæcum*, remarquable par un prolongement qui lui est par-

____

(1) Plusieurs Anatomistes du seizième siècle ont confondu le pancréas avec les glandes du mésentère.

ticulier, nommé appendice cœcale ou vermiforme, que l'on prit pour cet inteſtin. Maſſa s'en attribua la découverte (1). Ses contemporains donnèrent, ainſi que lui, à cette appendice, le nom d'inteſtin *cœcum* ou *ſaccum*. Fallope lui-même, dont les déciſions ſont d'un ſi grand poids en Anatomie, ne put ſe garantir de cette erreur commune (2). Louons donc Paré (3) & Habicot (4) de l'avoir réfutée, & d'avoir enfin fixé le ſens véritable qu'on a depuis attaché à ce mot, en diſant que ce n'eſt point l'appendice, mais l'inteſtin dont elle n'eſt qu'une partie, qui doit porter le nom de cœcum.

État de
l'Anatomie
dans le 16e
ſiècle.

---

(1) *Sed inveni ſubſtantiam quamdam pendentem quantitatis unius digiti in longitudine, in groſſitie verò calami quo ſcribo. Et quoniam hoc additamentum non invenitur in illis qui habent inteſtinum ſaccum manifeſtum & amplum, ideò ſæpè cogitavi hoc additamentum eſſe ſaccum inteſtinum quod fruſtratum fuit ab operatione propria, tempore infantiæ, ut putà ex fluxu diario, non permittente fæces morari in dicto inteſtino.* Maſſa, Liber Introduct. Anat. cap. 9, pag. 21.

(2) *Poſt tenuia inteſtina occurrunt craſſa quorum principium incipit à cæco appellato quod in hominibus adeò parvum eſt, ut potiùs vermis cujuſdam imaginem quàm inteſtini referat.* Fallop. Inſtitut. Anatom. p. 269.

(3) Anatomie, liv. 3, chap. 15.

(4) Semaine Anat. troiſième Journée, troiſième Leçon, p. 31.

G iij

A l'endroit où il s'unit au colon, une portion de leur circonférence est enfoncée, & forme en dedans un grand repli entr'ouvert dans son milieu. C'est ce qu'on appelle la valvule du cœcum, laquelle empêche le retour des excrémens dans les intestins grêles. Gaspard Bauhin dit l'avoir trouvée en 1579, Varoli qui mourut en 1575, s'en attribua la découverte avec plus de raison, Salomon Alberti la décrivit dans un Ouvrage imprimé en 1581, Posthius la vit à Montpellier, où il étoit disciple de Rondelet, mort en 1566 : enfin Vidus Vidius, dont les Ouvrages ne parurent qu'environ quarante ans après sa mort, arrivée en 1569, est peut-être le premier qui en a parlé.

Le foie & tous les autres viscères n'avoient été décrits par les Grecs que d'après la dissection des animaux. On observa dans l'homme que le foie s'étend depuis la région hypochondriaque droite jusqu'au côté gauche, & qu'il est divisé en deux lobes. On reconnut dans la partie concave du plus grand de ces deux lobes, les deux éminences nommées par les Grecs les *portes du foie* (1):

---

(1) Des deux éminences nommées par les Grecs les portes du foie, celle qui est postérieure, triangulaire & la plus grosse, a été surnommée depuis, le petit lobe de Spigel, du nom de cet

l'intervalle de ces deux portes est rempli par le tronc d'une grosse veine qui se ramifie dans ce viscère, & qui avoit été appelée la veine des portes, *vena portarum* ; on la nomma depuis, par corruption, la veine-porte, *vena porta*.

Galien avoit dit : « La vésicule du fiel attire » à elle la bile par de très-petits vaisseaux » qui naissent de l'intérieur du foie : la bile » sort ensuite de cette vésicule par un canal » nommé cholédoque, qui la verse dans » l'intestin duodénum (1). » Jasolin, Professeur d'Anatomie à Naples (2), & après lui Bauhin (3), ont cru voir ces petits vaisseaux qu'ils ont nommés *hépato-cystiques*, & ils les ont fait représenter. Cette triple autorité subjugua la plupart des Anatomistes : quelques-uns cependant refusèrent de s'y soumettre, & prétendirent que les canaux hépato-cystiques n'existent point. Fallope soutint avec raison que la bile coule du foie par une

---

Anatomiste, qui s'en est attribué gratuitement la découverte, puisqu'avant lui tous ceux du seizième siècle avoient décrit ce petit lobe.

(1) *Galen. de usu part. lib. 4, cap. 13.*

(2) *Jul. Jasolini de Poris Choledochis & vesica fellea. Neapoli,* 1577, *in-octavo.*

(3) *Bauhin, Theat. Anat. Tab. 38, Litt. 1.*

infinité de petits canaux qui se réunissent pour former un conduit nommé hépatique, qui la verse dans la vésicule, d'où elle sort au besoin par un canal continu au col de cette vésicule, & dont la courbure représente à peu-près une tête d'oiseau Un troisième canal nommé cholédoque, commun aux deux premiers, & dont il n'est que la réunion, conduit la bile dans l'intestin duodénum (1).

Le suffrage des Anatomistes modernes a confirmé cette décision du seizième siècle : les canaux hépato-cystiques n'existent que dans quelques animaux ; & ceux que l'on a cru appercevoir dans l'homme, ne font que des fibres cellulaires très-minces, ou de très-petits vaisseaux sanguins.

Les canaux biliaires étant trouvés, il étoit naturel de penser que le foie servoit à séparer la bile ; mais le respect aveugle qu'on avoit encore pour Galien, & qui ressembloit à une espèce d'idolâtrie, fit rejeter cette vérité comme une erreur : on préféra de croire, par attachement pour la doctrine de cet Auteur, que le chyle porté au foie, y est converti en sang, & que ce viscère est l'or-

____

(1) Fallop. Observat. Anat. p. 253.

gane de la sanguification, & l'origine des veines.

Jamais la diverfité des opinions ne fut auffi grande que lorfqu'on voulut affigner les ufages de la rate. Les uns crurent, d'après Galien, qu'elle fervoit de réfervoir au fuc atrabilaire ou mélancolique. D'autres la regardèrent comme un vifcère inutile, & ne fervant tout au plus qu'à remplir un efpace qui ne devoit point refter vuide, afin qu'il y eût équilibre avec le foie fitué du côté oppofé. Quelques-uns embraffèrent le fentiment de Pline & de Sérénus Sammonicus, qui avoient mis dans la rate le fiége du ris & de la gaieté. Tous obfervèrent qu'elle fe gonfle aifément, & qu'elle acquiert quelquefois un volume exceffif & une dureté fquirreufe (1). Des maladies de toute efpèce, & fouvent incurables, font les fuites ordinaires de cet état contre-nature. *Semblable au tréfor public,* difoit l'Empereur Trajan, *qui ne fe remplit qu'en abforbant la fortune des particuliers, de même la rate ne peut augmenter de volume qu'en appauvriffant toutes les autres parties du corps humain.* C'eft peut-être parce qu'on a cru

---

(1) *Ego autem fæpiùs vidi non folùm ventrem & ftomachum, fed etiam dextram præcordiorum partem & pubis pectinem, lienis tumore occupari.* Alex. Trallian. lib. 8, cap. 11.

qu'elle étoit inutile, ou parce qu'on a supposé qu'elle pouvoit être la cause d'une infinité de maladies, qu'on s'est déterminé à
en faire la résection. Les uns l'ont coupée,
d'autres l'ont arrachée à plusieurs animaux.
Quelques-uns ont été assez téméraires pour
proposer cette opération a des mélancoli-
ques : mais toutes ces épreuves inutiles &
dangereuses, ne purent servir à faire connoître l'usage de ce viscère.

On ignore pareillement quel est celui des
glandes qui sont situées sur l'extrémité supérieure de chaque rein, découvertes par
Eustachi, nommées glandes atrabilaires par
Bartholin, & glandes surrénales ou reins
succenturiaux par Cassérius. Leur intérieur
présente une cavité à peu-près triangulaire
& fort étroite, qui renferme un suc plus ou
moins gluant, & d'une couleur ordinairement jaunâtre & même noirâtre. Elles sont
plus grosses dans le fœtus que dans l'adulte,
& elles n'ont point de canal excréteur.

Les Auteurs modernes n'ont presque rien
ajouté à tout ce qu'Estachi publia en 1563
sur la figure, la situation, la couleur & la
structure des reins. Ils sont situés, dit cet
Anatomiste, entre la onzième vertèbre du
dos & la cinquième des lombes, appuyés
sur les deux dernières côtes & hors de la

cavité du péritoine. Leur figure reffemble à
celle d'un haricot : cette comparaifon dont
Euftachi s'eft fervi le premier, eft encore
adoptée de nos jours. Dans le fœtus humain
& dans les quadrupèdes, la furface du rein
eft inégale & remplie de tubercules qui font
comme autant de petits reins rapprochés les
uns des autres : cette inégalité s'efface & dif-
paroît à l'âge de quatre ou cinq ans, & dans
les adultes il n'en refte aucun veftige. Ces
organes font compofés de trois fubftances
qui ne font point homogènes. L'extérieure
eft rougeâtre, compacte & glanduleufe.
Au-deffous eft la fubftance nommée canne-
lée ou tubuleufe, formée de plufieurs petits
tuyaux urinaires, qui, en fe réuniffant, produifent la troifième fubftance dite mame-
lonée, parce qu'elle eft compofée de dix à
douze petits mamelons. Ils font troués dans
leur centre pour le paffage de l'urine dans
une cavité membraneufe nommée le baffinet ; chaque mamelon eft recouvert d'un
calice ou entonnoir membraneux, qui s'ouvre dans le baffinet. Trois tuyaux ou gou-
lots y aboutiffent, & fe réuniffent enfuite
pour ne former qu'un feul canal nommé
uretère, qui fe termine obliquement dans
la partie poftérieure & inférieure de la veffie, pour y verfer l'urine. Véfale, Columbus

État de
l'Anatomie
dans le 16e
fiècle.

& quelques autres Anatomiftes, avoient fuppofé une valvule à l'orifice de l'uretère dans la veffie, Euftachi obferva qu'il n'y en a point : il réfuta encore, par des expériences faites fur des animaux, les fauffes opinions de ceux qui croyoient que la boiffon pouvoit paffer immédiatement de l'eftomac dans la veffie par des canaux particuliers & inconnus ; une ligature faite à l'uretère, prouva que ce canal eft le feul par lequel l'urine puiffe s'écouler du rein dans la veffie (1). Ce fluide excrémentitiel ne peut refluer par les uretères, leur infertion oblique s'y oppofe, & la contraction de la veffie, quand elle eft pleine, refferre & ferme l'orifice de ces canaux : c'eft un fait que les expé-

---

(1) L'Auteur du Traité intitulé *de locis in homine*, vulgairement attribué à Hippocrate, a dit: *At verò quæ eduntur, aut bibuntur, in ventrem feruntur, & ex ventre fibræ in veficam extenduntur, qua parte humorem tranfmittit.* Hipp. de loc. in homin. fect. 4. — De morbis, lib. 4, fect. 5.

Arétée a dit auffi : *Hordei cremor & detergendi facultatem habet : at fi & dauci feminum nonnihil addatur, ad urinam laceffendam præftantior eft : fubducit enim per alveolos qui à jecore in renes pertinent : opportunus verò eft à jecore effluentibus illuc tranfitus, & vaforum laxitate & itineris rectitudine.* Aretæi de curat. morb. acut. lib. 2, cap. 6. — Mais Galien avoit déjà réfuté ces erreurs, comme nous l'avons vu plus haut.

fiences d'Euſtachi ont rendu inconteſ-
table (1).

Elle eſt compoſée de trois tuniques à peu-
près comme l'eſtomac & les inteſtins (2).
La première vient du péritoine ; la ſeconde
qui eſt charnue, eſt formée de deux plans,
dont l'un eſt antérieur, & l'autre poſtérieur :
ils s'écartent & s'entre-croiſent de côté &
d'autre, enſorte que de ces fibres, les unes
ſont longitudinales & les autres ſont obliques. A la partie antérieure du col de la
veſſie, on apperçoit, dit Fallope, quelques
fibres charnues ſituées tranſverſalement au-
deſſus de la glande proſtate : elles ne forment
point un muſcle orbiculaire ſemblable à
celui de la bouche & des paupières, c'eſt

---

(1) Euſtachi, Opuſcul. Anat. p. 147. — *Veſicâ urinam
accipit per uretera vaſa quæ ipſi ad latera versùs partem infe-
riorem inſeruntur obliquâ inſertione ; eo modo quo porus felleus
in duodeno inteſtino, eaque de cauſa hoc eſt factum ne dum veſica extenſa admodùm eſt ob plurimam urinæ copiam, ipſâ
eâdemmet viâ quâ deſcenderat, regurgitare poſſet. Extenſis
enim veſicæ parietibus, dùm tunica pars tunicæ alteri parti
magis adducitur, meatus itâ clauditur, ut refluere non poſſit
contentus humor:* Fallop. Inſtit. Anatom. p. 271. — Conſt.
Varoli Anatom. lib. 3, cap. 7. — Anatomia Mundini, p. 194.

(2) *Scias igitur veſicam tres habere tunicas, uti ventricu-
lus & inteſtina habent.* Fallop. Obſervat. Anat. p. 258.

une erreur de Galien & de ceux qui, après lui, ont supposé dans cette partie un muscle *sphincter* qui n'existe point (1). La troisième tunique est celle qu'on nomme nerveuse ou interne. Au sommet de la vessie est un canal qui, dans les fœtus des quadrupèdes, conduit l'urine jusques dans une poche membraneuse nommée *allantoïde* : les Auteurs Grecs ont donné à ce canal le nom *d'ouraque*, par rapport à son usage (2).

---

(1) *Non expectes integram musculi & à subjecto canali distinctam substantiam in partibus exterioribus sitam, uti in ano ac similibus partibus apparet. Sed est cervicis substantia carnosior transversis plurimis fibris texta, quibus hoc agit ut se ipsam constringat. Fibra autem ista latent inter rectas in ipsa cervice. Nam cùm rectas exteriores detraxeris, posteà apparet musculus transversus, vel fibra dicta ; & sub his aliæ adhuc rectæ continentur. Quarè mihi crede, in homine nihil aliud est iste musculus quàm quod à me dictum est atque inexercitatis dissectoribus non adesse potiùs quàm adesse videtur. Sed adest tamen eâ ratione quam dixi suprà glandulas collocatus,* &c. Fallop. Observat. Anat. p. 244.

(2) *Neque aliud quidquam est umbilicus quàm quatuor hæc vasa in medio sui urachum quasi urinæ ductorem appellatum habentia. Hic verò est principium pelliculæ farciminalis quam juxtà eminentes fœtus partes incumbere dicebamus, perforatusque est ad fundum vesicæ ipsius fœtûs, amplo & memorabili meatu.* Galen. de uteri dissectione Liber.

Paré (1), Varoli (2), Arantius (3) & quelques autres, obſervèrent très-judicieuſement que dans l'homme l'ouraque n'eſt point un canal, mais un véritable ligament ſolide & ſans aucune cavité, qui ſe termine d'une part au nombril, & de l'autre à la veſſie. Il eſt placé entre les artères ombilicales, ſa figure eſt conique, ſa baſe eſt adhérente au ſommet de la veſſie, ſon extrémité ſupérieure eſt mince, grêle, & ſe perd à l'ombilic. Quelque ſoin, quelques peines que l'on prenne, dit Arantius, pour introduire de la veſſie d'un fœtus humain dans l'ouraque, une aiguille ou une ſoie, on ne peut jamais y réuſſir : différence bien manifeſte entre l'ouraque des hommes & celui des animaux, dans lequel on introduit aiſément un gros ſtylet. L'ouraque de l'homme eſt donc uniquement deſtiné à ſoutenir & à fixer la veſſie (4).

---

(1) Anatomie, liv. 3, chap. 35.

(2) *Anatomia, lib. 4, cap. 5.*

(3) *De humano fœtu opuſculum Baſilea,* 1579, *in-octavo,* p. 29.

(4) Il eſt certain que la veſſie d'un fœtus humain ou d'un adulte n'eſt point percée à ſon ſommet pour donner naiſſance à un canal que les Grecs ont nommé *ouraque,* c'eſt-à-dire, conduit urinaire : la diſſection ne fait voir rien de ſemblable.

État de
l'Anatomie
dans le 16e
siècle.

Les différentes enveloppes des organes
extérieurs de la génération de l'homme,
avoient été décrites très-sommairement par
les plus anciens Anatomistes. Ceux du
seizième siècle, Bérenger de Carpi (1),
Charles Étienne (2), Massa (3) & autres, en
observant ces parties avec plus d'attention,

L'ouraque est toujours un ligament solide & sans aucune cavité, dans quelques sujets & à quelque âge qu'on l'examine.
S'il est vrai, comme on le croit vulgairement, que l'urine se
dépose dans la vessie d'un fœtus humain contenu dans l'utérus,
cette liqueur excrémentitielle ne peut en sortir par l'ouraque,
puisque la vessie n'est jamais percée naturellement à son sommet. C'est par l'urèthre & non par l'ouraque que les fœtus
humains urinent, en supposant toutefois qu'ils rendent leurs
urines. Cependant Fabrice de Hilden, Centur. 6, Obs. 58.
Cabrol. Obs. 20. Littre, Mém. de l'Acad. des Sciences de
Paris, ann. 1701, p. 90. M. Rausslin, Hist. de l'Acad. de
Chirurgie, tom. 3, p. 10. Albinus, Annotat. Acad. lib. 1,
cap. 6, & quelques autres Auteurs, ont vu des personnes qui
urinoient par le nombril. L'ouraque alors étoit nécessairement ouvert, comme un canal, dès la naissance, par une disposition vitieuse & contre nature ; ou bien il s'est ouvert, en
tout ou en partie, quoique primitivement solide & sans aucune cavité apparente. On guérit cette maladie en laissant
dans la vessie une sonde qui procure une issue libre à l'urine
par la voie naturelle.

(1) Isagoge, p. 19.

(2) Liv. 2, chap. 19, pag. 208.

(3) *Introd. cap. 20.*

crurent

crurent découvrir que les testicules sont séparés l'un de l'autre par une cloison membraneuse très-mince, qu'ils nommèrent le médiastin du scrotum. Cette erreur subsista jusqu'au commencement de ce siècle. En 1699, M. Rau, Professeur d'Anatomie & de Chirurgie à Leyde, démontra le premier que les testicules ne sont point séparés par une cloison membraneuse intermédiaire, mais que chacun d'eux est enfermé dans une bourse particulière adossée à celle du côté opposé, dont l'intervalle pourroit être pris pour une véritable cloison, si l'on examinoit ces parties après avoir été soufflées & desséchées (1). En effet, la peau du scrotum étant enlevée, on apperçoit une membrane un peu charnue, nommé *dartos*, laquelle fournit à chaque testicule une bourse un peu ovale. Extérieurement est un muscle très-mince nommé *cremaster* ou suspenseur; les Grecs qui l'avoient pris pour une seconde membrane, l'avoient nommé *erythroïde*, à raison de sa couleur rouge. La tunique vaginale ou *elythroïde*, est une seconde bourse membraneuse, dans laquelle le testicule est renfermé. Enfin il est immédiatement recou-

____

(1) *Rau, Responf. ad Ruyfch. defenf. cum figur. Amftelodam,* 1737.

*H

vert par une membrane blanche, un peu épaisse, & très-adhérente à sa substance : on la nomme tunique *albuginée*.

L'organisation intérieure, la vraie structure des testicules, n'a point été connue, comme quelques Érudits le prétendent, de Théophile Protospatarius (1), d'Arantius (2) & de Cabrol (3 : c'est plutôt dans les Ouvrages de ceux qui ont écrit sur la fin du siècle dernier, qu'il faut chercher l'époque de cette découverte.

Un canal tortueux, replié sur lui-même, nommé par les Grecs *épididyme*, sort de l'extrémité inférieure du testicule, remonte avec les vaisseaux spermatiques, & aboutit, derrière la vessie, aux vésicules séminales : dans ce trajet il prend le nom de canal déférent (4). Ces vésicules que les Grecs ont nommées parastates variqueuses (5), furent

---

(1) *Epitome, lib.* 5, *cap.* 27.

(2) Observat. Anat. Obs. 36, p. 101.

(3) Observat. Anat. Obs. 3, p. 83.

(4) *Vesal. corp. human. fabric. lib.* 5, *cap.* 13. *Fallop. Observat. Anat. p.* 260. *Eustach. Tabul.* 12.

(5) L'Auteur du Traité intitulé *De ossium natura*, Ouvrage attribué à Hippocrate, paroît avoir connu, ainsi qu'Hérophile, Galien & tous les autres Médecins Grecs, les vésicules séminales. Voici comment il s'exprime : *Semen verò velut favus ab*

d'abord retrouvées dans l'homme par Bérenger de Carpi (1), & ensuite par Charles
Étienne, Fallope, Varoli, Euftachi, Dulaurens, & par plufieurs autres. Elles s'ouvrent
avec le canal déférent dans l'urèthre, près
d'une petite éminence ovale, allongée, terminée en pointe, qu'on appelle indifféremment caroncule, tête de poule, & *verumontanum* (2). La première portion de l'urèthre
eft très-adhérente, & comme enfoncée dans
une gouttière creufée dans la face antérieure
de la glande proftate. Cette gouttière avoit
d'abord fait croire qu'il y avoit deux glandes diftinctes & contiguës, mais Véfale (3)

Étt de
l'Anatomie
dans le 16e
iècle.

*utraque vefica parte fertur. Ex his autem locis vena ab utraque
meatûs urinarii parte in pudendum feruntur.*

(1) *Ad ifta vafa deferentia inter ventrem reflexa, defcen-
dunt inter rectum & veficam, & ibidem fe dilatant in plures
cavernas fpermate plenas.* Ifagog. p. 17, Comment. in Mundin. p. 298. — Dulaurens & Bartholin affirment que Rondelet
eft le premier qui ait découvert, dans le dauphin, les véficules
féminales, & ils citent le Traité des Poiffons de cet Auteur,
imprimé pour la première fois à Lyon en 1554, *in-folio, lib.*
16, *cap.* 8, *p.* 461. J'ai lu très-attentivement ce Chapitre, &
je n'y ai point vu la defcription des véficules féminales. D'ailleurs, l'Ouvrage de Bérenger de Carpi a paru plus de 30 ans
avant celui de Rondelet.

(2) *Euftachi, Tabul.* 12, *fig.* 111. Paré, Admin. Anat. liv.
3, chap. 29.

(3) *Corp. hum. fab. lib.* 5, *cap.* 13.

H ij

État de
l'Anatomie
dans le 16e
fiècle.

& Varoli (1) reconnurent que ce n'eſt qu'un ſeul corps glanduleux diviſé en deux lobes, depuis ſa baſe juſqu'à ſa pointe. Achillini décrivit le premier le ligament ſuſpenſeur de la verge, & cette deſcription eſt la ſeule choſe utile que l'on trouve dans ſon triſte & fade Recueil (2). Selon Varoli, l'érection eſt produite par la préſence du ſang retenu dans les corps caverneux : les Auteurs les plus modernes diſent encore qu'elle s'opère lorſque le ſang aborde par les artères de cette partie en plus grande quantité qu'il ne ſort par les veines (3).

Les Grecs, & après eux les Arabes, avoient connu & décrit les parties extérieures de la génération de la femme. Les premiers avoient donné aux grandes & aux petites aîles ou lèvres le nom de πτερυγωματα, μυρτοχείλεα, & au clitoris celui de nymphe, νύμφη κλειτορις. Cette dernière partie qui paroît ſans diſſection, comme un petit gland, étoit ſi peu connue des premiers Anatomiſtes du ſeizième ſiècle, que Fallope a crû pouvoir

---

(1) *Anatom. lib.* 4, *cap.* I.

(2) *Virga collo veſica alligatur ligamentis ab oſſe pectinis ortis.* Annotationes Anatom. Magni Alexandri Achillini. Venetiis, 1521, *in-12*

(3) *Anatom. lib.* 4, *cap.* 4.

s'en attribuer légitimement la découverte, quoiqu'il eût été prévenu par Bérenger de Carpi, Charles Étienne & Bénédetti (1). Le clitoris est très-bien représenté dans la treizième & quatorzième planche d'Eustachi. On y reconnoît son tronc & ses deux branches semblables aux racines des corps caverneux de l'homme, & attachées de même au bord inférieur des os pubis. Elles sont recouvertes par des fibres charnues dont Fallope & Dulaurens ont donné la description, & qu'Eustachi a fait représenter : c'est le muscle érecteur du clitoris. Immédiatement au-dessous est un second muscle attaché à l'orifice du vagin : Bérenger de Carpi & Arantius en ont donné la description ; il est gravé dans la quatorzième planche d'Eustachi, fig. 1 : c'est le muscle orbiculaire ou constricteur du vagin. L'orifice de ce con-

---

(1) *Anatomici verò nostri penitùs neglexerunt clitoridem, neque verbum quidem de ipsa faciunt. Particula hæc eadem virili peni respondet, & ex duplici nervo constat intùs spongioso, atque atriori crassiorique sanguine referto uti in viris. — Totum hoc pudendum, quia parvum est & latitat in pinguiori pubis parte, ideò Anatomicos etiam latuit, atque ità latuit, ut ego primus fuerim qui superioribus annis idem patefecerim, & si qui alii de hac re locuti sunt, aut scripserunt, scias quod ipsam aut à me, aut à meis auditoribus accepere, neque tamen ob id rem ipsam benè norunt.* Fallop. Obs. Anat. p. 261.

H iij

duit eſt preſque entièrement fermé dans toutes les vierges par une membrane que les Grecs ont nommée *hymen* : les débris de cette membrane produiſent les caruncules myrtiformes.

L'utérus ſitué entre la veſſie & l'inteſtin rectum, eſt recouvert par le péritoine. Deux ligamens poſtérieurs qu'on apperçoit ſans aucune préparation, formés par un repli de cette membrane, attachent ce viſcère à la baſe de l'os ſacrum (1). Deux autres ligamens nommés grêles ou ronds, l'attachent anté-rieurement: ils ſortent du baſſin par l'anneau du muſcle oblique externe, & s'épanouiſ-ſent dans le tiſſu graiſſeux un peu au-deſſous du pli de l'aîne (2). Enfin on voit ſur les

---

(1) *Veſal, lib. 5, cap. 15.* Paré, Anat. liv. 3, chap. 34. Ce ſont les ligamens poſtérieurs de la matrice dont Santorini, Gunz & M Petit, Médecin de Paris, ont donné dans ce ſiècle une deſcription plus étendue.

(2) *Columbus Anat. lib. 11, cap. 16.* Véſale a cru que ces ligamens ronds étoient des muſcles qui ſervoient à ſuſpendre la matrice, comme les muſcles nommés *crémaſters* ſervent à ſuſpendre dans l'homme les teſticules. Fallope, en réfutant le ſentiment de Véſale, a conſervé néanmoins à ces ligamens le nom de *crémaſters* : ce ne ſont point des muſcles, a-t-il dit, mais des prolongemens nerveux, qui, après avoir traverſé l'anneau du muſcle oblique externe, s'uniſſent avec les muſ-cles *crémaſters* de la femme, car, ajoute Fallope, ces muſcles

partics latérales deux autres replis du péritoine, que Véfale a comparés à des aîles de chauve fouris, & qu'on nomme aujourd'hui les ligamens larges (1). On réfuta Galien, qui avoit fuppofé dans l'utérus de la femme deux cavités très-diftinctes, l'une droite, & l'autre gauche : on obferva feulement une ligne longitudinale très-peu faillante, qui divife intérieurement le col de ce vifcère en deux parties latérales (2).

---

exiftent dans la femme comme dans l'homme. *Fallopii, Obf. Anat. p. 261.* Les mufcles nommés *crémafters,* n'exiftent point dans la femme, & Fallope, en critiquant Véfale, eft tombé lui-même dans une erreur groffière.

(1) *Vefal. lib. 5, cap. 15.*

(2) *Columbus, Anat. lib. 11, cap. 16. Laurentius, operœ Anat. lib. 2, cap. 6. Vefal. lib. 5, cap. 15. Sylvius, Ifagoge, lib. 3, cap. 13.* Paré, Anatom. liv. 3, chap. 34.

Quelquefois la matrice eft partagée en deux cavités par une cloifon intermédiaire : quelquefois le vagin n'a qu'une entrée qui conduit à deux cavités utérines plus ou moins égales, & quelquefois auffi le vagin eft partagé comme la matrice en deux ouvertures. On a des preuves certaines que la conception s'eft faite dans l'une & l'autre de ces cavités qui ont été occupées alternativement par un fœtus. Les femmes qui ont dans la matrice cette conformation vicieufe, font plus expofées que les autres à la double conception ou fuperfétation qui peut avoir lieu dans les femelles des quadrupèdes, dont la matrice eft divifée en plufieurs cavités, de manière que l'une peut agir indépendamment de l'autre, ce qui fait que ces animaux peu-

H iv

Ce col a été ridiculement comparé par Dulaurens & par Columbus au museau d'une tanche, ou à la gueule d'un chien (1).

vent concevoir & mettre bas en différens temps. Morgagni dit dans son Traité intitulé *De sedibus & causis morborum*, Epistol. 3, art. 21, que François-Antoine Catti, Professeur d'Anatomie & de Chirurgie à Naples, est le premier qui ait fait mention de cette double cavité de la matrice. *Franciscus-Antonius Cattus, Anatomicus Neapolitanus, primam in muliere quadam reverà bipartiti uteri dissectionem tradidit.* Il cite le chapitre 20 de l'Ouvrage de cet Auteur, que j'ai actuellement sous les yeux, & qui a pour titre *Anatomes enchiridion, partes corporis humani brevi ordine mirè explicans* : auct. F. A. Catto Lucano. Neapoli, 1552, *in-quarto.* Cet Ouvrage ne contient que douze chapitres : on y lit au huitième la phrase suivante, qui n'est que l'expression du sentiment de Galien & des Auteurs Grecs, *Pars interna cava uteri, fundus dicitur, in dextrum sinistrumque sinum divisa.* Mais Dubois, surnommé Sylvius, Médecin de Paris, & après lui Bauhin & Riolan, sont les premiers, à ce que je crois, qui ont observé cette conformation vicieuse de la matrice. Plusieurs Auteurs ont fait ensuite, dans le siècle dernier & dans celui-ci, des observations semblables. Voyez *Riolani opera, Parisiis,* 1649, *in-fol. p.* 197. *Anthropogr. lib.* 2, *cap.* 35.

(1) *Secunda uteri pars, orificium, sivè os interiùs dictum, meatus est satis angustus, in quem uteri cavitas tandem dehiscit. Hunc si exteriore parte inspicias, tincha piscis, vel canini oris nuper in lucem editi, speciem scitè præ se fert.* Laurentius, Opera Anatom. lib. 2, cap. 6.

Cavitas uteri in foramen satis angustum tandem dehiscit, quod os matricis appellatur, quod si extrà spectes, tincha piscis

L'utérus eſt percé latéralement par deux tuyaux coniques, dont l'extrémité la plus large eſt évaſée & découpée en manière de frange. Ces canaux avoient été connus primitivement ſous le nom de cornes : Fallope leur donna celui de trompes , & on les nomme encore aujourd'hui les trompes de Fallope (1). Leurs groſſes extrémités ſont recourbées vers deux corps blanchâtres, ovales, applatis, & dont la figure eſt à peu-près la même que celle des teſticules de l'homme. Ils ſont attachés aux parties laté-rales de l'utérus par un ligament rond &

État de l'Anatomie dans le 16e ſiècle.

---

vel canini oris nuper in lucem editi imaginem tuis oculis offeret. **Columb. Anat. lib. 11, cap. 16.**

(1) *Meatus verò iſte ſeminarius gracilis & anguſtus admodùm oritur nerveus ac candidus à cornu ipſius uteri, cùmque parum receſſerit ab eo, latior ſenſim redditur, & capreoli modò criſpat ſe donec veniat propè finem, tunc dimiſſis capreolaribus rugis atque valdè latus redditus finit in extremum quoddam, quod membranoſum, carneumque ob colorem rubrum videtur, extremumque lacerum valdè & attritum eſt, veluti ſunt pannorum attritorum fimbria, & foramen amplum habet, quod ſemper clauſum jacet, concidentibus fimbriis illis extremis, quæ tamen ſi diligenter aperiantur, ac dilatentur, tuba cujuſdam anea extremum orificium exprimunt. Quarè cum hujus claſſici organi, demptis capreolis, vel etiam iiſdem additis, meatus ſeminarius à principio uſque ad extremum ſpeciem gerat : ideò à me uteri tuba vocatus eſt.* **Fallop. Obſ. Anat. p. 261.**

court que l'on a pris pour un conduit qui
portoit dans la cavité de ce vifcère la liqueur
fpermatique , que l'on croyoit être filtrée
par ces tefticules féminins (1). Cependant
Fallope n'ayant pu trouver dans leur fubftance une feule goutte de liqueur féminale,
affura , contre le fentiment unanime de
toute l'antiquité , que cette liqueur n'eft
point produite chez les femmes par ces prétendus tefticules (2). Cette vérité fut ftérile
pour Fallope lui-même & pour fes contemporains , parce qu'on vouloit abfolument
trouver en abrégé dans la femme les organes
de la génération de l'homme , & de plus encore la matrice , le vagin , les grandes & les
petites lèvres. D'après ce faux préjugé , on
n'héfita point de prendre pour de véritables
tefticules deux corps qui n'en ont tout au
plus que l'apparence , auxquels Sténon , cent
ans après Fallope , donna le nom d'ovaires.
On reconnut qu'il n'y a point dans la femme
de glande proftate , quoiqu'il y en ait une
très-groffe dans l'homme ; & prefque tous
les Auteurs convinrent que les cavités nommées *cotyledones , acetabula ,* très-apparentes

---

(1) *Varol. Anat. lib.* 4 , *cap.* 3. Paré, Adm. Anat. liv. 3 ,
chap. 33. *Columb. Anat. lib.* 11 , *cap.* 16.

(2) Fallop. *ibid ,* p. 261.

dans l'utérus des quadrupèdes, n'exiſtent point dans l'utérus des femmes (1). Les vaiſſeaux du placenta, dit Arantius, ne s'anaſtomoſent point avec ceux de la matrice : une telle union produiroit après l'accouchement une hémorrhagie très-abondante & ſouvent mortelle. Le placenta n'eſt compoſé que de deux membranes, le chorion & l'amnios; il n'y a qu'une ſeule veine ombilicale, & l'allantoïde ne ſe trouve que dans les quadrupèdes, quoique Galien ait dit le contraire (2).

L'ordre que nous avons ſuivi juſqu'à préſent, ſembleroit exiger que nous ajoutaſſions à toutes ces découvertes du ſeizième ſiècle, celles que les mêmes Anatomiſtes ont faites ſur les nerfs & ſur les vaiſſeaux ſanguins : mais pour ſe former une idée nette & préciſe de leur travail, & pour ne point affoiblir par une répétition faſtidieuſe ce qu'ils ont déjà dit, il ſuffit d'inviter nos Lecteurs à jeter un coup-d'œil ſur les planches de Véſale & d'Euſtachi, dont la ſeule inſpection les

État de l'Anatomie dans le 16ᵉ ſiècle.

---

(1) *Columbus, lib.* 11, *cap.* 15. *In fœminis, ad veſicæ collum, non adſunt glandulæ proſtatæ, veluti in maribus.* — Paré, Anat. liv. 3, chap. 34.

(2) *Arantius : de humano fœtu opuſculum. Venetiis,* 1571, *in-quarto.*

inſtruira beaucoup plus que tout ce que nous pourrions écrire ſur cette matière. Nous obſerverons ſeulement que l'art de rendre les artères & les veines viſibles en les ſoufflant ou en les rempliſſant d'une liqueur colorée, afin de ſuivre leurs plus petites ramifications, fut trouvé dans ce même ſiècle, & perfectionné dans le ſuivant (1). L'adreſſe & la patience vinrent à bout de ſurmonter la difficulté du travail. Charles Étienne, Médecin de Paris, apperçut quelques-unes des valvules qu'on trouve dans l'intérieur des veines.

« Au reſte, dit-il, de peur que le ſang
» qui ſe fait & laboure au foie, par quelque
» inconvénient ne regorge quelquefois &
» n'engendre douleur ou défaut audit foie,

---

(1) *Quod ſi largior ſanguis affluat opuſque tuum nimis turbet, totum eum effunde, & vaſa ablue, & aquam in ſubjectam pelvim abjice, poſt, inceptam ſectionem perfice, immiſſis in vaſa filis quibuſdam ferreis aut plumbeis, aut etiam betulæ, vel ſimilis plantæ ſurculis : ſecundùmque fila ſectionem vaſis totius & ramorum perſequere. Potes etiam non infeliciter tunc vaſorum diſtributionem inflando per tubulos explorare, quod probo magis quàm humorem crocatum, vinatum, vel aliter coloratum in ſanguinis jam effuſi locum per tubulos immittere. Hi enim opus poſteà interturbant dùm effluunt colore ſuo, quo venas reddebant magis conſpicuas & repletione diſtentas.* Jacob. Sylvius, Iſagoge, lib. 3, cap. 23.

» ont été faites en icelui certaines petites
» membranes déliées que l'on appelle épi-
» phyſes, pour en garder & obſiſter que tel
» péril ne puiſſe advenir, & ſervent leſdites
» épiphyſes de ce que voyons ſervir les val-
» vules au cœur (1). » En 1547, Amatus,
Médecin Portugais, vit à Ferrare celles qui
ſont ſituées à l'embouchure de la veine
azygos dans la veine-cave : il cite le témoignage de Cananus, ſavant Anatomiſte, qui
eſt peut-être le véritable Auteur de la découverte (2). A peu-près dans le même
temps, Sylvius, Médecin de Paris, annonça
qu'il y avoit des valvules dans la veine azygos, dans les jugulaires, les brachiales, les
crurales, & dans le tronc de la veine-cave,
près du foie (3). Malgré cette aſſertion &
l'autorité de Cananus, pluſieurs ſavans Anatomiſtes (4) refuſèrent de croire à l'exiſtence
des valvules veineuſes. Mais la vérité trouva
des diſciples dans la perſonne de Poſthius (5),

État de
l'Anatomie
dans le 16e
ſiècle.

---

(1) La diſſection des parties du corps humain, par Charles
Étienne. Paris, 1546, *in-folio*, pag. 194.

(2) *Curat. Medicinal. Centur.* 1, *Curat.* 52, *Schol.*

(3) *Iſagoge in Hippoc. & Galen. Phyſiolog. lib.* 1, *cap.* 4.

(4) *Veſal. Exam. Obſ. Fallop.* — *Fallop. Obſ. Anat.*
— *Euſtach. de Vena ſine pari.*

(5) *Obſervat. in Anatom. Columbi, p.* 507.

de Salomon Alberti (1), de Guillemeau (2),
& de puſieurs autres. Enfin Fabrice, ſurnommé Aquapendente, parce qu'il naquit
dans une petite ville de ce nom, ſituée dans
le territoire d'Orviette, fit imprimer à Padoue
en 1603, une Diſſertation, dans laquelle on
voit ces valvules aſſez bien repréſentées, &
qu'il dit avoir découvertes dès l'année
1574 (3). Fra Paolo Sarpi, Religieux de
l'Ordre des Servites à Veniſe, eſt encore un
de ceux auxquels on attribua la même découverte, après qu'elle eût été rendue publique par Fabrice d'Aquapendente, à qui ce

---

(1) *Hiſtoria plerarumque partium hum. corp.* 1602, *in-12,*
p. 153.

(2) Œuvres de Guillemeau. Paris, 1612, pag. 112.

(3) *De his oſtiolis venarum in præſentia locuturus, ſubit*
primùm mirari quomodò oſtiola hæc ad hanc uſque ætatem tàm
priſcos quàm recentiores Anatomicos adeò latuerint, ut non
ſolùm nulla prorsùs mentio de ipſis facta ſit, ſed neque aliquis
priùs hæc viderit quàm anno Domini ſeptuagenteſimo-quarto,
ſuprà milleſimum & quingenteſimum quo à me ſumma cum
lætitia inter diſſecandum obſervata fuêre, quamvis diſſecandi
profeſſio multos atque inſignes habuerit viros qui accuratiſſimè
ſingula quæque rimati ſunt, qui tamen hac in re excuſandi
quadamtenùs videntur. Quis enim unquàm fuiſſet opinatus intrà
venarum cavitatem reperiri poſſe membranas & oſtiola, &c. De
Venarum oſtiolis. Patavii, 1603, *in-folio,* p. 1.

Religieux l'avoit, dit-on, communiquée (1).
Mais toutes les recherches que l'on pourroit
faire à cet égard, prouveroient, au contraire,
que c'est à Dubois, surnommé Sylvius,
Médecin de Paris, ou à Cananus, qu'il faut
déférer l'honneur d'avoir annoncé le premier
l'existence des valvules veineuses décrites
long-temps après avec beaucoup plus d'exactitude par Fabrice d'Aquapendente.

L'usage de celles qui sont situées dans les
cavités du cœur, étoit déjà connu. « Cet
» organe est, selon Galien, comme une es-
» pèce de réservoir qui attire le sang par une
» ouverture, & qui le renvoye par une
» autre; les artères se rendent dans tous les
» replis du corps; elles se remplissent de
» sang toutes les fois que le cœur se con-
» tracte; elles s'enflent & marquent alors
» leur dilatation par des battemens plus
» forts. » Tandis que cet Écrivain soutenoit
que le sang du ventricule droit passoit dans
le gauche à travers la cloison qui sépare ces
deux cavités, que le reste enfiloit l'artère
pulmonaire, & étoit destiné à la nourriture
des poumons; il disoit ailleurs qu'il passoit
seulement une petite quantité de sang de

État de
l'Anatomie
dans le 16^e
siècle.

---

(1) Vie de Paul Sarpi. Leyde, 1661, *in-12*, chez Elsevier,
p. 47.

l'artère pulmonaire dans les veines pulmonaires. Or, ces idées seules pouvoient en faire naître d'autres qui peut-être ne seroient jamais entrées dans l'esprit de ceux qui l'ont suivi, s'il n'avoit été leur premier guide. Ces foibles traces, qui pouvoient cependant conduire à la découverte de la circulation du sang, furent suivies plus de douze cens ans après lui par Michel Servet, né à Villa-nuéva en Aragon. Ce Médecin Théologien a établi comme un principe certain dans la cinquième Partie de son Livre. intitulé *Christianismi restitutio*, imprimé en 1553, *in-8°*, sans indication de lieu ni d'Imprimeur (1), que le passage du sang du ventricule droit dans le ventricule gauche, ne se fait pas à travers la cloison mitoyenne de ces ventricules, comme on se l'étoit imaginé, mais que le sang est porté du ventricule droit du cœur dans les poumons par l'artère pulmonaire, & qu'il revient des poumons dans le ventricule gauche par la veine pulmonaire, dont les rameaux s'anastomosent avec ceux de l'artère du même nom. Le sang sort ensuite du ventricule gauche par l'aorte, pour

––––––––––––––––––––

(1) Servet fut brûlé à Genève le 27 Octobre 1553, à 44 ans, & cet Ouvrage parut quelques mois avant sa mort.

se

se distribuer dans toute l'habitude du corps.

Servet est donc le premier qui ait décrit la circulation du sang dans les poumons. Le pas le plus difficile, dit M. Sénac, est le pas qu'il a fait. Celui qui a reconnu la circulation dans les poumons, doit la supposer nécessairement dans les autres viscères & dans tous les vaisseaux. Celui qui la découvre dans tous les vaisseaux du corps, n'y voit que la route que Servet a tracée dans les poumons, & une suite évidente de ses principes.

Cette vérité qui étoit cachée, & pour ainsi dire étouffée sous un amas d'erreurs & de discussions théologiques, reparut dans un jour plus lumineux quelques années après. Columbus dit expressément que le sang circule du cœur dans les poumons, & des poumons dans le cœur, & il ajoute que cette découverte importante n'a été faite par aucun Anatomiste. *Quod nemo hactenus aut animadvertit, aut scriptum reliquit, licet maximè sit ab omnibus animadvertendum* (1). Il a prétendu avec raison que le sang ne passe point du ventricule droit dans le ventricule gauche, à travers les pores ou les trous de la cloison

---

(1) *Columb. de re Anatom. lib.* 7.

mitoyenne, comme Galien & ſes ſectateurs l'avoient dit. Une autre voie conduit néceſſairement ce fluide dans le ventricule gauche : l'artère pulmonaire, dont les ramifications s'uniſſent avec celles de la veine du même nom, eſt le chemin véritable que ſuit le ſang pour ſe rendre au ventricule gauche, en pénétrant dans le tiſſu des poumons. Les idées de Columbus ont été ſaiſies par Arantius , mais les mêmes obſtacles ont arrêté l'un & l'autre « Il étoit néceſſaire, dit Aran
» tius, que le ſang paſsât par l'artère & la
» veine pulmonaire pour ſe rendre au ven
» tricule gauche : la nature nous a montré
» cette néceſſité dans le fœtus ; comme les
» poumons ne permettent pas au ſang de les
» traverſer, il devoit trouver un paſſage qui
» lui fut ouvert ; or c'eſt dans le canal arté
» riel que le ſang trouve ce paſſage ; mais
» dès qu'il eſt fermé, il faut qu'en circulant
» par les poumons, le ſang puiſſe continuer
» ſon cours vers le ventricule gauche du
» cœur (1). »

Après Servet & Columbus, Céſalpin, Médecin du Pape Clément VIII, reconnut de même la circulation du ſang dans les poumons. Il ſe préſente, dit-il, un phénomène

____

(1) *Obſervat. Anatom. Obſ.* 33.

singulier dans les veines : elles s'enflent au-
deſſous de la ligature & non au-deſſus. Or ſi
le ſang & les eſprits couloient des viſcères
dans le reſte du corps par les veines, le contraire de ce qu'on obſerve dans l'application
d'une ligature au bras, devroit arriver. Mais
les vaiſſeaux du cœur ſont tellement diſpoſés, que le ſang ſortant de la veine-cave, eſt
porté dans le ventricule droit, & enſuite
dans les poumons par l'artère pulmonaire,
d'où il eſt ramené dans le ventricule gauche
par la veine pulmonaire, & de ce ventricule
dans l'aorte. *La chaleur naturelle, le ſang & les
eſprits* répandus dans toute l'habitude du
corps par l'aorte, retournent au cœur pendant le ſommeil, par les *veines,* & non par
les *artères,* car la voie eſt ouverte de la veine-
cave au cœur ; c'eſt pour cela que pendant
le ſommeil les veines ſont plus enflées,
comme on peut s'en appercevoir en examinant celles de la main, car la chaleur naturelle paſſe des artères dans les veines, & des
veines elle revient au cœur (1). »

Cependant le préjugé qui aſſerviſſoit tous
les eſprits aux erreurs anciennes, combattit
avec obſtination pour le ſentiment de Galien.

(1) *Quæſtion. Peripat. lib. 5, cap. 4. Quæſtion. Medic.
lib. 2, cap. 17.*

Paré, Langius de Lemberg, Valverda ;
Pigafetta, Borgarucci, n'apperçurent dans
la découverte de Servet, de Columbus &
de Céſalpin, qu'un ſyſtême nouveau, qu'une
opinion à laquelle on pouvoit accorder
quelques degrés de probabilité.

Ce ſyſtême nouveau, cette opinion tout au
plus probable, étoient déjà preſque entièrement oubliés, lorſque Harvei, diſciple de
Fabrice d'Aquapendente, annonça que le ſang
ſort du cœur pour circuler, par les artères,
dans toutes les parties du corps, & que de ces
parties il eſt ramené dans le cœur par les
veines. L'Ouvrage qui contient cette grande
vérité eſt intitulé *Exercitatio Anatomica de motu
cordis & ſanguinis in animalibus :* il fut imprimé
pour la première fois à Francfort en 1628,
& l'Angleterre eut un Anatomiſte (*o*).
L'examen attentif du mouvement du cœur
& des artères, leurs pulſations alternatives,
le gonflement toujours ſubſiſtant des veines
ſituées au deſſous de la ligature appliquée
au bras dans l'opération de la ſaignée, les
expériences que fit Harvei ſur des animaux
vivans, tous ces objets produiſirent une
ſuite de vérités qui lui dévoilèrent le myſtère
de la circulation. L'uſage des valvules veineuſes ne fut plus une énigme, & la décou-

État de
l'Anatomie
dans le 17e
ſiecle.

verte de Servet, de Columbus & de Céfalpin, ceſſa d'être un ſyſtême, une opinion phyſiologique. Harvei découvrit que le cœur ne ſe meut, n'agit que lorſqu'il ſe reſſerre : cette contraction eſt nommée *ſyſtole* ; dans ſa dilatation, ou *diaſtole*, il devient paſſif, & ſes fibres ſe détendent. Il ne jouit donc que d'un ſeul mouvement, par lequel il s'élève, ſa pointe ſe redreſſe, & c'eſt alors qu'il frappe les côtes, & qu'on ſent ſes battemens. Dans cet état ſes fibres ſe raccourciſſent, les ventricules deviennent plus petits, & le ſang ſort avec impétuoſité. Ce jet du ſang répond à la contraction des ventricules. Les battemens du pouls, continue Harvei, ne dépendent donc que de l'action du ſang pouſſé dans les cavités des artères. A chacune de ces contractions le cœur envoie une certaine quantité de ſang dans les artères : comme ces contractions ſont fréquentes, la maſſe du ſang qui parcourt ces vaiſſeaux dans une heure, par exemple, doit être fort grande.

Ce principe poſé, c'eſt une néceſſité que le cœur reçoive à chaque inſtant de nouveau ſang ; il faut que ce ſang y aborde continuellement, & qu'il accoure de toutes les parties. Or il ne peut ſe rendre au ventricule droit que par les veines ; leurs valvules favoriſent continuellement le retour du ſang vers le cœur : mais le fang que ces vaiffeaux renferment feroit bientôt épuifé, s'il n'y avoit une fource qui portât fans ceffe ce fluide dans les vaiffeaux veineux à proportion qu'ils fe vuident & qu'ils fe dégorgent dans le cœur. Cette fource du fang exifte néceffairement dans les artères : elles feules peuvent le porter dans les veines ; il n'y a point d'autres canaux qui puiffent l'y conduire. Mais les artères feroient elles-mêmes bientôt défemplies, fi elles ne recevoient le fang d'une autre fource qui ne s'arrête point. Or cette fource eft dans le cœur : à proportion qu'il reçoit le fang des veines, il le rend aux artères. Il y a donc, conclut Harvei, une circulation continuelle qui conduit le fang du cœur dans les artères, & qui de ces artères le fait rentrer dans les veines pour revenir au cœur (1). Harvei trouva de nouvelles preuves de la circulation dans les effets de la contagion & de la morfure des chiens enragés. Le virus vénérien s'infinue quelquefois dans le corps fans laiffer aucune impreffion fur les parties génitales. Après une bleffure faite par un chien enragé, la

____

(1) *His pofitis*, *fanguinem circumire*, *revolvi*, *propelli &
remeare à corde in extremitates & indè cor versùs*, *& fic quafi
circularem motum peragere*, *manifeftum puto fore.* cap. 9.

fièvre s'allume, les symptômes de la rage se développent, toute l'habitude du corps a été infectée par le levain venimeux, or c'est le sang qui a porté ce venin dans le cœur, & de-là dans les autres parties. L'application extérieure des médicamens & leurs effets sur les parties internes, confirment ces mêmes idées. L'aloës, la coloquinte, pénètrent à travers la peau dans les intestins, & lâchent le ventre : les cantharides portent leur action dans la voie des urines, les cordiaux fortifient, l'ail appliqué aux pieds facilite l'expectoration ; enfin, dit Harvei, on peut soupçonner qu'il y a des veines absorbantes extérieures qui s'imbibent de ce qui se présente à leur embouchure, comme les veines du méfentère pompent le chyle contenu dans les intestins pour le porter au foie (1). A mesure que les artères deviennent plus petites & s'éloignent du cœur, leurs pulsations s'affoibliffent, leur diamètre diminue, & elles se changent, pour ainsi dire, en veines (2). Le sang qui circule des artères dans les veines, y passe ou à travers les porosités des chairs, ou peut-être par une communica-

______

(1) *Cap.* 16.

(2) *Ultima divisiones capillares arteriosa , videntur venæ non solùm constitutione , sed & officio ,* &c. cap. 17, p. 101.

tion médiate ou immédiate de l'un de ces vaisseaux dans l'autre. Au reste, dit Harvei, je n'ai pu découvrir cette anastomose ou communication des artères avec les veines, que dans trois endroits seulement, savoir, dans les artères carotides, avec les veines du plexus choroïde; dans les artères spermatiques, avec les veines du même nom, & dans les artères ombilicales, avec la veine ombilicale. J'ignore si cette communication a lieu dans le reste du corps (1).

Tels furent les travaux de cet homme célèbre; ils produisirent une révolution dans la Médecine, & de vaines critiques dictées par la jalousie. Des succès aussi brillans méritoient assurément toute l'attention de l'envie: la plupart des Anatomistes s'élevèrent contre cette découverte importante, & son Auteur ne fut à leurs yeux qu'un Disséqueur d'insectes, de grenouilles & de serpents. Les vieux Médecins sur-tout ne crurent pas qu'il leur restât quelque chose à apprendre; & suivant l'expression d'un Anatomiste moderne, ils moururent satisfaits de leur ignorance.

-----

(1) *Ego quâ potui diligentiâ perquisivi & non parum olei & opera perdidi, &c.* Exercitatio Anatom. prima, de circulat. sang. ad Riolan. pag. 124.

Lorſqu'après bien des diſputes, les eſprits les plus obſtinés furent forcés au ſilence, quelques Érudits s'empreſsèrent d'ôter à Harvei l'honneur de ſa découverte, pour en faire hommage, les uns à Hippocrate, les autres à Platon, à Néméſius, & même à Paolo Sarpi. Mais ce ſeroit immoler la vérité à de très-fauſſes opinions, que de prétendre que les Auteurs des ſiècles les plus reculés ayent trouvé la circulation du ſang : la vérité eſt que Guillaume Harvei eſt l'Auteur de cette découverte faite avant lui, dans les poumons ſeulement, par Servet, Columbus & Céſalpin.

Une expérience nouvelle réveilla tous les eſprits, & donna à la circulation du ſang, combattue pendant quarante ans, un nouvel appui dont elle n'avoit pas beſoin. Le Docteur Wren, Profeſſeur d'Aſtronomie dans l'Univerſité d'Oxford, propoſa, vers l'an 1660, à Boyle, à Wilkins, Évêque de Cheſter, & à quelques autres Savans, de rechercher quels ſeroient les effets de certaines liqueurs ſur le ſang & les parties ſolides d'un animal vivant. On injecta d'abord de l'opium & une infuſion de ſafran des métaux ſéparément dans les veines de pluſieurs chiens. L'opium rendit un chien ſtupide, & une infuſion de ſafran des métaux produiſit dans un autre chien des vomissemens énormes qui lui causèrent la mort. Boyle a rendu compte de ces expériences dans son Livre de l'utilité de la philosophie expérimentale. Il y rapporte qu'un Ambassadeur étranger qui résidoit à Londres, fit injecter une infusion de safran des métaux dans les veines d'un malfaiteur, qui étoit un de ses domestiques. L'injection commencée, ce malheureux eut, par quelque cause que ce soit, une sueur abondante qui empêcha de poursuivre l'expérience dont on n'observa point d'autre effet sensible. Il étoit naturel de penser que des injections de cette nature devoient troubler l'économie animale, & causer la mort : cependant, quelques Médecins dont la curiosité n'étoit pas encore satisfaite, proposèrent d'injecter de l'esprit d'urine, de corne de cerf, de sang humain, sous le vain prétexte que ces esprits feroient d'autant moins nuisibles à notre constitution, qu'ils dérivoient primitivement de nos liqueurs : ce raisonnement ne parut pas mauvais, & il eut des approbateurs (1).

____

(1) Purman, Chirurgien de Breslaw, eut la témérité de se faire injecter dans les veines une liqueur spiritueuse, pour se guérir de la galle. Attaqué long-temps après d'une fièvre continue, il se fit injecter de l'eau de chardon béni, & eut le

Un certain Fabrice, Médecin à Dantzick, s'avifa d'injecter environ deux gros d'un remède laxatif dans la veine du bras de trois malades. L'un d'eux étoit un foldat fort & vigoureux, attaqué du mal vénérien. Après l'injection, il fe plaignit de vives douleurs aux coudes, fes bras enflèrent à vue d'œil, & il eut des vomiffemens abondans. Le remède commença enfin à agir, & le patient en fut heureufement quitte pour une violente évacuation. Deux femmes, dont l'une étoit âgée de 35 ans, & l'autre de 20, fujettes depuis leur naiffance à des accès d'épilepfie, fe foumirent à la même épreuve. On injecta dans leurs veines une réfine laxative diffoute dans une liqueur fpiritueufe : ces deux femmes eurent des vomiffemens très-abondans, & rendirent des felles copieufes ; la plus jeune en mourut ; celle dont le tempéramment étoit affez robufte pour réfifter à l'expérience, eut, dit-on, des accès épileptiques un peu moins violens qu'auparavant (1).

Le même efprit de vertige fuggéra de faire paffer le fang d'un homme fain dans les vei-

Etat de l'Anatomie dans le 17e fiècle.

---

bonheur d'en réchapper. Voyez fon Ouvrage intitulé *Chirurgifcher Lorbeercranz. Halberftadt.* 1684, *in-4°. Append. part.* 2.

(1) *Tranfact. Philofoph.* an. 1665, n° 7.

nes d'un homme malade. Cette transfusion fut préconisée comme une ressource contre les maladies, & comme l'assurance d'un rajeunissement. On crut qu'un homme attaqué de quelque maladie causée par un vice du sang, guériroit en échangeant son sang pour celui d'un autre homme qui seroit en bonne santé : qu'un animal hardi & courageux deviendroit lâche, en lui faisant recevoir le sang d'un animal foible & timide. Lower, King & Cox à Londres, Gayant, Denys & Emmerès à Paris, firent cette expérience sur différens animaux : les uns en moururent, d'autres en réchappèrent. Enfin le 23 Novembre 1667, Lower & King essayèrent la transfusion du sang sur le nommé Arthur Coga. L'artère carotide d'un jeune mouton étant découverte, on ouvrit la veine du bras d'Arthur Coga, comme dans une saignée ordinaire, & on lui tira six ou sept onces de sang. On introduisit ensuite un tuyau d'argent dans l'ouverture faite à la veine, & on adapta à deux tubes, dont l'un étoit placé dans l'artère du mouton, & l'autre dans la veine du patient, plusieurs tuyaux de plume insérés les uns dans les autres, pour servir de canal de communication. Le sang du mouton coula sans interruption, pendant deux minutes au moins, dans la veine du patient, qui en reçut environ neuf ou dix onces, sans ressentir aucune incommodité. On s'empressa de publier en France que la transfusion avoit été faite à Londres avec succès. La crédulité répandit cette nouvelle, & flatta les femmes & les vieillards du vain espoir de rajeunir par cette opération, dont l'utilité ne fut plus contestée par les Érudits, lorsqu'ils eurent découvert qu'elle avoit été indiquée cinquante ans auparavant par Libavius, Chymiste Allemand (1).

M. de Montmor, Maître des Requêtes, témoin des expériences faites à Paris sur des animaux, par Denys & par Emmerès, leur proposa d'essayer la transfusion sur Antoine Mauroy, âgé d'environ 34 ans, & attaqué depuis sept à huit ans d'une folie qui lui laissoit quelques intervalles dilucides. Denys, malgré toute son ardeur, n'osa pas pro-

---

(1) *Adsit juvenis robustus, sanus, sanguine spirituoso plenus: adstet exhaustus viribus, tenuis, macilentus, vix animam trahens. Magister artis habeat tubulos argenteos inter se congruentes, aperiat arteriam robusti & tubulum inserat muniatque: mox & ægroti arteriam findat & tubulum fœmineum infigat, jàm duos tubulos sibi mutuò applicet & ex sano sanguis arterialis, calens & spirituosus saliet in ægrotum, unàque vitæ fontem afferet, omnemque languorem pellet.* Defens. Syntagm. Arcan. Chymic. Francofurti, 1615, *in-folio.*

mettre une cure radicale; il crut seulement que le sang d'un veau, par sa *douceur* & sa *fraîcheur*, pourroit diminuer la chaleur & l'ébullition de celui du malade. Après un mûr examen, on résolut de le faire transporter dans une maison particulière, & on lui donna pour garde un porteur de chaises fort & robuste, qui, pour une somme assez modique, s'étoit offert, huit mois auparavant, à endurer la même opération (1). Le 19 Décembre 1667, on fit tout ce qu'on put pour disposer le malade à souffrir la transfusion que l'on résolut de faire le même jour. Un grand nombre de personnes de qualité y assistèrent avec plusieurs Médecins & Chirurgiens. Emmerès ouvrit l'artère crurale d'un veau, & fit en leur présence toutes les préparations nécessaires. Après avoir tiré environ dix onces de sang du bras droit du malade, il ne put lui faire recevoir que cinq ou six onces de celui du veau, parce que la posture gênante & la foule des spectateurs interrompirent l'opération. Le patient sentit une grande chaleur le long du bras & sous l'aisselle: on arrêta le sang, & on ferma la plaie dans le moment même où il étoit prêt à s'évanouir. Deux heures après

____

(1) Voyez le Journal des Savans, ann. 1667.

il foupa, & fi l'on en excepte quelques étour-
diffemens & un peu d'affoupiffement, il paffa
la nuit à chanter & à fiffler.

Etat de
l'Anatomie
dans le 17e
fiecle.

Le lendemain matin il parut moins extra-
vagant, foit dans fes actions, foit dans fes
paroles, ce qui fit penfer qu'en réitérant la
transfufion une fois ou deux, on pourroit
appercevoir un plus grand changement.
Elle fut en effet répétée. Mais comme il n'y
avoit pas d'apparence que cet homme qui
étoit très maigre eut trop de fang, après
trois ou quatre mois de veilles, & après avoir
fouffert la faim & le froid, en courant les
rües tout nud, fans trouver où fe retirer la
nuit, on ne lui en tira que deux ou trois
onces du bras gauche. L'ayant mis dans une
pofture plus favorable, on lui infufa beaucoup plus de fang que la première fois. Après
avoir évalué à peu-près ce qui en reftoit au
veau, on jugea que le patient pouvoit en
avoir reçu plus d'une livre.

Cette feconde transfufion étant plus forte,
fes effets furent plus prompts & plus fenfibles. La chaleur du bras & de l'aiffelle fut
la même : le pouls s'éleva, & le vifage fe
couvrit d'une fueur abondante. Cet homme
fe plaignit d'une grande douleur aux reins,
à l'eftomac, & d'un étouffement confidérable. On retira promptement le tuyau qui

conduifoit le fang du veau dans fa veine, & tandis qu'on fermoit fa plaie, il vomit ce qu'il avoit mangé une demie-heure auparavant, fentit un befoin preffant d'uriner, & demanda à aller à la felle. On le fit coucher, & après avoir vomi pendant deux heures, il s'endormit, & ne s'éveilla que le lendemain matin. A fon reveil, il parla de fes douleurs & de la grande laffitude qu'il reffentoit dans tous les membres : il remplit un grand vafe d'urine auffi noire que fi on y eut mêlé de la fuie de cheminée.

On étoit dans le temps du Jubilé : Mauroy voulut le faire, & demanda un Confeffeur pour s'y préparer. M. de Veau le confeffa, & rendit publiquement témoignage du bon fens de fon pénitent, qu'il jugea même capable de recevoir les Sacremens, s'il perfiftoit dans fa dévotion. Il fut affoupi pendant tout le refte du jour, parla peu, remplit un autre vafe d'urine auffi noire que celle de la veille, & faigna copieufement du nez, ce qui engagea à lui tirer un peu de fang du bras ; le 24 Décembre, veille de Noël, Mauroy voulut encore fe confeffer, pour fe difpofer à la Communion. M. Bonnet le confeffa & lui adminiftra les Sacremens. Ce même jour fon urine s'éclaircit, & reprit peu-à-peu fa couleur naturelle.

Le calme dont il jouiſſoit fit croire à quelques perſonnes qu'il étoit parfaitement ré-
tabli. Mais Denys qui n'étoit pas auſſi ſatis-
fait que les autres, vouloit encore faire une
troiſième transfuſion, afin, diſoit-il, d'ache-
ver ce que les deux premières avoient commencé. Néanmoins, remettant d'un jour à
l'autre l'exécution de ce projet, il remarqua
un ſi grand changement dans l'eſprit de
ſon malade, qu'il renonça entièrement à ce
deſſein.

Deux mois s'étant écoulés, Mauroy eut
une fièvre ardente. Sa femme pria inſtam-
ment Emmerès & Denys d'éprouver une
troiſième fois la transfuſion. Pour la con-
tenter, l'un d'eux mit un tuyau dans la
veine du bras du malade; & comme on
jugea qu'il étoit néceſſaire de lui tirer du
ſang avant que de lui en infuſer, on lui
ouvrit la veine du pied. Mais un accès
violent & un tremblement de tous les membres l'ayant ſaiſi dans ce moment, le ſang
ne ſortit ni du pied ni du bras, ce qui obli-
gea de retirer le tuyau ſans ouvrir l'artère
du veau, & par conſéquent ſans transfuſion.

Il mourut la nuit ſuivante. Auſſi-tôt les
adverſaires de la transfuſion publièrent des
libelles contre Emmerès & Denys. Trois

K

Médecins les accusèrent en justice d'avoir contribué par cette opération à la mort de Mauroy. Sa veuve fut accusée à son tour d'avoir fait prendre secrettement à son mari une poudre qui pouvoit avoir avancé sa mort. Denys porta plainte au Lieutenant-Criminel contre les Médecins, qu'il accusa d'avoir voulu donner de l'argent à cette femme, pour l'engager à dire que la transfusion avoit tué son mari ; on les décréta d'ajournement personnel. Un témoin déposa que l'on étoit venu de la part d'un de ces Médecins offrir douze louis d'or à celui qui voudroit assurer que Mauroy étoit mort dans l'opération de la transfusion (1). Il fut décidé qu'à l'avenir on ne pourroit la faire sur les hommes qu'avec l'approbation d'un Médecin de la Faculté de Paris. Sept ou huit l'approuvèrent, d'autres la condamnèrent avec plus de raison. L'affaire ayant été portée à la Grand'Chambre du Parlement de Paris, le fils de M. de Lamoignon, Premier Président, fut l'Avocat de Denys. Son plaidoyer, le premier qu'il eut fait, favorable à la transfusion, obtint les suffrages de l'audi-

---

(1) Voyez la Sentence rendue au Châtelet de Paris le 17 Avril 1668, à l'occasion de la transfusion, & imprimée dans le second tome de la Collect. Acad. p. 144, part. étrang.

toire, composé de tous les amis de la famille,
du Duc d'Enguien, des Ducs de Luynes, de
Mortemart, de Chaulnes, & de plusieurs autres
personnes de qualité. On fit paroître à l'audien-
ce un homme & une femme, qui disoient avoir
été guéris par la transfusion, après avoir été
abandonnés des Médecins. En un mot, on
employa toutes sortes de moyens pour jus-
tifier l'utilité de cette nouvelle expérience.
Malgré les efforts de Denys & de ses partisans, elle ne put l'être aux yeux de la raison,
qui la proscrivit comme une épreuve meur-
trière. La mort presque subite de quelques
personnes qui s'y étoient soumises, acheva
de détromper les esprits prévenus par le zèle
aveugle de quelques Médecins fanatiques (1).
On fit comprendre aux femmes qu'il étoit
absolument impossible de les rajeunir. Denys
quitta sa place de Professeur de Philosophie,
& devint Médecin ordinaire du Roi : ses
adversaires ne le voyant plus occupé de la

État de
l'Anatomie
dans le 17^e
siècle.

---

(1) Tel fut Daniel Major, Médecin à Kiel en Saxe, qui
publia en 1664 un Ouvrage, dans lequel il prétendit que l'on
pouvoit ranimer la vie des mourans en injectant dans leurs
veines différentes liqueurs. *Prodromus inventæ Chirurgiæ infu-
soria, scilicet quo pacto agonizantes aliquamdiù servari possint,
infuso in venam sectam liquore peculiari.* in-octavo. Lipsiæ,
1664.

K ij

transfuſion, gardèrent le ſilence : elle eut le ſort de toutes les choſes humaines, & tomba inſenſiblement dans l'oubli le plus profond.

Les expériences de Sanctorius ſur la tranſpiration inſenſible, méritent, au contraire, l'attention de tous ceux qui veulent conſerver leur ſanté. Ce Médecin, né l'an 1561 à Capo-d'Iſtria, ville d'Italie, imagina une balance qui avoit la forme d'une chaiſe, dans laquelle il s'aſſeyoit ſoir & matin, avant & après le repas, ſouvent même quand il le prenoit; par le moyen de laquelle, en péſant tous ſes alimens & tout ce qui ſortoit ſenſiblement de ſon corps, il parvint à déterminer le poids & la quantité de la tranſpiration, qui ſe fait d'une manière inſenſible par tous les pores de la peau. En continuant régulièrement cette expérience pendant pluſieurs années, il découvrit de combien cette évacuation inſenſible augmente ou diminue par les variations de l'air, la différence des alimens, le ſommeil & la veille, l'exercice & le repos, les paſſions de l'ame, l'abſtinence ou l'excès des plaiſirs de l'amour. Il trouva, par exemple, que la tranſpiration eſt ordinairement plus abondante que toutes les évacuations ſenſibles priſes enſemble : que ſi l'on mange & ſi l'on boit en un jour la quantité de huit livres, on perd environ cinq livres, en Italie, par la tranſpiration. On ne perd à Londres que 30 à 40 onces par jour, ſuivant le calcul de Keil : Gorter eſtime qu'en Hollande la quantité de la tranſpiration eſt de 46 à 56 onces. Elle n'eſt jamais auſſi abondante en France qu'en Italie, & il eſt peut-être impoſſible d'avoir ſur cette matière des réſultats bien juſtes, ſur-tout à Paris, où l'air eſt conſtamment variable. Cependant on peut aſſurer qu'on y perd au moins 30 à 40 onces par jour, abſtraction faite du degré de chaleur de l'atmoſphère, de l'âge & de la différence des tempéram-mens. Selon Sanctorius, nous ne tranſpirons pas également à toutes les heures du jour. Le temps du ſommeil eſt celui où l'on tranſpire le moins ; mais auſſi-tôt qu'on eſt levé, la tranſpiration devient plus abondante ; elle l'eſt encore cinq ou ſix heures après avoir mangé, ſur-tout ſi l'on a bien digéré, car il eſt certain que cette excrétion ſe fait d'autant plus librement, qu'on digère mieux. L'obſervation apprend que les vieillards & les femmes vaporeuſes tranſpirent fort peu, & l'expérience prouve qu'un moyen preſque infaillible pour prolonger la vie des vieillards, c'eſt de diſpoſer leurs corps à la tranſpiration par les bains tièdes.

par un bon sommeil, par des alimens faciles à digérer, & enfin par un exercice modéré.

Les préceptes de Sanctorius ont contribué à perfectionner l'Hygiène, c'est-à-dire, l'Art de conserver la santé : mais la Médecine pratique, qui ne considère que les sueurs critiques, n'en a retiré presque aucune utilité. Son Ouvrage intitulé *Médecine Statique*, fut d'abord imprimé à Venise en 1614 : il a été réimprimé plusieurs fois, & traduit dans presque toutes les langues de l'Europe. Ce Médecin mourut à l'âge de 75 ans, après avoir passé la plus grande partie de sa vie dans sa balance.

Il y a toujours des esprits mal faits, des cœurs pervers, que la gloire d'autrui tourmente & rend furieux. Lorsque Sanctorius eut publié son Livre, un de ses confrères en fit aussi-tôt une censure amère, qu'il intitula *la Médecine Statique flagellée* (1). Il y soutint que la doctrine de Sanctorius se retrouve toute entière dans les Écrits de Galien, que ses préceptes ne font d'aucune utilité, qu'un certain Médecin de Venise étoit malade presque tous les ans, quoiqu'il

____

(1) L'Auteur de ce Libelle intitulé *Staticomastix, sivè demolitio staticæ Medecinæ*, s'appeloit Hippolite Obicio.

se pesât régulièrement tous les jours, enfin, que Sanctorius n'a été que le Copiste du Cardinal de Cusa, qui, long-temps auparavant, avoit donné l'idée d'une Médecine Statique.

Quand la critique n'est qu'amère, elle ne nuit point ; si elle est juste, il faut en profiter. Tout ce que Galien & les Médecins Grecs ont écrit sur la transpiration, ne vaut pas une seule page du Livre de Sanctorius. Le Dialogue du Cardinal de Cusa sur les expériences statiques, *De staticis experimentis Dialogus*, a été imprimé à Strasbourg l'an 1543 : on le retrouve à la page 172 des Œuvres de ce Cardinal, imprimées à Basle en 1563, *in-folio*, mais avec quelques changemens. Les interlocuteurs font un Mécanicien & un Philosophe qui differtent fort obscurément sur la pesanteur spécifique du sang, de l'urine, des plantes, de l'eau, de l'air, sur l'astrologie & la géométrie. La vérité est écrasée à chaque page de ce dialogue, sous l'ignorance & le préjugé. L'Auteur ne parle ni de la transpiration, ni de la balance imaginée depuis par Sanctorius : il n'indique même aucune expérience propre à mesurer la quantité de cette évacuation insensible.

Quelques années après l'impression du

Livre de Sanctorius, Gaspard Asellius, Professeur d'Anatomie à Pavie, retrouva sur des animaux vivans les veines lactées découvertes par Érasistrate & par Hérophile, dix-neuf cens ans auparavant. Asellius rapporte qu'il apperçut par hasard, le 23 Juillet 1622, en développant les circonvolutions des intestins d'un chien vivant, sur lequel il observoit le mouvement du diaphragme, après avoir préparé les nerfs récurrens, une infinité de petits vaisseaux très-blancs, qu'il prit d'abord pour les nerfs du mésentère : ayant ouvert un de ces vaisseaux avec la pointe du scalpel, il en sortit une liqueur blanche comme du lait. Son étonnement augmenta lorsqu'il les vit disparoître entièrement, quelques instans après la mort de l'animal.

Deux Médecins, Septale & Tadinus, témoins de ce phénomène, engagèrent Asellius à ouvrir un second chien, afin de mieux observer ce qu'ils avoient pris d'abord pour les nerfs du mésentère ; un second chien étant ouvert, on n'apperçut point les veines lactées. Asellius étoit tout disposé à croire que ce qu'il avoit vu étoit un jeu de la nature, lorsqu'il fit réflexion que le premier chien avoit été ouvert quelques heures après avoir beaucoup mangé, tandis que

le second l'avoit été sans avoir pris de nourriture. Cette idée le détermina à ouvrir un
troisième chien, environ six heures après lui
avoir fait prendre beaucoup d'alimens, &
il revit les veines lactées, qui disparurent
peu de tems après la mort de l'animal, comme
dans la première expérience.

Encouragé par cette découverte, il ouvrit, pour la constater encore par de nouveaux essais, un grand nombre d'animaux
dans lesquels il vit les veines lactées. Elles
naissent, dit-il, de la cavité de tous les intestins grêles, & aboutissent à un amas de
petites glandes situées dans le centre du mésentère, qu'il prit pour le pancréas, & qu'on
a surnommées depuis, à raison de cette erreur, *le faux Pancréas d'Asellius*. De ces glandes mésentériques naissent d'autres veines
lactées qui, selon cet Anatomiste, vont se
terminer au foie, pour y porter le chyle,
qui doit y être changé en sang. Toutes ces
veines, ajoute-t-il, ont dans leur intérieur
des valvules, ou soupapes, situées fort près
les unes des autres, qui servent à faire monter le chyle jusques dans le foie : car, depuis
Galien, on croyoit que ce viscère étoit l'organe principal de la *sanguification* [*p*].

La découverte d'Asellius eut le sort de
toutes les autres découvertes : elle fut d'a-

bord rejetée comme une erreur qui détruifoit le fyftême adopté dans toutes les écoles : on vouloit abfolument que le chyle
fût porté de la cavité des inteftins grèles,
par les veines fanguines du méfentère, dans
le foie, où il devoit être changé en fang.
Galien l'avoit dit, il avoit nié l'exiftence
des veines lactées, apperçues par Erafiftrate
& par Hérophile, & cette même découverte qui reparoiffoit après dix-neuf cens
ans, fut encore combattue, parce qu'elle
détruifoit le fentiment de cet Auteur (1).

Cependant Vefling, Werner Rolfinck,

---

(1) *Venas lacteas qui admittat, inter Doctores Monfpe-
lienfes nemo eft, adeò Galeni auctoritate inefcati funt, pro quo
tanquam pro aris & focis pugnant, ut recentiorum experimenta
negligant.* Bartholin , Epiftol. Medicinal. Centur. 1 ,
Epiftol. 9.

Gafpard Hofmann , qui paffa toute fa vie à combattre
Galien & à défendre Ariftote, nia conftamment la circulation
du fang & l'exiftence des veines lactées. *Apologia pro Germanis contrà Galenum.* Ambergiæ, 1626, *in-quarto.* Harvei
préféra la doctrine antique de Galien à la découverte moderne
d'Afellius. Riolan à qui l'on fit voir les veines lactées, foutint
que les veines fanguines du méfentère fervoient , au moins
dans un cas de néceffité, à conduire le chyle dans le foie. *Sed
præter venas lacteas exiftimo, venas etiam mefaraïcas in cafu
neceffitatis , id eft, omnimodâ obftructione , venarum lactearum
officium fupplere, ne chyli anadofis ceffaret penitùs intercepta in
venis lacteis.* Riolan. Opera , *in-folio,* p. 608.

Folius, Highmor, Peirefc, Gaffendi, & plufieurs autres, virent les veines lactées fur des animaux vivans & fur des cadavres humains. On
commençoit à ne plus douter de leur exiftence, lorfque Pecquet découvrit que ces veines
ne fe terminent point dans les glandes du méfentère, dans la rate, ni dans le foie, comme
Afellius l'avoit dit, mais qu'elles s'avancent
fur le corps de l'aorte, entre les extrémités
inférieures du Diaphragme, où elles aboutiffent à une efpèce de réfervoir fitué ordinairement fur l'union de la dernière vertèbre du dos avec la première des lombes.
La portion fupérieure de ce réfervoir, dont
la figure eft à peu-près celle d'une véficule
ovale, fe rétrécit & forme un canal particulier, nommé *thorachique*, qui monte dans
la poitrine jufqu'à la cinquième vertèbre du
dos, où il fe termine tantôt par une ampoule, tantôt en fe divifant en plufieurs
branches réunies qui s'ouvrent dans la veine
fouclavière gauche pour y verfer le chyle.
Ce canal eft garni de plufieurs valvules dont
la difpofition permet au chyle de monter,
tandis qu'elle s'oppofe au reflux du fang de
la veine fouclavière dans ce même canal.

C'eft en étudiant l'Anatomie à Montpellier, pendant l'année 1647, que Pecquet fit
cette importante découverte. Il vint enfuite

État de
l'Anatomie
dans le 17e
fiècle.

à Paris, où il trouva complettement, par des recherches ultérieures fur d'autres animaux, ce qu'il n'avoit fait qu'entrevoir à Montpellier [*q*]. L'Ouvrage qu'il compofa fur cette matière fut imprimé en 1651 (1).

L'année fuivante, Van-Horne & Bartholin démontrèrent dans l'homme le canal thorachique découvert cent ans auparavant dans le cheval par Euftachi, comme nous l'avons dit précédemment, & ils firent obferver fon infertion dans la veine fouclavière gauche. Ils apprirent aux Anatomiftes qu'il étoit poffible de voir très-diftinctement les veines lactées pendant un temps confidérable, en fufpendant le cours du chyle par une ligature faite au canal thorachique près de la veine fouclavière dans un animal étranglé, deux ou trois heures après avoir bu une grande quantité de lait. Cette découverte acheva de détruire l'opinion de ceux qui croyoient encore que le chyle étoit porté au foie pour y être changé en fang. Bartholin prouva d'une manière inconteftable que ce vifcère n'eft point l'organe de la *fanguification*, mais qu'il fert à féparer la bile. Riolan fut le feul qui perfifta dans l'erreur : il voulut mourir en croyant aveuglément

____

(1) *Joan. Pecqueti experimenta nova Anatomica. Parifiis,* 1651, *in-12.*

ce que Galien avoit enseigné. Bartholin n'ayant pu le convaincre par ses écrits, employa, mais inutilement, l'arme du ridicule, & composa l'épitaphe du Foie. Nous la transcrivons ici telle qu'on la trouve à la suite de la Dissertation de cet Auteur sur les veines lactées.

SISTE VIATOR.
CLAUDITUR HOC TUMULO QUI
TUMULAVIT
PLURIMOS.
PRINCEPS CORPORIS TUI COCUS ET
ARBITER.
HEPAR NOTUM SECULIS,
SED
IGNOTUM NATURÆ,
QUOD
NOMINIS MAJESTATEM ET
DIGNITATIS
FAMA FIRMAVIT.
TAMDIU COXIT,
DONEC CUM CRUENTO IMPERIO
SEIPSUM
DECOXERIT.
ABI SINE JECORE VIATOR,
BILEMQUE HEPATI CONCEDE,
UT SINE BILE
TIBI COQUAS ILLI PRECERIS,

Tandis que les Anatomiftes s'occupoient à vérifier par de nouvelles expériences fur des animaux, la découverte d'Afellius & de Pecquet, Olaus Rudbeck découvrit les vaiffeaux lymphatiques, en 1650, à Leyde, où il étudioit en Médecine [r]. De retour dans fa patrie, il fit voir, en 1652, à la Reine Chriftine de Suéde, & à Bourdelot, fon Médecin, les veines lactées, le canal thorachique, & quelques-uns de ces vaif-feaux blancs deftinés à contenir la lymphe. Il leur donna le nom de *Vaiffeaux aqueux du foie*, parce qu'il les apperçut d'abord à l'ex-térieur de ce vifcère, d'où il crut qu'ils ti-roient leur origine, pour fe terminer près du réfervoir du chyle dans le canal thora-chique. L'année fuivante, il en apperçut de femblables dans l'intérieur du ventre près des reins, dans la poitrine, au col, aux aiffelles & aux aînes. Il les diftingua des premiers, en donnant à ceux-ci le nom de *Vaiffeaux aqueux des glandes*, dans la fuppofi-tion qu'ils en fortoient, pour reporter com-me les autres la lymphe dans le canal tho-rachique. Ces vaiffeaux & leurs valvules fu-rent repréfentés dans deux planches gravées que Rudbeck fit paroître en 1653.

Dans le même tems, Bartholin, Méde-cin de Copenhague, & l'un des plus zélés défenseurs de la doctrine d'Harvei sur la circulation du sang, vit, pour la première fois, le 15 Décembre 1651, & le 9 Janvier 1652, les mêmes vaisseaux blancs auxquels il donna le nom de *Veines lymphatiques*. D'abord il les prit pour les veines lactées, mais Lyser, son prosecteur & son ami, l'ayant aidé dans ses recherches, il retrouva ceux qui se distribuent au foie, aux lombes, aux aînes, aux aisselles, & crut avec Rudbeck qu'ils aboutissoient au canal thorachique. Enivré par ce succès, & tourmenté par le desir d'éterniser son nom, il osa se proposer à l'admiration publique, en s'attribuant, dans un ouvrage imprimé en 1653, la découverte de ces vaisseaux. Les applaudissemens de ses disciples, & la réputation dont il jouissoit dans sa Patrie, séduisirent la plupart des lecteurs. Ses voyages en France, en Hollande en Allemagne & en Italie, son commerce de lettres avec les savans de l'Europe, le grand nombre d'écoliers qui accouroient de toutes parts à ses leçons d'Anatomie, ses écrits répandus avec profusion, son ardeur à se saisir des premières découvertes, & à publier les vérités nouvelles, l'avoient rendu célèbre [s].

Rudbeck, au contraire, jeune & sans prôneurs, ne put opposer à l'orgueilleuse pré

État de
l'Anatomie
dans le 17ᵉ
ſiècle.

tention de Bartholin, qu'une réponſe ſimple & modeſte, dans laquelle il prouva
qu'il connoiſſoit les vaiſſeaux lymphatiques
en 1650, qu'il les avoit démontrés à la Reine
de Suéde en 1652, tandis que l'ouvrage de
Bartholin n'avoit paru qu'au mois de Mai de
l'année ſuivante. Cette réponſe ſolide & ſans
réplique, auroit dû terminer la diſpute.
Bogdan, partiſan paſſionné de Bartholin,
la ranima, en accablant Rudbeck d'injures
& en lui prodiguant l'épithète de plagiaire.
Mais Van-Horne profeſſeur d'Anatomie dans
l'univerſité de Leyde, eut le courage de rendre à la vérité un hommage libre & ſincère,
en avouant que Rudbeck lui avoit fait connoître les vaiſſeaux lymphatiques avant Bartholin (1).

Quelques Anatomiſtes perfectionnèrent
enſuite cette découverte, & lui donnèrent
un nouvel éclat. Cependant leurs recherches
n'ont pu les conduire juſqu'à trouver l'origine de ces vaiſſeaux, les démontrer partout où ils exiſtent, les décrire avec exactitude, comme ils ont décrit les vaiſſeaux
ſanguins & leurs ramifications. Nuck ob-
ſerva qu'en ſoufflant dans une artère, ou
dans une veine, l'air s'inſinuoit dans les

____

(1) *Bartholin. Epiſtol. Medicinal. Centur.* 2, *Epiſtol.* 48.

vaisseaux lymphatiques & les gonfloit (1). Le même phénomène reparut en introduisant avec force de l'air dans l'uretère & dans le canal déférent (2). Si l'on injecte ces vaisseaux blancs avec du mercure, dit Nuck, on voit alors ceux qui entrent dans une glande, & ceux qui en sortent, communiquer ensemble par de très-petites ramifications. Aucun d'eux, ajoute-t-il, ne tire son origine d'une glande, soit pour y apporter, soit pour en absorber un fluide quelconque. Loin d'attribuer aux glandes l'origine des vaisseaux lymphatiques, Nuck pense au contraire qu'ils naissent des dernières divisions des artères & des veines sanguines.

Ils montent, dit-il, le long de la jambe en accompagnant les vaisseaux sanguins & nerveux, suivent les vaisseaux cruraux, traversent les glandes des aines, forment un entrelacement dans cet endroit, passent sous l'arcade crurale, s'unissent avec ceux qui reviennent des parties intérieures de la génération, se portent ensuite vers le tronc de l'aorte & de la veine-cave pour former un second entrelacement qui communique

____

(1) *Adenographia*, *cap. 6, pag. 61.*

(2) *Id. p. 62. — Camerarius Ephem. Nat. Curiof. Decad. 2, Ann. 7, Obf. 228.*

L

avec ceux qui reviennent de l'estomac, du foie, de la rate & des reins. Tous aboutissent au canal thorachique qui reçoit encore ceux des mamelles, du tissu cellulaire de la plevre, des Poûmons, du thymus, du Péricarde, de l'œsophage & de la trachée artère. Les vaisseaux lymphatiques du bras sont visibles au coude & à l'aisselle, ils communiquent avec ceux de la face & du col, accompagnent la veine jugulaire & vont se terminer dans la partie supérieure du canal thorachique. La direction de leurs valvules, si bien décrites par Ruysch, prouve en effet que c'est dans ce canal que toute la lymphe est versée (1). D'ailleurs, si on lie un de ces vaisseaux, c'est toujours au-dessous & non au-dessus de la ligature qu'il se gonfle : ce qui prouve encore, contre le sentiment de De Bils, que ce n'est pas du canal thorachique que la lymphe sort pour être distribuée dans toute l'habitude du corps, mais qu'elle revient au contraire de toutes nos parties pour être versée dans ce canal. Cependant Bartholin, Wepfer, Stenon & Ruysch ont vu quelques veines lymphatiques ne point se terminer avec toutes les au-

---

(1) *Dilucidatio valvularum in vasis lymphaticis. Hagæ Comitis, 1665, in-quarto, cum figur.*

tres dans le canal thorachique, mais s'unir avec les veines sanguines, les jugulaires par exemple, les axillaires, la veine cave, les hypogastriques, & y verser la lymphe. M. Mekel, célèbre Anatomiste, a fait dans ce siècle la même observation, comme nous le verrons dans la suite de cet Ouvrage, lorsque nous indiquerons ses découvertes & celles de MM. Monro & Hewson sur les vaisseaux lymphatiques.

Le même génie qui faisoit fleurir l'Anatomie dans le dix-septième siècle, porta sa lumière dans toutes les parties de cet art. Lyser donna un traité sur la manière de disséquer les parties du corps humain (1). Gaspar Bartholin composa une dissertation sur l'ordre qu'on peut suivre dans les démonstrations anatomiques (2). Simon Paulli découvrit qu'il étoit possible de blanchir les os pour en faire des squelettes (3). Son procédé consiste premièrement à les faire bouillir, afin de les décharner avec plus de facilité : ensuite à les exposer à l'air libre jour & nuit, au haut d'une maison dont l'exposition

____

(1) *Michaelis Lyseri Culter Anatomicus. Hafniæ*, 1653, *In-12.*

(2) Actes de Copenhague, ann. 1677.

(3) Actes de Copenhague, ann. 1673.

ſoit au midi, ou aü ſoleil levant, depuis la fin de Décembre juſqu'au mois de Mai. Ce temps eſt préférable, ſelon cet auteur, aux autres mois de l'année. On peut encore, pour une plus grande perfection, faire tremper & macérer pendant quelques jours, ou même pendant quelques ſemaines, dans de l'eau de neige, ou dans de l'eau de pluie, de larges morceaux d'ardoiſe qu'il faut mettre, ſans les eſſuyer, tous les os qu'on veut blanchir. On placera ces ardoiſes ſur une table de bois de ſapin garnie de rebords qui ne ſoient pas trop élevés, afin de ne point intercepter les rayons du ſoleil. Cette table, faite en forme de bateau, ſera d'abord couverte de ſable à la hauteur de deux travers de doigt, enſuite on fera ſur cette couche de ſable un plancher d'ardoiſes ſur leſquelles on arrangera les os à ſécher Le ſable s'imbibera de la moëlle ou de la graiſſe reſtée après l'ébullition dans certains petits os, comme ceux du carpe, du métacarpe, du tarſe & du métatarſe. Si l'on étoit un peu de tems ſans avoir de pluie, il faudroit tremper des vergettes un peu rudes dans de l'eau de neige, ou de pluie, & en arroſer de temps en temps les os & les ardoiſes : & même il ſeroit bon de broſſer quelquefois les os, mais il faut attendre pour cela que le foleil du matin ait diffipé entièrement la rofée de la nuit précédente. C'eft par ces alternatives de pluie & de foleil, que s'achève, avant l'automne, une efpèce de calcination fuperficielle qui donne aux os la blancheur & l'éclat, fans les corrompre, ni les rendre friables (1).

Van-Horne, Vanderviel fon difciple & De Bils, Préteur de la ville d'Anderbourg, fe diftinguèrent en Hollande par leur adreffe à difféquer & à préparer les parties du

---

(1) Le procédé de Simon Paulli ne fuffit pas toujours pour blanchir parfaitement les os. Les graiffes & les humeurs mucilagineufes ne peuvent être complettement diffoutes par l'expofition des os à la pluie & au foleil. D'abord ils deviennent blancs, mais ils jauniffent enfuite. Lors donc qu'on veut les blanchir d'une manière folide, & qui approche du blanc de lait, il faut faire choix d'un cadavre le moins fanguin qu'il eft poffible. Si l'on peut fe procurer un fujet, mort à la fuite de quelque longue maladie, & fur-tout d'une hydropifie, on fera sûr d'avoir des os bien blancs. Après les avoir décharnés, mais fans les dépouiller de leur périofte, il faut les mettre pendant quelques jours dans de l'eau tiède, pour faire dégorger une partie du fang. Enfuite on les laiffe macérer pendant fix, huit ou dix mois, & même un an, dans une leffive faite avec la foude, la chaux vive, l'alun & les cendres de bois neuf. Après ce temps, on les retire du vaiffeau dans lequel on les a mis. Dans cet état on les nétoye, on les fait fécher, puis on les enduit d'un vernis blanc. *Anthropotomie, par M. Sue, page 251.*

corps humain. Ruysch avoit un cabinet rempli de pièces anatomiques très-curieuses, qui étoit ouvert au Public deux fois la semaine, pour une somme d'argent très-modique (1). Cependant l'art d'injecter les vaisseaux n'avoit fait aucun progrès depuis un siècle. Vouloit-on découvrir les ramifications d'une artère ou d'une veine, qui cessent d'être visibles par leur petitesse & par l'affaissement où elles sont après la mort : on se servoit d'un tube, à l'aide duquel on introduisoit de l'air, de l'eau, ou une liqueur colorée qui étant une fois entrée dans ces canaux, les suivoit dans toutes leurs branches, & en les enflant, les rendoit sensibles, & faisoit renaitre pour quelques instans leur première & véritable figure (2).

Swammerdam perfectionna ce procédé en se servant de cire colorée, qu'il faisoit fondre afin de la rendre fluide, & qu'il injectoit avec une seringue de cuivre. C'est ainsi

____

(1) *Dominus Ruysch Chirurgiæ apud Amsteledamenses prælector, iisdem ferè artibus dotatus, cujus accuratè confectas res & corpora quivis Anatomiæ studiosus, bis singulis septimanis, modico ære soluto, inspicere potest.* Swammerdam, *Miraculum naturæ,* cap. 2, pag. 36.

(2) *Glisson Anatom. Hepat. cap. 21. — Willis cerebri Anatom. cap. 7 & 8.*

qu'il remplit les vaisseaux de l'utérus & du foie, dont Van-Horne fit la démonstration en 1667 dans l'amphithéâtre de Leyde. Swammerdam communiqua son secret à Thévenot, son protecteur, à Slade & à Stenon. Il le publia lui même en 1672, dans son traité intitulé *Miraculum Naturæ* (1).

Regner de Graaf, Médecin de la ville de Delft, en Hollande, donna en 1668 la description d'une seringue de cuivre semblable à celle dont tous les Anatomistes se servent aujourd'hui, & avec laquelle il injectoit dans les vaisseaux des liqueurs colorées (2). Gaspar Bartholin en fit faire une qui paroît moins commode que celle de Graaf : elle

---

(1) *Recipe ceræ albæ quantùm tibi videbitur, eamque liquefactam rubra, flavo, viridi, vel quo alio colore, qui vel magis arridet, vel rei convenientissimus est, tinge, & siphone qui cochleâ adstrictum tubulum habeat properanter excipe, & in ramum venæ vel arteriæ uteri majorem injice, cavendo, ne intercedens aër progressum ceræ impediat ; ac ne quid impedimenti sit, sanguinem antea quàm operi te accingas ex venis, quantùm quidem fieri potest, exprime, ut rami majores alias facillimè distendantur, &c.* Joan. Swammerdam Miraculum Naturæ, sive uteri muliebris fabrica. Lugd. Batav. 1672, *in-quarto*, cap. 2, pag. 37.

(2) *Regneri de Graaf, Medici Delphensis Tractatulus de usu Syphonis in Anatomia.* Lugd. Batav. 1668, *in-octavo, cum figur.*

est représentée dans les Actes de Copenhague, année 1676.

Les Anatomistes demandoient, pour leurs injections, des matières assez fluides pour s'insinuer aisément jusques dans les plus petits vaisseaux, & susceptibles de se durcir ensuite, sans se casser, en se réfroidissant. Homberg, Membre de l'Académie Royale des Sciences de Paris, crut qu'un mélange de parties égales de plomb, d'étain & de bismuth, seroit préférable à de la cire. Il imagina, pour une plus grande perfection, d'appliquer les vaisseaux qu'il vouloit injecter à la machine pneumatique, & d'y faire entrer ce métal fondu par la pression de l'air extérieur : car l'air contenu dans les vaisseaux, disoit il, s'opposant à l'entrée de la liqueur qu'on veut injecter, elle ne trouvera point d'obstacle dans des vaisseaux vuides d'air. c'est pourquoi il mettoit d'abord sous le récipient d'une machine pneumatique la partie qu'il vouloit injecter, un foie, par exemple, ou un poûmon Il introduisoit ensuite un tuyau de cuivre dans l'artère, ou dans la veine qui devoit recevoir l'injection. Ce tuyau de cuivre sortoit à travers la partie supérieure du récipient. Après avoir vuidé l'air de ce récipient, il versoit le métal fondu par l'orifice supérieure

de ce même tuyau de cuivre. Cette injection, dit Homberg, coule sans éprouver
aucune résistance, jusques dans les extrémités des vaisseaux, l'air extérieur n'agissant
plus sur eux : & la partie injectée étant ensuite disséquée, on a en métal la figure des
vaisseaux, qui peut se garder & se manier
tant qu'on veut, sans se corrompre (1).
Les Anatomistes ne trouvèrent point dans
ce procédé les avantages que son auteur
avoit cru y découvrir. Une composition métallique ne peut en effet avoir la mollesse
& la ductilité de la cire, & le vuide que
l'on procure par le moyen de la machine
pneumatique est absolument inutile pour la
perfection de l'injection. D'ailleurs, l'expérience a prouvé que le choix des différentes
matières que l'on doit employer dépend de
l'espèce d'injection & de préparation que
l'on veut faire. On choisit de préférence,
lorsqu'il faut injecter les gros vaisseaux, la
cire jaune ou blanche, mêlée avec une certaine quantité de poix résine, de térébenthine, de suif, ou de colle de poisson (2),

____

(1) Mém, de l'Acad. des Sciences, ann. 1699, pag. 165.

(2) C'est Rouhaut, Chirurgien du Roi de Sardaigne, qui
s'est servi le premier de la colle de gand & de celle de poisson
fondue dans de l'eau, pour injecter les petits vaisseaux,

felon le degré de confiftance qu'on veut donner au mélange, que l'on colore en rouge avec le vermillon, & en bleu avec l'indigo, le bleu de Pruffe ou le verd-de-gris. Veut-on, au contraire, n'injecter que les plus petits vaiffeaux ; on fe fert d'huile d'afpic, d'effence de térébenthine, d'huile d'olive, &, dans certains cas, de mercure crud. L'avantage que trouvoit Homberg dans fa compofition métallique au moyen de laquelle on peut garder & manier tant qu'on veut la figure incorruptible des vaif-feaux injectés, on le retrouve également dans les préparations faites par corrofion. C'eft le nom qu'on donne à une invention très-ingénieufe par laquelle on peut voir en relief tous les plus petits vaiffeaux d'une partie qu'il eft poffible de conferver pendant un temps confidérable. François Nichols, Profeffeur d'Anatomie dans l'Univerfité d'Oxford, eft, dit-on, l'auteur de cette découverte perfectionnée enfuite par MM. Hunter, Hurfon, Morgan & Sue. Le procédé confifte à fe fervir, pour l'injection, d'une fubftance qui ne foit point fufceptible d'être

---

d'après l'idée que Mery lui en avoit donnée. *Voyez les Mémoires de l'Académie des Sciences de Paris*, année 1718, *pag.* 219.

altérée par un acide minéral. Pour cet effet, on emploie la cire, la résine & la térében-thine, préférablement à des matières grasses, telles que le suif, le saindoux & l'huile. L'injection étant faite dans les vaisseaux de la partie que l'on veut conserver, dans ceux de la rate, par exemple, du rein, ou du foie, on laisse réfroidir cette partie par degrés, on l'expose à l'air, & on la fait tremper dans de l'eau froide pendant une demi-journée, afin qu'elle puisse se durcir parfaitement. On la retire de l'eau & on la met dans un vase de verre qui contient une certaine quantité d'esprit de sel pur, ou d'eau forte, ou d'esprit de-nitre affoibli avec un peu d'eau. Cet acide minéral ronge & détruit, dans l'espace de douze à quinze jours, plus ou moins, toutes les parties grasses, charnues & membraneuses qui enveloppoient la cire, la résine & la térébenthine. Lorsque la corrosion est achevée, il ne reste plus que ces substances injectées qui représentent en relief & au naturel tous les vaisseaux de la partie dont on vouloit avoir la figure (1).

L'art d'injecter les vaisseaux avec de la cire fut apporté en Italie vers la fin du siècle

État de
l'Anatomie
dans le 17e
siècle.

______

(1) Anthropotomie, par M. Sue, pag. 70.

dernier, par Guillaume Desnoues , Chirurgien François appelé à Gênes pour y remplir
la place de Professeur d'Anatomie. C'est lui
qui, le premier, imagina d'imiter avec de
la cire la figure & la couleur de toutes les
parties du corps humain, afin de rendre,
par cet artifice, l'étude de l'Anatomie plus
familière & moins dégoutante. L'Abbé Gaë-
tano Giulio Zumbo, Sicilien , qui avoit
le talent de faire des portraits & des petites
figures en cire, copioit fidélement les parties que Desnoues avoit disséquées & pré-
parées sur le cadavre. Cet Abbé vint à Paris en 1701 apporter à l'Académie Royale
des Sciences une tête de cire qui représen-
toit parfaitement une tête humaine, préparée pour une démonstration Anatomique.
Les plus petites particularités s'y trouvoient,
muscles, artères, veines, nerfs, glandes, le
tout colorié comme nature. L'Académie
loua beaucoup cet Ouvrage, & jugea que
l'invention dont l'Abbé se disoit l'auteur,
méritoit d'être suivie (1).

Philippe V, Roi d'Espagne, étant à Mar-
seille, vit avec plaisir une tête ainsi préparée.
Il en témoigna sa satisfaction à Desnoues,
en lui envoyant un présent considérable, &

____

(1) Histoire de l'Académie, année 1701, pag. 57.

lui demanda d'autres pièces d'Anatomie, qui furent tranſportées à Madrid (1). Cet art ne s'eſt point perdu à la mort de ſon auteur : il a même été perfectionné dans ce ſiècle par M. Sue, Profeſſeur d'Anatomie au Collége de Chirurgie de Paris, & par M. Pinſon, ancien profecteur d'Anatomie dans le même Collége.

Continuons de chercher & de raſſembler les autres découvertes du ſiècle dernier. Le cerveau a été décrit par Willis & par Vieuſ-ſens : c'eſt encore aujourd'hui le moins connu de tous nos viſcères, & celui qu'il importeroit le plus de bien connoître. Il eſt recouvert, comme nous l'avons déjà dit, de deux membranes, la dure mère & la pie-mère. Celle ci eſt compoſee de deux lames ou feuillets très-minces, dont le plus exté-rieur a été regardé par quelques Anato-miſtes Hollandois comme une troiſième enveloppe du cerveau, qu'ils ont nommée *Arachnoïde*, à cauſe de ſa reſſemblance avec une toile d'araignée, par rapport à ſa fineſſe (2). Elle eſt très bien repreſentée dans

___

(1) Lettres de G. Deſnoues & de Guglielmini. Rome, 1706, *in-12.*

(2) *Hæc dicta membrana, ſeu tunica Arachnoidea, hoc habet peculiare, neque in craſſa, neque in pia matre hactenus*

les Ouvrages de Ruysch, *Epistol. IX, Tabul. XI* où elle paroît soulevée par l'air qui est supposé avoir été introduit entre elle & la lame propre de la pie-mère. Van Horne la démontra à ses Disciples en 1669, mais long-temps avant lui Dulaurens, Varoli & Casserius l'avoient décrite sous le nom de lame externe de la pie-mère.

Lorsque par une coupe méthodique on a enlevé les deux hémisphères du cerveau qui en forment la convexité, on apperçoit alors une voûte médullaire blanche, un peu oblongue, presque ovale, qui est comme le centre ou le noyau de cet organe : Vieussens lui a donné le nom de centre ovale (1); Vesling a nommé corps calleux le milieu de ce centre ovale sur lequel les deux hémisphères du cerveau font ap-

à me observatum, quod nimirum non solùm sit membrana adeò subtilis, ut nulla detur in corpore subtilior, quam ob causam primi quoque inventores Cl. viri Blasius, Sladus, Quina, Swammerdam, qui consortium quoddam inter se fovebant ann. 1665 & 1666 hanc membranam nomine Arachnoidel condecorarunt : verum etiam quòd flatu à subjecta pia matre innumeris in locis disjuncta membranam cellulosam mentiatur, præsertim cerebri membranis humore copioso obsitis, cùm tamen cellulosa neutiquàm sit. Ruysch. Responsio ad A. Ot. Coelicke, p. 8.

(1) *Neurographia, Cap. XI, Tabul. VI, B. B.*

puyées (1). Sous cette voûte médullaire &
ovale, font deux cavités plus longues que
larges, nommées ventricules latéraux : ils
contiennent dans l'état fain une très-petite
quantité de férofité limpide, femblable à
celle qui tranfude dans la cavité du péricarde, de la plèvre & du péritoine. On avoit
pris jufqu'alors cette férofité pour une
liqueur excrémentitielle, qui, fous le nom
de pituite du cerveau, couloit à travers
l'infundibulum, ou entonoir que l'on fup-
pofoit être creux dans l'homme, comme
il l'eft effectivement dans les quadrupèdes,
pénétroit enfuite la glande pituitaire qui
devoit s'imbiber de cette liqueur rejetée
enfin au-dehors par les narines à travers les
trous des os ethmoïde & fphénoïde.
Schneïder, Médecin de la Ville de Wittem-
berg, réfuta le premier cette erreur ancienne.
Il fit obferver que ce n'eft point dans les
cavités du cerveau, mais dans celles du nez,
que fe filtre la liqueur pituiteufe rejetée en
fi grande abondance dans la maladie nommée *coryza*, & très-improprement rhume
de cerveau : que la férofité contenue dans

---

(1) *Corpus callofum eft portio cerebri duriufcula intrà
divifionem illius anteriorem confpicua.* Syntagma Anatom.
Cap. XIV.

les ventricules de ce viscère, est le produit d'une exudation ou transpiration semblable à celle qui s'opère dans toutes les cavités du corps : qu'il est absurde de croire que la glande pituitaire, laquelle pèse tout au plus huit à dix grains, puisse fournir à la sécrétion de la pituite du nez ; que l'infundibulum, ou entonoir surnommé tige pituitaire, est solide & nullement creux, & qu'enfin les trous des os sphénoïde & ethmoïde sont tellement fermés par la dure-mère & par quelques vaisseaux qui y passent, qu'il est absolument impossible qu'une liqueur contenue dans l'intérieur du cerveau, puisse être évacuée au dehors par les narines (1).

Dans ces mêmes ventricules on trouve plusieurs éminences qui avoient été déjà remarquées par les anciens, tels sont les corps cannelés, les couches des nerfs optiques, les tubercules quadri-jumeaux, ou *nates & testes*, &c. Entre les corps cannelés & les couches des nerfs optiques, Willis apperçut une espèce de bride ou bande blanche demi-circulaire qu'il a nommée *processus medullaris transversus* (2). C'est le

____

(1) *De Catarrhis Libri V, Auctore C. V. Schneider Witteberga*, 1660, *in quarto*.

(2) *Willis cerebri Anatome, Cap.* 10, *Tabul.* 7. *G. G.*

rebord

rebord poſtérieur des corps cannelés. Vieuſ-
fens lui a donné enſuite le nom de *geminum
centrum femicirculare* (1). Il a donné auſſi le
nom de grande valvule du cerveau à une
petite lame médullaire très-mince, ſituée
au-devant du quatrième ventricule (2). Deux
petits cordons médullaires fort blancs, décrits par Véſale, attachent au bas des couches des nerfs optiques la glande dite
pinéale ou *conarium*, parce qu'elle eſt figurée
à peu-près comme un cône ou une pommé-
de-pin. Cette glande, en ſuppoſant que
c'en ſoit une, contient ſouvent des petits
graviers, même dans l'état de ſanté. On
ſait que Deſcartes y avoit logé l'ame. Cette
idée bizarre exerçoit l'imagination des
Philoſophes, lorſque le Profeſſeur Nuck
crut devoir la tourner en ridicule, en compoſant l'épitaphe de cette glande comme
Bartholin avoit compoſé celle du foie (3).

Etat de l'Anatomie dans le 17e ſiecle.

(1) *Vieuſſens, Neurographia, Tabul.* 10. D. D.

(2) *Vieuſſens, Neurographia, Tabul.* 12. I.

(3) *Quid de pini glandula, quam multi ſenſorium commune
volunt, ſit ſentiendum, acuto tuo relinquo judicio: me quod
ſpectat, jam dudum conſtanter affirmavi, glandulam hanc
præ reliquis prærogativam nullam habere: & ſummo propterea
jure exequias ejus eſſe canendas, cum inſcriptione quâdam
pro epitaphio inſerviente.* Nuck, Adenographia, pag. 152.

M

VIATOR
GRADUM SISTE.
OMNIQUE CONATU CONARIUM
RESPICE SEPULTUM,
PARTEM TUI CORPORIS PRIMAM;
UT OLIM VOLEBANT
ANIMÆ PRIMAM
GLANDULAM PINEALEM
HOC SÆCULO NATAM ET EXTINCTAM
CUJUS MAJESTATEM, SPLENDOREMQUE
FAMA FIRMARAT,
OPINIO CONSERVARAT,
TAMDIU VIXIT
DONEC DIVINÆ PARTICULÆ AURA
AVOLAVERIT TOTA,
LYMPHAQUE LIMPIDA
LOCUM SUPPLERET.
ABI SINE GLANDE VIATOR;
LIMPHAMQUE, UT ALIIS, CONARIO CONCEDE;
NE TUAM POSTERI
MIRENTUR IGNORANTIAM.

Malgré tout ce que Nuck a pu dire
contre l'opinion de ceux qui croyoient avec
Descartes que la glande pinéale fut le siége
de l'ame, il en résulte toujours qu'on
ignore l'usage véritable de cette glande,
puisqu'il n'est nullement prouvé qu'elle

serve, comme le dit Nuck, à la production
de la lymphe. Notre incertitude eſt encore
la même ſur l'uſage de la glande pituitaire
& de toutes les autres éminences & càvités
du cerveau. Sans vouloir expoſer ici les
ſyſtêmes & les hypothèſes des Anatomiſtes
ſur le mécaniſme de cet organe, ce qui
ſeroit inutile & ennuyeux, il ſuffit d'aſſurer
qu'ils nous ont laiſſé à cet égard dans une
ignorance profonde. Mery les comparoit
aux crocheteurs de Paris qui connoiſſent ſi
bien toutes les rues, ſans ſavoir ce qui ſe
paſſe dans les maiſons: comparaiſon plus
énergique que recherchée, & qui n'eſt
malheureuſement que trop juſte. « Il eſt
» certain que le cerveau eſt l'organe prin-
» cipal de notre ame, & l'inſtrument avec
» lequel elle exécute ſes fonctions: elle croit
» avoir tellement pénétré tout ce qui eſt
» hors d'elle, qu'il n'y a rien au monde qui
» puiſſe borner ſa connoiſſance; cependant
» quand elle eſt rentrée dans ſa propre
» maiſon, elle ne la ſauroit décrire, & ne
» s'y connoît plus elle-même. Il ne faut
» que voir diſſéquer le cerveau, pour avoir
» ſujet de ſe plaindre de cette ignorance. »
C'eſt ainſi que s'exprimoit le célèbre
Stenon dans un Diſcours qu'il prononça
en 1668, en préſence de pluſieurs Savans

Étar de
l'Anatomie
dans le 17^e
ſiècle.

M ij

affemblés chez M. Thévenot, & ce même Difcours eft encore aujourd'hui l'ouvrage le plus fenfé qu'on ait compofé fur cette matière.

Continuons de rechercher des vérités, puifque nous ne fommes pas affez heureux pour en découvrir. Commençons par les organes des fens.

La plupart des Anatomiftes du feizième fiècle avoient confondu la caruncule lacrymale avec la glande du même nom, fituée dans l'angle externe de l'œil (1). Les uns difoient avec Galien qu'il y a dans chaque œil deux glandes lacrymales, une fupérieure & une inférieure; d'autres foutenoient qu'il n'y en a qu'une, & ils montroient la caruncule fituée dans le grand angle de l'œil. Lorfqu'on fe fut bien affuré de l'exiftence de la véritable glande lacrymale, on continua de croire que la fource des larmes étoit dans les ventricules du cerveau; mais on ne favoit que répondre à ceux qui demandoient par quelle voie les larmes couloient des ventricules du cerveau dans les yeux : les uns difoient c'eft par les veines; d'autres, c'eft par les nerfs: quelques-

____

(1) *Warthon, Adenograph. cap. 26.* — *Riolan, Anthropograph. p. 272 & 719.*

uns foutenoient qu'elles venoient immédia-tement du cryſtallin & de l'humeur vitrée. Stenon détruiſit en 1661 toutes ces erreurs, par la découverte des conduits excréteurs de la glande lacrymale (1). Il les apperçut d'a-bord ſur un œil de mouton, en préſence de Borrichius, qui les nomma vaiſſeaux *Hygrophthalmiques* (2). Ils naiſſent des petits lobules dont la glande lacrymale eſt com-poſée, deſcendent, au nombre de ſept à huit, le long de la partie interne de la pau-pière ſupérieure juſques vers ſon bord, du côté de la tempe, & s'ouvrent un peu au-deſſus des cils, pour laiſſer couler les lar-mes ſur la ſurface du globe de l'œil. Cette découverte apprit que la glande lacrymale eſt l'organe véritable de la ſécrétion des larmes. Stenon vit enſuite, ſur des yeux humains, les mêmes conduits qu'il avoit d'abord découverts ſur les yeux des ani-maux. Cependant les Anatomiſtes doutè-rent long-tems de l'exiſtence de ces con-duits, qui ſont très - difficiles à apperce-voir, à cauſe de leur extrême fineſſe. San-torini fut le premier qui, ſoixante ans après

---

(1) *Stenon, Obſervat. Anatom. Leide*, 1661, *in-12.*

(2) *Bartholin, Epiſtol. Medicinal. Centur.* 3, *Epiſtol.* 85, & *Centur.* 4, *Epiſtol.* 55.

Stenon, les vit affez diftinctement fur l'homme (1). Winflow remarqua que le meilleur
moyen de les découvrir eft de laiffer tremper, pendant quelques momens, la pau-
pière dans de l'eau froide; &, après l'avoir
ôtée de l'eau, fans l'effuyer, de fouffler, par
un petit tuyau, d'efpace en efpace, fur la
furface de la membrane interne des paupières, fans la toucher, mais bien proche,
afin que le vent feul découvre les orifices de
ces conduits, & les rende vifibles en les rem-
pliffant (2). Enfin M. Monro fils les vit très-
diftinctement, en faifant macérer la paupière
dans de l'eau un peu fanguinolente : il
parvint même à les injecter avec du
mercure (3).

Les Anatomiftes ayant décrit fcrupuleu-
fement les plus petites parties de l'intérieur
de l'œil, les Phyficiens expliquèrent tout
l'artifice de la vifion, toutes les réfractions
qui s'opèrent dans nos yeux, & ce qui rend
la vue courte & ce qui peut l'aider. Képler
fut le premier qui démontra, contre le fentiment unanime de toute l'antiquité, que ce
n'eft point le cryftallin, mais la rétine, qui

---

(1) *Obfervat. Anat. çap.* 4.

(2) *Pag.* 674, *N*^o 276.

(3) *Obfervat. Anatom. Phyfiolog. Edimburg.* 1758, *in-8°.*

eſt l'organe principal de la viſion. Il prouva que les objets que nous voyons diſtinctement ſe peignent ſur cette membrane dans une ſituation renverſée (1). Scheiner (2), Sanctorius (3), Plemp (4) & pluſieurs autres, répétèrent, après lui, la même vérité.

On avoit cru juſqu'alors que la cataracte étoit une taie ou pellicule ſituée dans l'humeur aqueuſe au-devant de la prunelle. Cette erreur qui ſubſiſtoit depuis l'enfance de l'Art, fut d'abord réfutée par Gaſſendi (5), par Borel, Médecin de Caſtres (6), par Rohault (7), & par Werner Rolfinck (8).

État de l'Anatomie dans le 17e ſiècle.

---

(1) *Kepler, Aſtronomiæ pars optica. Francofurti,* 1604, *in-quarto, p.* 207 *& ſeq.*

(2) *Oculus, hoc eſt fundamentum opticum, Auctore Chriſtoph. Scheiner. Œniponti,* 1619, *in-quarto.*

(3) *Commentaria in primam ſen libri Canonis Avicennæ. Venetiis,* 1626, *in-fol. p.* 757, *quæſt.* 123.

(4) *Ophthalmographia. Amſtelodam.* 1632, *in-quarto.*

(5) *Gaſſendi Opera. Lugduni,* 1658, *in-fol. T.* 2, *p.* 371, *lib.* 7, *ſect.* 3.

(6) *Borel, Hiſtor. & Obſervat. Centur.* 4. *Paris.* 1656, *in-12, p.* 279.

(7) Traité de Phyſique, par Jacques Rohault. Paris, 1671, *in-quarto, T.* 1, *p.* 376.

(8) *Guerneri Rolfincii, Diſſertat. Anatom. Noribergæ,* 1656, *in-quarto, lib.* 1, *cap.* 13, *p.* 179.

M iv

Ils assurèrent, d'après l'expérience d'autrui, que la cataracte, loin d'être une pellicule, consiste au contraire dans l'opacité du crystallin (*t*). A peine cette découverte fut-elle rendue publique, qu'elle tomba dans l'oubli. L'expérience qui, en désabusant, décide enfin de ce qui est ou de ce qui n'est pas, ne put faire taire l'ancien préjugé qui se débattit encore long-temps contre une telle vérité. Ceux qui faisoient l'opération de la cataracte, continuèrent de croire qu'ils abaissoient une pellicule, que dans cette maladie le crystallin conservoit toute sa transparence, & qu'il étoit l'organe principal de la vision.

Au commencement de ce siècle, Brisseau & Maître-Jean répétèrent, environ cinquante ans après Gassendi & tous les autres, que la cataracte consiste dans l'opacité du crystallin, ce qu'ils prouvèrent par des expériences multipliées. Cette vérité fut encore contestée.

Duverney, Littre, Mery & la Hire, tâchèrent d'éluder l'expérience même, en y opposant toujours l'opinion & le préjugé des Anciens (1). Brisseau leur fit voir le crys-

______

(1) « Je proposai mon opinion sur la cataracte à M. Du-
» verney, qui me rebuta fort, & me dit qu'il me conseilloit

tallin opaque dans les yeux de ceux qui, pendant leur vie, avoient souffert qu'on leur abaissât la cataracte avec une aiguille. On ne trouva point de pellicule, & on commença pourtant à croire que Brisseau avoit raison. Tous les Savans n'en vouloient pas convenir. Bourdelot, Médecin ordinaire de Louis XIV, qui, de l'aveu de tous les Anatomistes, avoit des cataractes, voulut, par zèle pour l'utilité publique, qu'on ouvrit ses yeux après sa mort, afin de terminer la dispute que produisoit la contrariété des opinions. M. Mareschal en fit la dissection, & trouva le crystallin de l'œil droit entièrement opaque. Le gauche commençoit à perdre sa transparence. Une autre observation acheva de désabuser de la fausse doctrine des Anciens. Un Prêtre avoit à l'œil droit une cataracte qu'on avoit abaissée deux fois. Le crystallin avoit passé à travers la prunelle, dans la chambre antérieure de l'œil. Petit en fit l'extraction en incisant la cornée. Le malade fut bientôt

État de l'Anatomie dans le 17e siècle.

» en ami de ne la point mettre au jour, si je ne voulois
» perdre ma réputation, parce que je trouverois en mon
» chemin des gens qui me culbuteroient. «

C'est ainsi que Brisseau s'exprime dans la Préface de son *Traité de la Cataracte*, imprimé à Paris en 1709.

guéri, & vit diftinctement tous les objets. Ceux qui affiftèrent à cette opération, furent forcés de convenir que le cryftallin n'eft pas l'organe principal de la vifion, puifqu'après fon extraction le malade avoit recouvré la vue, & que la cataracte n'eft pas une pellicule, puifque c'étoit le cryftallin qui avoit perdu fa tranfparence. Cette expérience confirma la découverte annoncée par Gaffendi. Elle fuggéra l'idée d'extraire la cataracte, au lieu de l'abaiffer. Les malades n'eurent plus à craindre la récidive de l'opération, l'œil étant délivré pour toujours d'un corps étranger. Daviel eut enfuite, par cette nouvelle méthode, des fuccès qui rendirent fon nom célèbre.

Après tout ce que Fallope & Euftachi ont écrit fur l'organe de l'ouie, on ne trouve plus dans les Ouvrages des Anatomiftes modernes, que des détails minutieux fur lefquels ils fe font appefantis peut-être avec trop de complaifance. Chacun d'eux a voulu expliquer le mécanifme de cet organe, & nous a laiffé dans le doute & l'incertitude. Après tant de lectures on eft inftruit, mais fans pouvoir rien décider : c'eft fouvent le fruit de la fcience. Il faut pourtant connoître les progrès que l'Art a faits dans le fiècle dernier fur cet organe, quelque foibles qu'ils foient. La peau qui tapiffe la cavité du conduit auditif, dont la longueur eft de huit à dix lignes dans un adulte, eft environnée de plufieurs petites glandes qui produifent la matière jaunâtre & épaiffe, à laquelle on donne le nom de cire. Ces glandes cérumineufes ont été découvertes par Stenon (1), & décrites enfuite par Drelincourt (2), Perrault (3) & Duverney (4). La furabondance & l'épaiffiffement de cette cire dans le conduit auditif, eft une des caufes les plus communes de la furdité. Au fond du même conduit eft une membrane mince, tranfparente, prefque ovale & légèrement concave en-dehors. Quelques Anatomiftes ont fuppofé qu'il exiftoit naturellement dans cette membrane du tambour une ouverture par laquelle la fumée de tabac retenue dans la bouche, pouvoit, au moyen de la trompe d'Euftachi, fortir par l'oreille, le fang ou le pus trouver une iffue libre de l'intérieur de l'oreille au-

État de l'Anatomie dans le 17e fiècle.

(1) *Obfervat. Anatom. quibus oris, oculorum & narium vafa defcribuntur. Leida,* 1662, *in-12.*

(2) *Præludia Anatomica. Amftelod.* 1672, *in-12.*

(3) Hiftoire de l'Acad. des Sciences, ann. 1677, T. 1, pag. 243.

(4) Traité de l'organe de l'ouie, Paris, 1683, *in-12.*

dehors. Rivinus, Médecin de Leipsick ,
assure avoir découvert en 1689 cette ouverture garnie d'une valvule, qui, selon lui ,
est située près de la tête du marteau, un peu
au-dessous de la corde du tambour (1). Des
observations plus exactes ont appris que ce
trou & la valvule n'existent ni dans les
hommes, ni dans les quadrupèdes : que la
fumée de tabac retenue dans la bouche, ne
peut sortir par l'oreille ; & que dans l'apoplexie & les plaies de tête, le sang qui coule
quelquefois par le conduit auditif externe,
n'en sort point par une ouverture naturelle
de la membrane du tambour, mais à travers
cette membrane qui est alors déchirée. On
en a plusieurs exemples (2).

Quelques Anatomistes ont mis en question si cette membrane est absolument nécessaire pour entendre, & si lorsqu'elle est
détruite il en résulte une surdité incurable !
Dans ce dernier cas, c'est-à-dire lorsque la
membrane est détruite, il se fait une forte

---

(1) *August. Quirin. Rivin. Dissertatio de auditûs vitiis.
Lipsiæ* , 1717 , *in-quarto.*

(2) *Dari autem in statu naturali aperturam inter membranam tympani , & os orbiculare in homine , non nulli affir-
mant , ego autem nunquàm reperi.* Ruysch. Thesaur. Anat.
VIII , N° VI , p. 6.

de respiration par l'oreille, au moyen de la trompe qui s'étend depuis la cavité du tambour jusqu'aux arrières-narrines. Si l'on présente des corps légers, tels que de la laine, du coton, ou une bougie allumée près du conduit de l'oreille, le malade les fait vaciller à son gré en fermant le nez & la bouche, & en faisant une forte expiration. Voilà le signe le plus certain de la destruction de cette membrane, qui est presque toujours suivie de la perte de quelques-uns des osselets & du nerf appelé corde du tambour. Or il y a des observations qui prouvent que, dans cette circonstance, des personnes ont continué d'entendre, quoique imparfaitement. On en a conclu que c'est principalement dans les canaux demi-circulaires, dans le vestibule & le limaçon, que s'opère la sensation de l'ouie, & qu'il suffit que l'étrier reste dans sa place & jouisse encore de ses mouvemens, pour que cette même sensation s'accomplisse (1). On présume que dans l'état de santé les rayons sonores réunis dans le conduit auditif, ébranlent la mem-

____

(1) Éphémérides de l'Acad. des Cur. de la Nature. Dec. 1. ann. 6 & 7. 1675 & 1676. Observat. 85 par le Docteur André Knoefel.

brane du tambour & les offelets : que le
mouvement de l'étrier imprime fur la membrane nerveufe qui recouvre le veftibule,
les canaux demi-circulaires & le limaçon,
le degré de frémiffement ou de fenfibilité
néceffaire pour produire la perception du
fon : que l'étrier eft la pièce principale de
toute cette mécanique : que le mouvement
de cet offelet ne s'étend pas au-delà d'un
quart de ligne, & que la perception du fon
fe fait toutes les fois qu'il frappe la fenêtre
ovale : que l'air contenu dans la cavité du
tambour, & qui y arrive par la trompe, fe
renouvelle à chaque inftant, & ne diffère
point fenfiblement de celui de l'atmofphère :
que l'un n'eft pas plus élaftique ni plus
denfe que l'autre, parce qu'autrement on
entendroit tantôt bien & tantôt mal : enfin,
que les canaux demi-circulaires, le limaçon
& le veftibule, font continuellement hu-
mectés par une forte de tranfudation
aqueufe, néceffaire à la membrane nerveufe
qui les recouvre, & aux nerfs de l'intérieur
de l'oreille. Au refte, comme on doit toujours éviter les raifonnemens lorfqu'on n'y
eft pas conduit par les faits, nous nous
abftiendrons de prononcer définitivement
fur une matière où il faudroit prefque de la
divination pour trouver les ufages particu-

liers de toutes ces parties dont il n'est pas possible de voir le mouvement.

L'organe de l'odorat est d'un examen beaucoup plus facile. Les os & les lames spongieuses qui servent à le former, les cartilages, les muscles & les cavités, ou sinus creusés dans les os de la face, avoient été décrits par les plus anciens Anatomistes (1). Nous avons déjà dit que Schneider avoit démontré que la mucosité du nez ne découle point des cavités du cerveau. Stenon découvrit dans la membrane nommée pituitaire, dont l'intérieur de ces sinus est tapissé, plusieurs petits grains glanduleux qui servent à la sécrétion de cette mucosité. Les nerfs de la première paire, ou les olfactifs & plusieurs rameaux de la cinquième paire, s'épanouissent sur la surface de la

État de l'Anatomie dans le 17e siècle.

---

(1) Le sinus de l'os maxillaire a été comparé à un antre par Highmore, & quelques Anatomistes le nomment encore aujourd'hui l'antre d'Highmore, quoique ce sinus ait été connu de Bérenger de Carpi, de Vésale, de Fallope & de plusieurs autres. Ce sinus est le siége ordinaire d'une maladie connue des Anciens sous le nom d'*ozène*, dont le traitement n'est devenu méthodique que depuis la connoissance exacte de la structure de ces parties. *Quâ facili ratione in illos ipsos sinus immitti queant medicamenta patefecerunt* Drake & Cowper, *non sine Anatomes, cui illa omnia debentur, eximiâ laude.* Morgagni de sedibus morbor. Epistol. XIV. Art. 22.

membrane pituitaire, qui est le siége immédiat de l'odorat.

L'organe du goût & de la parole n'a été décrit en 1665 par Malpighi & Bellini que d'après les quadrupèdes. La langue humaine n'a point la même organisation : c'est une remarque importante que l'on doit à Ruysch & à Méry. Les muscles qui la composent sont *intrinsèques* & *extrinsèques*. Stenon a essayé de décrire les premiers, mais ils sont tellement entrelacés, qu'il est impossible de les distinguer assez nettement pour donner à leurs différentes couches des noms particuliers. Les extrinsèques, c'est-à-dire ceux qui ne sont point bornés à la masse de la langue, & qui s'étendent plus loin en s'attachant aux parties voisines, ont été découverts par les Anatomistes du seizième siècle, qui leur ont donné différens noms. Ruysch & Méry ont observé que la masse charnue de la langue humaine n'est recouverte que d'une seule membrane blanchâtre, peu épaisse, insensible, & presque semblable à l'épiderme, puisqu'elle se régénère après avoir été détruite (1). On voit sous cette

____

(1) Il n'y a point dans l'homme comme dans les quadrupèdes, entre les mamelons nerveux & la membrane qui sert

membrane

membrane, qu'il eſt facile d'enlever par la coction, pluſieurs petits mamelons nerveux, dont la ſenſibilité exquiſe donne à la langue la faculté de juger des ſaveurs. Du côté de l'épiglotte, ſont de très-petites glandes muqueuſes, & un trou peu apparent que Morgagni a pris pour un ulcère, lorſqu'il le vit pour la première fois (1).

La langue eſt le ſiége du goût & l'organe de la parole, elle ſert à perfectionner la maſtication, & la déglutition dépend immédiatement de ſon action. Quoique ces uſages ſoient inconteſtables, il eſt pourtant également vrai que toutes les fonctions auxquelles la langue eſt deſtinée, peuvent s'exécuter ſans ſon ſecours. L'obſervation que Roland de Belebat, Chirurgien de Saumur, a publiée en 1630, a rectifié les idées vulgaires des Anatomiſtes ſur les uſages attribués excluſivement à cette partie

d'enveloppe à la langue, une ſubſtance réticulaire, muqueuſe, trouée pour le paſſage des mamelons.

(2) *In medio iſtarum glandularum lingua reperiebamus aliquem meatum, ſed cæcum, longitudine articuli digiti.* Obſ. & Hiſtor. Juſt. Schrader. Amſtelodami, 1674, *in-12*, p. 186.

Foramen in medio hiat, quod, cùm primò vidi, pro ſinuoſi ulceris orificio perperàm habui. Morgagni Adverſar. Anatom. I, p. 4.

charnue (1). Un enfant eut la petite vérole à l'âge de cinq à six ans. La langue tomba en pourriture si complettement, qu'il n'en resta pas la moindre apparence. Il guérit malgré cet accident, & continua de parler, de distinguer les saveurs, d'avaler, en un mot, d'exécuter toutes les fonctions qu'on a coutume d'attribuer à la langue : la voûte du palais s'applatit peu à peu, les dents de la mâchoire inférieure se courbèrent du côté de l'intérieur de la bouche. Le vuide qu'on y remarquoit d'abord fut à peu-près rempli par les muscles génio-hyoïdiens & génio-glosses, qui acquirent, avec le temps, assez de volume & de force pour aider à la déglutition, & pour faciliter, par leur saillie, la prononciation de quelques-unes des lettres qui ont absolument besoin de l'action de la langue pour être prononcées distinctement. Ces muscles représentoient un double corps charnu, applati, susceptible

---

(1) Aglossostomographie, ou description d'une bouche sans langue, laquelle parle & fait naturellement toutes ses fonctions, par Jacques Roland, sieur de Belebat, Chirurgien de Monseigneur le Prince, Lieutenant du premier Chirurgien du Roi, Commis de son premier Médecin, & Juré à Saumur. Saumur, 1630, *in-douze*. C'est une brochure de 79 pages.

d'élévation & d'abaissement, divisé par une ligne longitudinale & intermédiaire, depuis l'intérieur du menton jusqu'auprès de la base de l'épiglotte. Les Livres de l'Art sont remplis de semblables observations (1). Ceux qui les ont faites avant Roland de Belebat, ont expliqué le phénomène dont il s'agit, en disant que la langue s'étoit régénérée. C'est une erreur que le Chirurgien de Saumur a réfutée : & sous ce nouveau point de vûe, on peut le regarder comme le précurseur d'une grande vérité annoncée plus de cent ans après par M. Fabre, Professeur aux Écoles de Chirurgie de Paris, qui a démontré qu'il ne se fait point de régénération des chairs dans la cure des plaies avec perte de substance (2).

La salive qui humecte continuellement la cavité de la bouche, est le produit d'une sécrétion qui s'opère dans les glandes parotides, maxillaires & sublinguales. De chaque glande parotide naît un canal membraneux & blanc qui passe obliquement sur le muscle masseter, perce ensuite le buccinateur, &

---

(1) Voyez les Mémoires de l'Académie des Sciences, ann. 1718, & les Transactions Philosophiques, ann. 1742, N° 464.

(2) Voyez les Mémoires de l'Acad. de Chirurgie, T. 4.

s'ouvre dans la bouche vis-à-vis la deuxième ou troisième dent molaire supérieure. Stenon découvrit ce canal salivaire en 1660, à Amsterdam, dans la maison de Gérard Blasius, chez lequel il étudioit l'Anatomie (1). Long-temps avant lui, Casserius, & ensuite Bauhin & Gaspard Bartholin, avoient pris ce canal pour un ligament. Blasius se para pendant quelques momens de la découverte de son Disciple, & prétendit en être le véritable Auteur (2). Gautier Needham, Médecin de Londres, voulut aussi se l'approprier (3) : mais la vérité est que cet honneur appartient tout entier à Stenon (u). Les conduits salivaires des glandes maxillaires aboutissent au bord du frein de la langue ; ils ont été connus des plus anciens Anatomistes, comme nous l'avons déjà dit. Les glandes sublinguales plus petites que les maxillaires, dont elles ne sont pour l'ordinaire que la continuation, sont situées

---

(1) *Disputatio de glandulis oris, Auctore Nicolao Stenon, præside Joann. Van Horne. Leyda,* 1661, *in-quarto.*

(2) *Bartholin, Epistol. Medicinal. Centur. III, Epistol.* 43.

(3) Needham dit dans la Préface de son Traité intitulé *de formato fœtu,* imprimé à Londres en 1667, avoir découvert le canal salivaire de la parotide en 1658.

fous la pointe de ia langue : leurs conduits s'ouvrent du côté des gencives, à peu de diftance du filet. Rivinus & enfuite Gafpard Bartholin en ont donné la defcription (1). D'autres glandes encore plus petites, nommées molaires, buccales, labiales, palatines & aryténoïdiennes, fourniffent, ainfi que les amygdales, une liqueur muqueufe & falivaire qui eft verfée dans tout l'intérieur de la bouche par les orifices d'autant de petits canaux prefque imperceptibles, dont la découverte appartient à Stenon.

Les recherches de Malpighi fur l'organe du toucher lui ont fait découvrir dans la peau des quadrupèdes, des houpes nerveufes & une fubftance réticulaire qu'il avoit trouvées d'abord dans la langue des animaux. Ruyfch a fait voir enfuite la véritable organifation de la peau humaine. L'épiderme la recouvre dans toute fon étendue : c'eft une

État de l'Anatomie dans le 17e fiècle.

---

(1) Rivinus, Médecin de Lepfick, a décrit le premier les conduits des glandes fublinguales dans une Differtation intitulée *de Dyfpepfia*, imprimée à Leipfick en 1678, *in-quarto*. Gafpard Bartholin, fils de Thomas Bartholin, qui ne connoiffoit pas probablement la Differtation de Rivinus, dit avoir découvert les mêmes conduits en 1681. Voyez le petit Ouvrage qu'il a intitulé *de Ductu falivali, hactenùs non defcripto, Obfervatio Anatomica. Hafnia*, 1684, *in-quarto*, & les Tranfactions Philofophiques, ann. 1684, N° 164.

membrane blanche, très-mince, infenfible,
dépourvue de vaiffeaux, inaltérable par l'air,
fufceptible de fe reproduire après avoir été
détruite, & dont la continuité n'eft interrompue dans aucun endroit du corps, pas
même aux ouvertures naturelles (1). Elle n'eft
point compofée de lames ou écailles appliquées les unes fur les autres, comme Leeuwenhoeck l'a dit (2). Ses pores font invifibles, la
matière de la tranfpiration y paffe lentement,
comme le vif-argent paffe à travers une peau
de chamois. Si l'on veut la détacher nettement du refte de la peau, il faut fe fervir de
l'eau bouillante préférablement à l'application d'un fer rouge ou d'un médicament épif-
paftique (3). Sous l'épiderme eft une fubftance,
nommée par Malpighi muqueufe & réticulaire, parce qu'il a cru que c'étoit une véritable membrane difpofée en réfeau, dont les
mailles fervoient au paffage des nerfs & des
vaiffeaux. Il avoit vu dans une langue de
bœuf ou de mouton cuite, cette fubftance
muqueufe fous la forme d'une membrane
trouée pour le paffage des mamelons nerveux : mais cette organifation n'exifte point

---

(1) *Ruyfch Adverfar. Anatom. Decas III*, cap. 8, p. 24.

(2) Tranfactions Philofoph. ann. 1684, Nº 152.

(3) Ruyfch, *ibid.*

dans la langue & dans la peau d'un homme vivant, la mucofité répandue fous l'épiderme étant prefque fluide. L'eau bouillante & l'efprit de-vin la coagulent & la durciffent : elle fe diffout au contraire dans l'eau froide & par la putréfaction. Expofée à l'air libre, elle s'épaiffit & forme une croûte dure. Sa vifcofité la rend naturellement très - adhérente à l'épiderme : elle s'infinue dans les plis & les rides de la peau, dont elle recouvre tous les mamelons nerveux. Cette fubftance muqueufe eft noire dans les nègres, & plus ou moins blanche dans le refte des autres hommes. La couleur de la peau dépend donc néceffairement, comme Malpighi l'a obfervé le premier, de la couleur du corps muqueux : mais aucun Anatomifte n'a pu découvrir jufqu'à préfent quelle eft la caufe de la noirceur du corps muqueux dans les Nègres, & de fa couleur plus ou moins brune dans ceux dont le teint eft olivâtre ou bazanné.

Lorfqu'on a enlevé l'épiderme & le corps muqueux, on peut voir, à l'aide d'une loupe, les houpes nerveufes par le moyen defquelles s'opère la fenfation du toucher. Le refte de la peau ne préfente plus qu'un tiffu affez mince rempli de beaucoup de vaiffeaux fanguins : il eft même affez difficile de tracer la

N iv

ligne de féparation qui diftingue la peau du tiffu cellulaire.

C'eft dans ce tiffu cellulaire & graiffeux que Chirac & Malpighi (1) ont trouvé les bulbes ou oignons qui renferment les racines des poils : ces bulbes font compofées d'une double enveloppe blanchâtre & prefque ovale. Lorfqu'on l'a ouverte, chaque poil paroît formé de plufieurs racines très-déliées, repliées fur elles - mêmes, & adhérentes à cette enveloppe (2).

Toute l'étendue du tiffu cellulaire, qui forme une partie confidérable du corps humain, n'a point été connue des Anatomiftes du feizième fiècle, ils l'ont feulement obfervé fous la peau, où il fournit à tous les mufcles une enveloppe commune & particulière : auffi l'ont-ils défigné fous le nom de membrane commune des mufcles & de membrane graiffeufe. Jacques Douglas eft le premier qui l'ait décrit avec exactitude (3) :

____

(1) Journal des Savans, année 1688.

(2) Hiftoire de l'Académie Royale des Sciences, année 1676, T. I, p. 219. *Leewenhoeck Anatomia & Contemplat.* p. 32. Collection Philofophique du Docteur Hook, année 1681, N° 4.

(3) Voyez fon Ouvrage intitulé *Defcription of the peritonaum.* London, 1730, *in-quarto.*

il a fait voir que ce tiffu membraneux s'étend
fans interruption fur toute l'habitude du
corps, & établit par fes prolongemens une
communication directe entre les parties les
plus éloignées. Ses cellules communiquent
les unes avec les autres, comme il eft aifé
de s'en convaincre par l'expérience journa-
lière des Bouchers qui, en infinuant de l'air
par une ouverture faite à la peau d'un animal, donnent à tout fon corps un embon-
point factice & momentané. La graiffe eft
dépofée dans les cellules de ce tiffu foucu-
tané. L'organe qui la produit & la manière
dont fe fait cette fécrétion font également
inconnus. Malpighi eft convenu dans fa vieilleffe que les glandes & les conduits adipeux,
qu'il avoit fuppofés fervir à la production de
la graiffe, n'exiftent point. Plufieurs Anatomiftes ont dit, d'après Gliffon (1), que la
partie huileufe du fang tranffudoit par les
pores des artères pour fe dépofer enfuite
dans les cellules du tiffu adipeux, & que la
réforbtion de la graiffe fe faifoit de même
par les pores des veines fanguines. Mais
pourquoi ne trouve t-on pas de graiffe partout où il y a des artères & du tiffu cellulaire? Pourquoi n'y en a-t-il pas aux pau-

______

(1) *De ventriculo & inteftinis*, Londini, 1677, *in-quarto.*

pières, au coude, au genou & ailleurs? Pourquoi eſt-elle au contraire très-abondante autour des reins, où les artères ſont très-petites? Il eſt donc probable qu'il y a, partout où l'on trouve de la graiſſe, une organiſation particulière & inconnue, indépendamment du tiſſu cellulaire & des vaiſſeaux ſanguins.

Les Diſſeétions de Malpighi & les Expériences de Swammerdam ont éclairé les Anatomiſtes ſur la ſtruéture des poûmons & ſur le méchaniſme de la reſpiration. Il faut d'abord remarquer que la trachée-artère, parvenue environ à la quatrième vertèbre du dos, ſe partage en deux branches qu'on nomme les bronches, l'une droite & l'autre gauche, leſquelles ſe diviſent dans la ſubſtance ſpongieuſe des poûmons en une infinité de ramifications qui vont toujours en décroiſſant, mais dont l'extrémité s'élargit pour former une petite cellule ou véſicule membraneuſe. Ces tuyaux aëriens ſont coniques, compoſés de pluſieurs anneaux cartilagineux diſpoſés de manière que les inférieurs peuvent s'inſinuer & s'engager dans les ſupérieurs: ils ſont revêtus intérieurement d'une membrane très-liſſe ſemblable à celle de la trachée-artère, & de laquelle ſuinte continuellement une humidité gluante. L'interſ

tice des bronches & des véficules eft rempli
d'une fubftance fpongieufe & cellulaire, qui
eft comme la *chair* ou le *parenchyme* des poûmons. Dans cette même fubftance fpongieufe
& à l'angle de chaque divifion des bronches,
on trouve plufieurs petites glandes, dont l'intérieur contient une liqueur bleuâtre ou
prefque noire qu'on rend quelquefois avec
les crachats, & que Bennet croyoit être produite par une humeur atrabilaire qui venoit
de la rate (1). Ces glandes font repréfentées
dans les planches d'Euftachi : Borrichius les
a beaucoup mieux décrites que Malpighi (2).
Les ramifications de l'artère & de la veine
pulmonaire fe diftribuent dans toute la fubftance fpongieufe des poûmons : chaque cellule ou véficule aërienne eft entourée d'un
réfeau très fin, qui eft artériel & veineux (3).
Outre les rameaux de l'artère & de la veine
pulmonaire, on y trouve encore ceux de l'ar-

---

(1) *Theatrum Tabidorum, cap.* 21.

(2) *Deprehenfa nobis itidem funt glandulæ fubcæruleæ,
nefcio an defcriptæ hactenùs, fucco penè nigro referta, quæ jam
in multis fubjectis confpecta funt incumbere pulmonibus : duæ
quidem majores afperæ arteriæ adjacent, quâ parte in pulmones
incipit divaricari, duæ minores vicinis adhærent bronchiis.*
Bartholin, Epiftol. Medicin. Centur. IV, Epiftol. 17.

(3) *Ruyfch, Catalogus Rariorum, p.* 134, N° 4.

tère & de la veine bronchique, quelques
vaiſſeaux lymphatiques & pluſieurs filets nerveux qui naiſſent de la huitième paire (1).

Les poûmons rempliſſent exactement la
cavité de la poitrine : ils ſont abſolument
contigus à la plèvre, au médiaſtin & au diaphragme. Il n'y a point d'air ni aucun eſpace
vuide entre eux & les parties qui les environnent. L'opinion contraire, qui a été celle de
Galien & de preſque tous les Anatomiſtes
juſques dans ces derniers temps, eſt une erreur. (2). Dans les oiſeaux, les poûmons ſont
percés de pluſieurs ouvertures par leſquelles
l'air inſpiré s'échappe dans la cavité de la poitrine, comme Harvei l'a très-bien obſervé (3) : mais les poûmons de l'homme & des
quadrupèdes ont une organiſation très-différente de celle des poûmons des oiſeaux, des
grenouilles & des ſerpents. -

Mayow a dit le premier, contre le ſenti-

___

(1) On a dit au commencement de cet Ouvrage qu'Hérophile avoit donné à l'artère pulmonaire le nom de veine artérielle, & à la veine pulmonaire celui d'artère veineuſe. Cette
ancienne dénomination ſubſiſta juſqu'au milieu du ſiècle dernier, où Gaſpard Hofman & Back donnèrent à ces vaiſſeaux
ſanguins le nom qu'ils portent aujourd'hui.

(2) Haller, Élément. Phyſiol. T. III, p. 122.

(3) *De Generat. Animal. Exercitat.* 3, p. 5.

ment unanime de tous ses prédécesseurs, que les muscles intercostaux internes & externes élèvent les côtes (1). Borelli démontra géométriquement la vérité de cette assertion (2). Le diaphragme fut regardé avec raison comme un muscle inspirateur & comme l'organe principal de la respiration. La poitrine étant aggrandie en tous sens par l'abaissement de ce muscle & par l'élévation des côtes, l'air extérieur entre nécessairement dans la trachée-artère, où il ne trouve aucune résistance (3). Dans cette inspiration, les poûmons s'allongent, se dilatent & descendent avec le diaphragme, sans s'éloigner de la plèvre & du médiastin. La poitrine dilatée autant qu'elle le peut être, ou autant qu'il est nécessaire à l'homme en santé, l'air extérieur s'étant insinué dans les cellules ou vésicules aëriennes, en est chassé dans l'expiration par l'abaissement des côtes, par l'élévation du diaphragme, par la contraction des muscles du bas-ventre, & enfin par toutes les causes qui peuvent rétrécir la cavité de la poitrine. La né-

----

(1) *De Respiratione*, p. 7.

(2) *De Motu Animal.*, *lib.* 2, *propos.* 84.

(3) *Boyle, Experiment. Physic. Mechan. de gravitate & elatere aëris. Oxon.* 1661, *in-octavo.* — *Willis Pharmac. Rational. part.* 2, *cap.* 1.

cessité de respirer se renouvelle ensuite pour faciliter au sang un passage libre à travers les poûmons, puisqu'il ne peut passer du ventricule droit du cœur dans le ventricule gauche, en circulant dans l'artère & la veine pulmonaire, sans le mouvement alternatif de l'inspiration & de l'expiration.

Mais pourquoi, a dit Harvei, un fœtus qui vit sans respirer dans le sein de sa mère a-t il aussi-tôt après sa naissance un besoin indispensable de respirer pour vivre ? Pourquoi ce même fœtus qui peut vivre pendant quelques heures hors du sein de sa mère sans respirer, mais enveloppé de ses membranes, périt il nécessairement s'il est privé d'air après avoir respiré un seul instant (1) ?

(1) *Libet intereà problema hoc viris doctis proponere : quomodò nempè embryo post septimum mensem in utero matris perseveret ? Cùm tamen eo tempore exclusus statim respiret ; imò verò sine respiratione ne horulam quidem superesse possit : in utero autem manens, ut dixi, ultrà nonum mensem, absque respirationis adminiculo, vivus & sanus degat. Dicam planiùs : qui fit, ut fœtus in lucem editus, ac membranis integris opertus, & etiamnum in aquâ suâ manens, per aliquot horas, citrà suffocationis periculum, superstes sit : idem tamen secundis exutus, si semel aërem intrà pulmones attraxerit, posteà ne momentum quidem temporis absque eo durare possit, sed confestim moriatur ?* Harvei, de Generat. Animal. de partu. p. 353.

Les Anatomistes n'ont pu donner la solution du premier de ces deux problèmes, ils n'ont pu trouver la cause de la première inspiration : quant au second problème, il a été résolu en partie par Harvei lui-même (1), lorsqu'il a dit que dans le fœtus le sang versé par les deux veines-caves dans l'oreillette droite du cœur se partage en deux courans; qu'une partie passe de l'oreillette droite dans l'oreillette gauche par le trou ovale, & que l'autre partie du sang passe de l'oreillette droite dans le ventricule droit, & de ce ventricule dans le tronc de l'artère pulmonaire, pour se rendre dans l'aorte descendante par le canal artériel, en sorte que le cœur du fœtus peut être considéré comme n'ayant qu'une oreillette & un ventricule, le sang ne circulant point dans les poûmons (1). Mais après la naissance le canal artériel s'oblitère & se change en ligament, le trou oval est bouché par sa valvule, le sang ne peut plus passer de l'oreillette droite dans l'oreillette gauche, ni de l'artère pulmonaire dans l'aorte descendante. L'organisation du cœur n'étant plus la même, il se fait une nouvelle circulation : le sang n'éprouvant aucune résistance à traverser les poûmons dilatés par l'air, cir-

État de l'Anatomie dans le 17ᵉ siècle.

____

(1) *Harvei, de Motu cordis*, cap. 6, p. 42.

cule librement dans l'artère & la veine pulmonaire. Les premières inspirations du fœtus donnent donc un nouveau cours au sang : or si cette nouvelle circulation est interceptée par l'immobilité des poûmons, si le sang ne peut plus y circuler parce qu'il trouve dans ce viscère imméable un obstacle insurmontable ; en un mot, si les mouvemens alternatifs d'inspiration & d'expiration cessent faute d'air, il doit nécessairement en résulter une suffocation mortelle.

Il est constant, par ce qui vient d'être dit, que la respiration est d'une nécessité indispensable dans l'adulte, puisque la mort est l'effet du mouvement intercepté des poûmons : il faut même que la respiration soit d'une très-grande utilité, puisque tous les animaux ont, ou des poûmons, ou des bronches, ou une trachée-artère distribuée dans tout leur corps, & que la Nature auroit pu se souftraire à cette action en ne faisant point les poûmons, ou en les faisant tels qu'ils sont dans le fœtus ; néanmoins les usages de la respiration ne sont point aussi multipliés que les Anciens l'ont cru. L'air que nous respirons ne passe point dans les vaisseaux sanguins, soit pour rafraîchir le sang, soit pour lui donner la couleur rouge, soit enfin pour modérer

modérer la chaleur du cœur (1). Ces vapeurs aqueuſes qui ſortent à chaque expiration ſous la forme de nuage ou de fumée, cette exhalaiſon pulmonaire, dont la quantité eſt d'une demi-livre en vingt-quatre heures, ſelon Sanctorius (2), cette évacuation, dis-je, connue ſous le nom d'haleine, contribue-t elle à rapprocher les globules du ſang, à les épaiſſir, à les condenſer en les privant d'une partie de leur humidité qui s'évapore avec l'air qu'on expire ? C'eſt une queſtion que les Anatomiſtes n'ont point encore décidée : mais ils conviennent tous que la preſ-

---

(1) *An autem partes graves & elaſtica aëris, hîc miſcentur ſanguini pro vitali elaſtica oſcillatione, ut docet eximius Borelli ? Id nequit fieri in arteriis, nec ullo argumento conſtat in venis, &c.* Boërhaave, Inſtitut. Medic. §. 201.

Il eſt certain que l'air de l'athmoſphère que nous inſpirons, ne paſſe point dans nos vaiſſeaux ſanguins. On n'a jamais vu aucune bulle d'air dans le ſang d'un homme vivant. Celui qui eſt contenu dans nos liqueurs, n'eſt point élaſtique, & l'animal dans les vaiſſeaux duquel on inſinue de l'air, périt très-promptement. Voyez les Expériences qui ont été faites à ce ſujet par Rédi & Stenon, par Camerarius, Ephém. des Cur. de la Natur. Decad. 2, ann. 5. 1686, Obſ. 53. par de Heide, Centur. Obſervat. Medic. Obſ. 90. par Brunner, Ephém. des Cur. de la Nat. Decad. 2. ann. 7. 1688. Obſ. 132. par Harder, Apiarium, Obſ. 25. Schol. p. 114, & par pluſieurs autres Anatomiſtes du ſiècle dernier.

(2) *Medicin. Static. Sect. I. Aphoriſm.* V.

O

sion continuelle & alternative du diaphragme & des muscles du bas-ventre sur les viscères contenus dans cette cavité, facilite la circulation du sang dans ces mêmes viscères, aide à la digestion & à l'expulsion des matières qui doivent sortir par les voies naturelles. Tout le monde sait que dans l'inspiration, les particules odorantes sont attirées & portées sur la membrane pituitaire ; que l'enfant qui vient de naître ne peut tetter qu'en inspirant : enfin la voix & la parole sont produites par l'air qui sort pendant l'expiration à travers la glotte, & qui est ensuite modifié dans les cavités de la bouche & du nez. Pour comprendre ce mécanisme, il faut savoir que le larynx, qui est la partie supérieure de la trachée-artère, est susceptible d'élévation & d'abaissement, & que la glotte peut se rétrécir & se dilater : le larynx s'élève dans les tons aigus, & la glotte se rétrécit ; dans les tons graves il s'abaisse, & la glotte est dilatée (1). La différence des sons de la voix humaine dépend donc de l'élévation ou de l'abaissement du larynx, de l'ouverture plus ou moins grande de la glotte, de la tension & peut-être de la vibration de ses ligamens. Cette opinion paroît en effet bien plus vrai-

_____

(1) Mém. de l'Acad. des Sciences, ann. 1700.

femblable que celle d'un Auteur moderne
qui a comparé les fibres tendineufes de la
glotte aux cordes d'un violon, & que pour
cette raifon il a nommées cordes vocales ou
rubans de la glotte. Selon lui, le fon qu'elles
rendent eft proportionné à leurs différentes
vibrations; elles produifent un fon aigu lorfque les vibrations font fréquentes, & un
fon grave lorfqu'elles font peu nombreufes
dans un temps donné, & ces vibrations font
relatives à la tenfion, à la ténuité & à la
briéveté des cordes vocales. Ainfi l'on trou-
veroit dans l'organe de la voix toutes les
propriétés des cordes fonores. Pour le prouver, le même Auteur prenoit, à l'imitation
de Schelammer (1), une trachée-artère détachée du cadavre avec fon larynx. Il fouf-

État de l'Anatomie dans le 17e fiècle.

---

(1) Schelammer eft le premier qui ait obfervé que l'air qui
fort par la glotte d'un cadavre, lorfqu'on fouffle par une
ouverture faite à la trachée artère, produit un fon de voix
affez foible, mais abfolument femblable à celui qu'avoit
la perfonne pendant la vie. Voici comment cet Auteur
s'exprime :

Cæterùm adeò vera hæc funt, ut exemta è diffectis anima-
libus fiftula cum glottide, fi paulò arctiùs hanc conftringas,
immiffo per arteriam fpiritu, planè vocem edere queas, quod
in canibus, bobus, & ovibus fæpè numerò expertus fum : non
tamen in volatilibus id æquè facile fuccedit. — Quin in ea
fum fententia, fi quis inftrumentum ori animalium exact

O ij

floit dans cette trachée , tenant en même temps les rubans de la glotte plus ou moins bandés, & l'on entendoit la voix humaine ou animale hausser ou baisser de ton ; l'une & l'autre étoient très-différentes & très-reconnoissables dans cette expérience , car on distinguoit le mugissement du taureau du cri d'un chien. Mais est-il croyable que les bords de la glotte puissent résonner comme des cordes à violon , & que l'air fasse sur eux l'office d'un archet? Une corde n'est sonore que lorsqu'elle est libre, & les ligamens de la glotte sont d'une structure trop différente de celle d'un corps sonore , & en même temps trop mouillés & pas assez tendus pour qu'ils puissent jamais en avoir la propriété. Ils sont peut-être susceptibles de quelques vibrations nécessaires à la formation de la voix ; mais il faut certainement admettte l'élévation & l'abaissement visibles du larynx, & l'ouverture plus ou moins grande de la glotte comme autant de causes de la différence des sons. Sans s'engager ici dans un détail qui ne seroit pas assez fondé sur l'expérience, il suffit de dire que la glotte forme la voix & en règle le ton ; que les joues, les

---

simile , quamvis ex carne non fit , ejus laryngi adaptet , fore ut eumdem quem illud sonum producat. Differtat. Inaugural. de Voce ejusque affectibus. Ienæ , 1677, in-4°. pag. 17.

lèvres, les dents, la luette, les cavités de la bouche & du nez , & fur-tout les mouvemens de la mâchoire contribuent effentiellement à la prononciation.

La face interne des côtes, du fternum, & la convexité du diaphragme font recouvertes d'une membrane qu'on nomme la *pleure*, ou la *plèvre*. Elle eft difpofée de manière qu'elle forme deux facs , ou deux veffies très-diftinctes, adoffées l'une à l'autre & dont la figure eft à-peu-près elliptique. Cet adoffement produit une efpèce de cloifon, nommée le *Médiaftin* lequel partage la capacité de la poitrine en deux cavités inégales, parce que la cloifon eft inclinée du côté gauche (1). Ces deux veffies membraneufes ne fe touchent point dans toute leur étendue, les vuides ou les intervales qui en réfultent, font remplis antérieurement par une grande portion de la glande que les Grecs ont nommée *Thymus* & dont les modernes ne connoiffent point l'ufage; poftérieurement, c'eft-à-dire , le long des vertèbres du dos, par une partie de l'œfophage, de la trachée-artère, par l'aorte, la veine azygos, le canal thorachique &

____

(1) *Vefal*, *pag.* 712, *& lib.* 6 , *fig.* 1. — Acad. des Sciences, ann. 1715, pag. 226.

quelques glandes lymphatiques. Enfin, un autre écartement répond à la partie inférieure du sternum & sert à loger le cœur, ses gros vaisseaux & le péricarde, vessie très-épaisse qui renferme le cœur.

La figure & la position de cet organe, sa base & sa pointe, ses deux faces l'une convexe & l'autre applatie ont été décrites avec beaucoup d'exactitude par Ruysch (1). Avant lui, tous les Anatomistes avoient observé que l'oreillette & le ventricule droit sont plus grands que l'oreillette & le ventricule gauche. Lower Médecin de Londres, est un des premiers qui ait dit que la capacité des deux ventricules est presque égale (2). Boërhaave a pensé de même (3). Un Professeur d'anatomie, de l'Université d'Altorf, a dit dans ses commentaires sur l'anatomie de Van-Horne (4), que les cavités du cœur ont la même capacité pendant la vie, qu'elles ne diffèrent en grandeur qu'après la mort, & qu'alors le ventricule droit n'est le plus grand

(1) *Thesaur. IV, No 96, pag. 23, Tabul 3, fig. 1 & 2.*

(2) *Tractatus de corde, cap. 1, pag. 30.*

(3) *Institut. Medic. No 185.*

(4) *Joan. Maurit. Hofmann, Disputat. Anat. Physiol. ad Ioann. Van Horne Microcosmum, 1685, in-4°.*

que par la difficulté qu'il éprouve à se désemplir dans les derniers efforts du mouvement vital. Weiff a fait des expériences (1), pour prouver que cette inégalité des oreillettes & des ventricules n'est qu'apparente & accidentelle. Il dit s'en être assuré en examinant le cœur de plusieurs animaux tués subitement par la section de tous les vaiffeaux du col. Ces cavités lui parurent encore parfaitement égales dans un homme robuste, décapité pour avoir tué un de ses enfans. Il en a conclu que la plus grande capacité de l'oreillette & du ventricule droit, dépend de la réfistance qu'éprouve le fang à traverfer les poûmons affoiblis dans une agonie longue & laborieufe, ce qui diftend néceffairement ces mêmes cavités & leur donne une dimenfion un peu plus grande que celle qu'elles ont naturellement.

Si l'on obferve les mouvemens du cœur dans les animaux qui n'ont qu'un refte de vie prête à s'éteindre, on verra que le ventricule gauche meurt le premier : le

État de l'Anatomie dans le 17e fiècle.

------

(1) *Joan. Nicol. Weiff, Programma ad Anatomen publicam fufpenfa*, 1745, *Aldtorf. in-4°. — Ejufd. Differtatio de dextro cordis ventriculo poft mortem ampliori*, 1767, *in-quarto.*

sang arrêté dans les poumons ne pouvant plus lui être transmis. Les contractions du ventricule droit s'affoiblissent ensuite peu-à-peu, tandis que l'oreillette du même côté continue de se mouvoir encore par l'impulsion du sang, que lui verse la veine cave. Ce tronc veineux recouvert de quelques fibres charnus qui naissent de l'oreillette droite, est la partie où se montrent les derniers efforts de la vie, après que les forces paroissent absolument éteintes dans le cœur (1).

Mais la plus grande capacité des cavités droites de cet organe, dépend t'elle effectivement de la présence momentanée du sang dans ces mêmes cavités ? Quelques Auteurs modernes ne le croyent point. Aurivillius (2), Meckel (3) & Haller (4) attestent que le diamètre de l'artère pulmonaire est plus grand que celui de la

---

(1) *Bartholin, Epistol. Medicin. Centur.* 4. *Epistol.* 26 &
51. — *Lower, de corde, cap.* 1, *p.* 46. *Harvei, de motu
cordis, cap.* 4. *p.* 34.

(2) *Dissertatio de inæquali vasorum pulmonalium & cavitatum cordis amplitudine. Gottingæ,* 1750, *in-4°.*

(3) *Mém. de l'Acad. des Sciences de Berlin,* tom. 6,
ann. 1750.

(4) *Element. Physiolog.* tom. 3, *p.* 350.

veine du même nom, par une dimension contraire à celle de toutes les autres artères qui font beaucoup plus étroites que les veines. Selon eux, la circulation même du fang, par les divers obftacles qu'elle trouve dans les poumons, eft la caufe de la plus grande capacité de l'artère pulmonaire, de l'oreillette & du ventricule droit: ces cavités naturellement plus foibles & plus difpofées à céder à la quantité de fang qui les remplit, commencent à fe dilater dès la naiffance, lorfque le canal artériel & le trou oval font fermés. C'eft pourquoi tout ce qui peut retenir le fang dans les poumons, comme les efforts, le chant, la parole, les courfes violentes doivent contribuer à cette dilatation graduelle qui augmente en raifon de la réfiftance des cavités gauches du cœur naturellement plus fortes, & de l'imméabilité plus ou moins grande des poumons.

L'arrangement des fibres du cœur, fes diverfes couches & leurs entrelacemens multipliés n'ont pû être fuivis qu'avec beaucoup de peine par les yeux les plus attentifs. On n'a pu y découvrir aucune fibre parfaitement droite: elles font prefque toutes obliques de la bafe à la pointe (1) ; quelques unes cependant font tranfverfales. Suivant Winflow (2), c'eft un double mufcle dont le plus confidérable forme le ventricule gauche. La cloifon qui fépare les deux ventricules appartient à l'un & l'autre. Ces cavités font enveloppées & unies enfemble par quelques plans de fibres qui forment la furface du cœur (3). Ces fibres extérieures partent de la bafe, fe réuniffent à la pointe en fe contournant, & pénètrent dans la cavité du ventricule gauche, où elles forment des colonnes & des inégalités.

Le moyen le plus fimple pour bien obferver cet arrangement des fibres & leurs différentes couches, eft de fuivre le procédé indiqué par Stenon, lequel confifte à faire cuire un cœur dans de l'eau, jufqu'à ce que fes fibres ayent acquis une fermeté fuffifante. On détache d'abord les deux oreillettes, & l'on coupe à un pouce de diftance de la bafe du cœur, l'artère

---

(1) *Bartholin , Anatom. lib. 2, cap. 6, pag. 362. Vieuffens , Neurograph. cap. 4, p. 15. Stenon, vide Bartholin, Epiftol. Medicin. Centur. 4, Epiftol. 70.*

(2) Acad. des Sciences , ann. 1711.

(3) *Lower , de corde , cap. 1.*

pulmonaire & l'aorte (1). Winſlow con-
ſeille enſuite de faire deux inciſions circulaires d'une ligne de profondeur, l'une
à la baſe & l'autre à la pointe, de faire
une troiſieme inciſion qui doit être longitudinale en ſuivant le ſillon qui diſtingue
les deux ventricules, de lever enſuite les
fibres extérieures qui ſervent comme d'enveloppe, d'écarter les deux ventricules
ayant ſoin de ménager principalement les
fibres du ventricule droit, dont le plan eſt
fort mince & facile à rompre : de cette
manière, on aura les deux ventricules du
cœur ſéparés l'un de l'autre.

« A l'entrée de l'oreillette droite, c'eſt-
» à-dire, dans cet endroit où eſt le con-
» fluent des deux veines caves ; il s'éleve,
» dit Lower, entre leurs embouchures un
» tubercule formé par la graiſſe & qui
» mérite toute l'attention des Anatomiſtes.

État de
l'Anatomie
dans le 17e
ſiècle.

---

(1) Stenon a préparé de cette manière deux cœurs pour
Ruyſch. *Duo corda à clariſſimo Stenonio poſt decoctionem ità*
præparata, ut fibrarum curſus luce meridianâ clariùs videri
poſſint. Atque quod notatu dignum, iſthæc corda pro me diſſe-
cuit eximius ille Anatomicus, paucis diebus antequàm ani-
mam Deo redderet, ultimumque fuerunt ejus cultri Anatomici
ſubjectum, referente nobiliſſimo & curioſiſſimo Domino Ker-
ckringio, qui mihi ea tradidit. Ruyſch, muſæum Anatomicum, ſive Catalogus Rariorum, pag. 181.

» Ce tubercule sert à diriger le cours du
» sang qui vient de la veine cave supé-
» rieure dans l'oreillette : sans lui, ce même
» sang tomberoit directement sur l'em-
» bouchure de la veine cave inférieure ;
» il se formeroit deux jets opposés, ce
» qui troubleroit la circulation. La rec-
» titude du corps de l'homme nécessitoit
» cette précaution de la nature : aussi ce
» tubercule est-il plus considérable dans
» l'homme que dans les quadrupèdes (1) ».

Ce tubercule représenté dans la première
planche du traité du cœur de Lower a
retenu le nom de son Auteur. Plusieurs
anatomistes en ont parlé comme d'une découverte précieuse. Mais ceux qui dans la
suite ont examiné la chose de plus près,
ont vu clairement que ce tubercule n'existe

(1) *Itaque ante limen auriculæ dextræ, nempè eo loci ubi vena cava ascendens cum descendente congressa alveum suum in auriculam cordis exonerare parata est, tuberculum quoddam à subjecta pinguedine elatum & notatu valdè dignum occurrit, cujus obtentu sanguis per venam descendentem delapsus in auriculam divertitur, qui alioquin in venam ascendentem decumbens sanguinem per istam cor versùs assurgentem reprimeret valdè & retardaret : & quoniam in erecto corporis situ atque figura majus indè periculum immineret, ideò vena cava in humano genere hoc majus & longè eminentius obtinuit, &c.* Lower, Tractatus de corde, pag. 44.

point & que la veine cave supérieure ne forme point avec l'inférieure dans l'endroit de leur union à l'oreillette droite, un angle aigu, comme Lower l'a imaginé. Au contraire, le sac commun des deux veines caves est convexe en dehors (1).

Vieussens, qui plusieurs années après Lower a publié aussi un traité du cœur, a donné le nom d'isthme au rebord rougeâtre & circulaire du trou ovale (2). Il dit que *cet isthme sert suivant l'opinion la plus commune des Anatomistes, à empêcher que le sang qui descend par le tronc supérieur de la veine cave, ne s'oppose au mouvement de celui qui monte par le tronc inférieur de cette veine, & ne rende difficile son entrée dans l'oreillette droite, & dans le ventricule droit du cœur. Il ajoute que cet isthme est une espèce de muscle sphincter qui sert à rétrécir la portion de la veine cave par laquelle les deux troncs sont unis ensemble lorsqu'il se contracte, & à la dilater lorsqu'il s'allonge.* Tout cela prouve que Vieussens a attribué au rebord du trou ovale, le même usage que Lower avoit attribué à son tubercule, & qu'il a de plus supposé dans cette es-

______

(1) *Ruysch, Epistol. Anatom.* X, *Tabul.* XI, *fig.* 3 & 4.

(2) Traité de la structure du cœur, par Vieussens, pag. 37.

pèce d'anneau, un mécanisme qui n'existe point. C'est sans raison & sans nécessité qu'il a donné le nom d'isthme à une partie connue long-temps avant lui, & dont Fabrice d'Aquapendente, Folius, Mery & plusieurs autres, avoient donné une description particulière. Soyons clairs & précis, autant qu'il est possible de l'être, si nous voulons nous rendre intelligibles.

D'autres Anatomistes ont essayé très inutilement de mesurer la force du cœur. Borelli l'a évaluée à cent quatre-vingt mille livres. Jurin l'a crue égale à quinze livres, quatre onces. Keil la réduite à huit ou dix onces. Hales a présumé qu'elle est de cent treize livres dans le cheval, de cinquante & une livres dans l'homme, de trente cinq livres dans le mouton, de trente-trois, de dix neuf & même de onze livres dans divers chiens. Le secours des expériences a manqué absolument dans les tentatives qu'on a faites pour déterminer la force du cœur dans l'homme & dans les animaux. On est réduit à des conjectures qui ont vainement occupé les Géomètres. Nous savons seulement que cette force, quelle qu'elle soit, pousse le sang jusques dans les plus petites artères dont la contraction résiste continuellement à l'action du cœur:

les détours des vaisseaux, leurs angles, les frottemens, la pression des parties offrent des obstacles difficiles à vaincre à travers lesquels toute la masse du sang circule. Si l'on enfonce un tuyau dans le ventricule gauche d'un chien, le sang y jaillit & s'éleve à dix ou douze pieds, quand l'aorte est liée. Le poids qu'un homme tient dans sa main est soulevé à chaque pulsation des artères du bras & de la main. Toutes nos parties sont distendues à chaque battement du cœur, malgré la pesanteur immense de l'atmosphère. La force du cœur est donc très-grande, quoiqu'elle soit inconnue & incommensurable, malgré les calculs des Géomètres & les essais des Anatomistes qui n'ont présenté à l'esprit que des objets vagues & indéterminés (1).

La cause qui fait mouvoir le cœur est également inconnue. On l'a cherchée dans le fluide nerveux dont le cerveau est la source, parce qu'on a vu mourir en peu de jours des animaux auxquels on avoit lié ou coupé la huitième paire de nerfs, des deux côtés du col. Mais puisque l'action du cœur subsiste encore dans ces animaux,

____

(1) Senac, Traité de la structure du cœur, tom. 1, pag. 457.

pendant deux ou trois jours, après la ligature, ou la section de la huitième paire de
nerfs, il y a donc dans le cœur même un
principe de mouvement qui se conserve
indépendamment du commerce que cet organe peut avoir avec le cerveau (1). D'autres Anatomistes conduits par le hasard,
ont remarqué que le froid, la chaleur,
l'impression des corps irritans avoient la
faculté de ranimer le cœur, lors même
que la mort avoit arrêté ses derniers mouvemens. Des expériences nombreuses attestent cette vérité. On en a conclu que la cause
du mouvement du cœur est attachée au
cœur même, puisqu'il a le privilége de donner des marques sensibles de son action,
lorsque la mort a engourdi les autres organes. Quel est donc ce ressort puissant que
la chaleur, l'irritation font mouvoir, que
nos passions, la douleur, les maladies, les
alimens, augmentent ou affoiblissent, en un
mot qui est soumis à l'action de tant de
causes qui nous environnent & que nous

(1) *Willis, cerebri Anatome, cap. 24. — Baglivi, Dif-
sertat. de Observat. Anatom. & Practic. Experiment. 8, pag.
677. — Lower, de corde, cap. 2. — Boyle, History of the
Royal Society by Thom. Birch, tom. 1, pag. 504. — Morgagni, Epistol. Anatom. 13, N° 27.*

portons

portons en nous mêmes? Eft-ce le fang qui fait mouvoir le cœur en l'irritant, comme Berger, Lancifi, Senac & Haller l'ont enfeigné d'après les expériences de Harvei (1), de Stenon (2), de Peyer (3), de Wepfer (4), & de plufieurs autres qui arrêtoient les mouvemens du cœur, ou les faifoient renaître à volonté, en permettant au fang de circuler dans cet organe, ou en fufpendant fon cours par des ligatures faites à la veine-cave? Mais fi la contraction du cœur dépend de la préfence du fang, quelle fera la caufe de fa dilatation? Les chofes fe paffent-elles dans tous les inftans de la vie, comme dans une expérience d'Anatomie? Le cœur eft-il tantôt vuide & tantôt plein de fang, pour qu'il fe contracte & fe dilate alternativement? D'ailleurs, en fuppofant que cette opinion eft véritable, n'en réfulte-t'il pas qu'on ne devroit jamais mourir, parce que le fang étant l'aiguillon qui fait mouvoir le cœur, la mort ne devroit arriver que lorfque cet organe feroit abfolument vuide de fang. Il eft pourtant fou-

État de l'Anatomie dans le 17e fiècle.

(1) *De motu cordis, cap.* 4.

(2) *Acta Hafnienfia, tom.* 2, *Obf.* 46, *ann.* 1673.

(3) *Parerg.* 7.

(4) *Cicuta aquat. cap.* 8.

P

vent rempli de ce fluide après la mort.
Pourquoi donc le cœur ceſſe-t'il de ſe mouvoir, malgré la cauſe toujours préſente de
ſon mouvement (1) ?

Si la cauſe du mouvement du cœur eſt inconnue, celle qui nous fait digérer, celle qui
change, dans l'eſtomac d'un homme ſain,
les alimens en une liqueur blanche qu'on
appelle chyle, l'eſt également. Nous ne
ſavons point comment le chyle ſe change
en ſang, comment ce ſang nous nourrit,
nous fait croître, & comment il fournit la
matière de toutes nos ſécrétions. Les Phyſiologiſtes ont vainement entaſſé ſyſtême ſur
ſyſtême pour expliquer ce mécaniſme. Les
uns ont dit que la digeſtion s'opère par le
moyen d'une fermentation, d'autres ont aſ-
ſuré que les alimens ſont triturés ou broyés
dans l'eſtomac, quelques-uns ſe ſont contentés d'admettre une ſimple diſſolution,
d'autres ont prétendu qu'il ſe fait une effer-
veſcence qui reſulte du mêlange d'un acide
avec un alkali, &c. &c. Selon Pitcarn, (2)
la force avec laquelle l'eſtomac ſe contracte,
eſt égale à un poids de douze mille neuf cent

---

(1) *Haen, ratio medendi, pars nona, cap.* 4.

(2) *De motu quo cibi in ventriculo rediguntur. Leidæ,*
1693, in-quarto.

cinquante-une livre. Fracaffini (1) l'évalue
à cent dix-fept mille quatre-vingt-huit livres.
Tous deux ont écrit que la force de l'eftomac,
des mufcles du bas-ventre & du diaphragme,
eft de quatre cent foixante-un mille deux
cent dix-neuf livres, ou feulement, felon
Wainewrigth, de deux cent foixante mille
livres. Aftruc n'accorde, au contraire, à
l'eftomac que trois onces de force.

Selon Galien, la rate attire, par une veine
très courte, le fuc mélancolique ou atrabilaire engendré dans le foie; elle le conferve,
le cuit, le prépare, s'en nourrit, puis elle
en rejette, par une autre veine, *vas breve*,
dans l'eftomac, le refidu altéré, devenu noir,
aftringent, acerbe, qui aide la digeftion en
irritant doucement l'eftomac. Cette opinion,
adoptée d'abord par les Arabes, a été fuivie
par tous les Anatomiftes jufques dans le
fiècle dernier. Van-Helmont l'accrédita de
toute fon autorité dans un Ouvrage intitulé
Sextuplex digeftio alimenti humani. Riolan (2),

---

(1) *De natura morbi hypochondriaci. Verona, 1756,
in-octavo.*

(2) *In lienofis à vafe brevi fapiffimè copiofas & immodi-
cas fanguinis fufquedeque rejectiones emanaré vidi. In quodam nobili fenatore qui rejectione fanguinis per fuperiora &
inferiora è liene prodeuntis interiit, deprehendi vas breve mi-*

Bartholin (1) & quelques-autres assurèrent
avoir vu l'orifice de ce vaisseau court, dilaté,
s'ouvrir dans l'estomac, & y verser l'humeur
atrabilaire que des malades avoient rejetée,
pendant la vie, par les selles & par le vomissement. Cependant Vesale avoit, depuis
long-tems, révoqué en doute l'existence de
ce conduit (2) : Schneider fut un des premiers
qui acheva de détruire cette vieille erreur (3).
Après lui, les Anatomistes convinrent que
la rate n'envoie point dans l'estomac un suc
acide ou atrabilaire, utile à la digestion, &
que les matières noires que les personnes
attaquées d'obstructions au foie ou à la rate,
rendent quelquefois par le vomissement, ne

---

*nimi digiti magnitudine latum & in ventriculum adapertum.
Notavit Valverda, lib. 6, cap. 5, in cadavere aperto Cardi-
nalis de Cibo, qui vomitu sanguinis interierat, compresso
liene ventriculum repleri sanguine, qui per vas breve deriva-
batur. Anthropog. lib. 2, cap. 17, pag. 114.*

(1) *Centur. 1, Histor. 80, & Centur. 3, Histor. 61.*

(2) *Lib. 5, cap. 9.*

(3) *Saporem hunc acidum lieni plures attribuunt, imme-
ritò equidem, dùm ab hoc nihil quicquam neque limus, neque
humor, neque spiritus acidus ad promovendam digestionem,
aut incitandum appetitum, aliamve ob causam, ad ventriculum feratur : ratio est quia nulla est via, neque ulli à liene
in ventriculum immediati ductus. De Catarrhis, lib. 3, cap.
2, pag. 43.*

font que du sang diffous & mêlé avec les sucs naturellement contenus dans l'estomac.

Cette ignorance, dans laquelle les Anatomistes nous ont laissés sur le mécanisme de presque tous nos organes, n'a pu être vaincue par le travail le plus opiniâtre. Tous leurs efforts ont abouti à bien décrire ces mêmes organes. Ainsi, la partie matérielle de l'art est la seule qui ait été cultivée avec fruit : l'exactitude est venue au secours de la stérilité. La figure de l'estomac, sa situation, sa structure à peu près semblable à celle de l'œsophage & des intestins, ses orifices, ses deux courbures dans lesquelles Nuck a découvert quelques glandes lymphatiques (1), ses rides ou replis disposés en manière de valvules, ses houpes ou mamelons nerveux (2), enfin, ses petites glandes muqueuses, destinées à filtrer une liqueur que l'on croit être semblable à la salive, & que l'on nomme le suc gastrique (3); tous ces détails, dis-je,

(1) *Adenographia*, pag. 6. *Glandula ventriculi superna* & *inferna*.

(2) *Ruysch*, *Thesaur.* 7, No 40. — *Adversar. Anat. Decad.* 3, No 10, *pag.* 33.

(3) *Harder*, *Apiarium*, *Obs.* 46. *Ruysch*, *Thesaur.* 2, *Tabul.* 5, *Thesaur.* 4, No 92, *Thesaur.* 6, No 33. *Willis*, *Pharmac. rational.* pag. 13, *Tabul.* 4, *Fig.* 3. *Wepfer*,

appartiennent aux Anatomistes du siècle dernier.

Gaspard Bartholin expliqua comment le péritoine recouvre les viscères du bas‑ventre (1) : il observa que cette membrane manque dans la grande & la petite courbure de l'estomac, où elle est remplacée par l'épiploon. Au commencement de ce siècle, Heister (2) & Kaw-Boerhave (3) démontrèrent

---

Éphém. des Curieux de la Nature, Décad. 2, ann. 6, 1688, Append.

(1) « Le péritoine n'enveloppe pas entièrement les viscères
» contenus dans la cavité du ventre, mais il laisse à nud
» la partie de ces viscères qui tient au reste du corps, de
» sorte que la plupart sont, à proprement parler, hors du
» péritoine, comme le sont évidemment tous les gros vais‑
» seaux. Pour se faire une idée juste de cette disposition, il
» faut s'imaginer les cavités de la poitrine & du ventre toutes
» vuides, & tapissées de la plèvre & du péritoine, sous les‑
» quelles sont cachés seulement les premiers rudimens, &,
» pour ainsi dire, les germes des viscères qui prendroient
» naissance des gros vaisseaux. On conçoit qu'à mesure
» qu'ils augmenteroient de volume, ils éleveroient ces mem‑
» branes au-dessus d'eux, & qu'ils en seroient recouverts &
» embrassés à leur surface extérieure, excepté à l'endroit de
» leur connexion avec le reste du corps ». *Bartholin, Actes
de Copenhague, ann.* 1677. *Dissertation sur l'ordre qu'on
peut suivre dans les Démonstrations anatomiques, & sur la
manière de préparer certaines parties.*

(2) *Comp. Anat. Not.* 5.

(3) *Perspirat. Hipp. dicta.*

qu'il n'y a point de glandes dans le péritoine,
& que la férofité limpide qui fuinte de l'intérieur de cette membrane & de la furface de
tous nos vifcères, eft le produit d'une fécrétion, opérée par les artères capillaires. Dans
le même tems, Winslow (1) découvrit, fous
le grand lobe du foie une ouverture ovale,
d'environ quatre ou cinq lignes de diamètre,
& particulière à l'épiploon que l'on peut remplir d'air à volonté, en foufflant avec un
tuyau dans cette ouverture ovale. L'air introduit par cet artifice dans le grand & le petit épiploon, s'infinue dans le mefocolon tranfverfe, & paffe jufques dans les petites cellules
graiffeufes attachées à la furface de l'inteftin
colon, nommées *appendices épiploïques*, &
dont Vefale a donné le premier la defcription (2).

Le pancreas eft une glande fituée tranfverfalement fous l'eftomac, dans le méfocolon
tranfverfe. En 1641, Maurice Hofman découvrit par hafard dans un coq d'Inde le canal excréteur de cette glande, & le fit voir à

---

(1) Acad. des Sciences, ann. 1715.

(2) *Exteriori autem coli inteftini fuperficiei, quâ id recto
proximum eft, & ipfi quoque recto, pingues quidam appendices
magno numero paffim fubindè ac peculiariter adnafcuntur.*
Corp. Hum. Fab. lib. 5, cap. 5. — Winflow, N° 365.

P iv

Wirfung, chez lequel il étoit logé à Padoue (1). Celui-ci chercha & trouva dans l'homme, dans le fœtus & dans différens animaux le même canal, le démontra l'année fuivante, 1642, à Bartholin, & le fit repréfenter dans une planche gravée. Comme il ignoroit le véritable ufage du pancreas & de fon canal, il écrivit à Riolan, fon premier Maître en Anatomie, une lettre datée de Padoue, le 7 Juillet 1643, dans laquelle il lui demandoit des éclairciffemens fur ce fujet. Riolan répondit que le pancreas fert d'*émonctoire* au foie & à la rate; qu'il s'imbibe de la partie impure du chyle; qu'il eft le couffin de l'eftomac, le foutien de la veine-porte, & le corps abforbant des vapeurs du bas-ventre (2). C'étoit l'opinion de tous les Anatomiftes. Wirfung n'eut pas le tems de perfectionner une découverte qui a rendu fon nom célèbre, à laquelle Maurice Hofman a eu peut-être la plus grande part : il mourut le 22 Août 1643 (3).

---

(1) *Thom. Bartholin, Anatom. renovat. lib.* 1, *cap.* 13, *pag.* 113. — *Franck de Franckenau, Satyra medica, pag.* 617.

(2) *Riolani opera. Lut. Paris,* 1649, *in-fol.* pag. 812.

(3) *Die 22 Augufti,* 1643, *iliuxit fatalis dies nobil. excellent. & clar. Viro D. Joan. Georgio Wirfung, Philofophiæ*

Quelques années après sa mort, François Sylvius de le Boë, premier Professeur de Médecine Pratique dans l'université de Leyde, & Regner de Graaf son disciple, reconnurent que l'usage du pancreas est de séparer du sang une liqueur limpide & un peu visqueuse. Graaf imagina, dès l'année 1662, une expérience par laquelle il vint à bout de recueillir une certaine quantité de cette liqueur. Il ouvroit l'intestin duodenum à des chiens vivans, introduisoit dans le canal du pancreas un tuyau de plume qui aboutissoit à une phiole, & lioit ensuite le goulot de cette phiole à l'intestin (1). Par cet artifice, un gros chien fournit, dans l'espace d'une heure, une once de suc pancréatique. Sylvius de le

État de l'Anatomie dans le 17e siècle.

---

ac Medicinæ Doctori, inclytæ Nationis nostræ Assessori honorando, qui circà 24 noctis horam, ex solito, sub propria domûs janua, familiariter cum aliquibus dominis concivibus eodem contubernio utentibus conversatus, à D. Jacobo Cambier, ob nescio quod odium privatum, sclopeto majori, quod Carabine vulgò dicunt, petitus, globoque transjectus cum sanguinis copia simul & animam fudit, hæc verba identidem repetens : « Son morto io, ô Cambier, ô Cambier ». Morgagni, Epistol. Anatom. 1, pag. 98, N° 85.

(1) Tractatus Anatomico-Medicus de succi pancreatici natura & usu. Lugd. Batav. 1664, in-12.

Boë, témoin de plusieurs expériences semblables, prononça que le suc pancréatique
étoit acide, & que, mêlé dans l'intestin
duodenum avec la bile, qui, selon le même
Auteur, étoit alkaline, il en résultoit une
fermentation nécessaire à la digestion des
alimens Graaf appuya l'assertion du Professeur par l'observation suivante. Un ma-
telot, âgé de 30 ans, fut écrasé subitement
dans la ville d'Angers par la chûte d'une
poutre. Le cadavre ouvert, Graaf exprima
quelques gouttes de suc pancréatique, le
goûta, ainsi que les assistans, qui tous pro-
noncèrent qu'il étoit acide. Un autre disciple de Sylvius fit une nouvelle expérience
pour accréditer aussi l'opinion de son maître.
Il ouvroit le ventre d'un chien vivant, faisoit une ligature à l'intestin duodenum,
près le pylore, faisoit une seconde ligature au même intestin, au dessous de l'endroit où le canal pancréatique y aboutit,
& laissoit ensuite reposer l'animal pendant
trois ou quatre heures. Au bout de ce tems,
la portion de l'intestin duodenum com-
prise entre les deux ligatures, étoit très-
tuméfiée : en la perçant avec la pointe d'une
lancette, l'air en sortoit avec bruit, ce qui
prouve manifestement, disoit l'Auteur de
l'expérience, que la bile & le suc pancréa-

tique fermentent dans l'inteftin duodenum (1).

Toutes ces expériences trompeufes, ces
faux raifonnemens, donnèrent cependant de
la vogue au fyftême de Sylvius de le Boë.
Plufieurs Facultés de Médecine l'adoptèrent.
Willis, qui s'étoit déjà fait une réputation
par fes hypothèfes, qui admettoit une fermentation dans le cœur, dans l'eftomac,
dans la rate, dans le cerveau, dans prefque
toutes les parties du corps, qui prétendoit
que les mufcles ne fe contraétent, n'agiffent
que par l'effervefcence du fang avec les efprits animaux, ne fit point difficulté de
croire que l'alkali de la bile fe combinoit
avec l'acide du fuc pancréatique. On attribua
la caufe de plufieurs maladies, & fur-tout
des fièvres intermittentes, au vice de ce
fuc devenu trop fluide, ou trop épais, ou
trop acide. Le friffon qui précède la fièvre
fut regardé comme l'effet d'un acide fura-
bondant qu'il falloit affoiblir en donnant
des alkalis fixes, des abforbans, ou des hui-
leux (2).

____

(1) *Florentius Schuyl, de veteri Medicina. Leida,* 1670,
*in-*12.

' (2) Le fyftême de Sylvius de le Boë, eft, à peu de chofes
près, celui que Van-Helmont avoit propofé plufieurs années

Tout concouroit à détruire les vrais principes de la Médecine pratique & de la physiologie, lorsque la vérité fut enfin découverte. Pechlin (1), Brunner (2) & Drelincourt (3) anéantirent pour toujours les hypothèses & les fausses opinions de Sylvius
& de ses partisans. Plusieurs chiens, auxquels on retrancha la plus grande partie du
pancreas ; d'autres, auxquels on lia seulement le canal pancréatique, guérirent de
leurs blessures, & n'éprouvèrent aucun dérangement sensible dans leurs fonctions vi-
tales ou animales. On reconnut que ce suc,
objet de tant de discussions, n'est point acide
& ne fermente point avec la bile. Semblable
à la salive, il se mêle avec la pâte alimen-

___

auparavant. Ce Chimiste croyoit que les fonctions principales de l'économie animale, s'opèrent par la fermentation.
Il plaçoit dans l'estomac un acide qui devoit y fermenter utilement pour la digestion. Une de ses plus grandes erreurs, est
d'avoir pensé que les connoissances acquises par la Chimie,
devoient servir de base à la Médecine pratique ; & cette
vieille erreur n'est pas encore aujourd'hui entièrement détruite.

(1) *Metamorph. Apollin. & Æsculap. Leida*, 1673;
in-12.

(2) *Experiment. circà Pancreas. Amstelod.* 1683, *in*-4°.

(3) *Append. ad Doctores glandulosos. Leida*, 1680;
in-12.

taire pour la délayer, & ne coule dans l'intestin duodenum avec la bile, que pour en diminuer l'âcreré (1).

La figure du foie, sa situation exacte & son usage étoient déjà connus, lorsque Glisson observa que la veine-porte, dont les ramifications se distribuent dans toute la substance de ce viscère, a cela de particulier, qu'elle y fait fonction d'artère, en fournissant le sang destiné à la sécrétion de la bile (2). Il ajoute que ce tronc veineux a

(1) Le goût des Anatomistes du siècle dernier pour les expériences, les a engagés à rechercher quelle peut être la quantité de bile qui s'écoule dans un temps donné par le canal cholédoque dans l'intestin duodenum. Graaf évalue cette quantité à trois onces dans l'espace de six à sept heures. Keil dit qu'elle est de deux gros en une heure. Reverhorst, Heuermann & Tacconi, estiment qu'il passe six onces de bile en vingt-quatre heures dans le duodenum. Quoique le résultat de ces expériences faites sur des animaux, soit à peu-près le même, il n'est cependant pas possible d'avoir, sur cet objet, des notions bien exactes. Le volume du foie & l'amplitude de ses vaisseaux n'est point une règle sûre pour juger de la quantité précise de bile que ce viscère sépare. L'état de plénitude ou de vacuité de l'estomac, l'état sain ou morbifique, le mélange de cette liqueur avec le suc pancréatique, rendent l'expérience difficile & trompeuse. Malgré ces incertitudes & ces difficultés, Haller pense qu'il se sépare dans l'homme vingt-quatre onces de bile en vingt-quatre heures.

(2) *Quam primùm porta parenchyma hepatis ingreffa eft,*

des pulsations presque aussi fortes que celles d'une artère, & qu'elles sont produites par l'action de l'artère hépatique, du nerf hépatique & de la capsule du foie (1). Needham accrédita cette erreur, en donnant à la veine-porte le nom de cœur du bas-ventre, *cor abdominale* (2). Lister & Bellini assurèrent que cette veine est musculeuse, qu'elle se contracte & se relâche alternativement, afin de faire circuler le sang & la bile. Cette fausse doctrine subsista dans les Écoles pendant plus de cinquante ans. Reverhorst fut un des premiers qui prouva, par une suite d'expériences, que la veine-porte n'a aucune pulsation (3). Cowper, Fanton & plusieurs autres Anatomistes, reconnurent

protinus de officio, naturá atque dignitate arteriæ participat : excellit nempè communis venæ conditionem, proximèque ad arteriæ perfectionem accedit. Anatom. Hepat. cap. 42.

(1) Glisson a donné le nom de capsule du foie, ou de gaîne de la veine-porte, au tissu cellulaire qui enveloppe le tronc de cette veine & ses rameaux. Il dit avoir découvert en 1642 cette capsule qui porte encore aujourd'hui son nom : il croyoit qu'elle étoit charnue, & par conséquent susceptible de contraction. Voy z son Traité intitulé *Anatom. Hepat. cap.* 28 & 42.

(2) *De Formato fœtu, cap.* 5.

(3) *Dissertatio de motu bilis circulari. Leidæ,* 1692, *in quarto, pag.* 5.

enſuite que la capſule du foie n'eſt point compoſée de fibres charnues. Le ſentiment contraire avoit tellement prévalu , que Winſlow (1) a cru devoir avertir , dans ſon *Expoſition Anatomique* , imprimée en 1732 , que " le battement de l'artère cœliaque en » impoſe à ceux qui attribuent un pareil » mouvement à la capſule du foie, croyant, » par là, expliquer la fonction artérielle de » la veine-porte. Le ſang contenu dans » cette veine n'a pas beſoin d'être pouſſé à » coup de piſton : une pareille rapidité au- » roit nui à la ſécrétion d'une huile auſſi » fine que la bile , dont la ſécrétion de- » mande un mouvement très-lent & preſ- » que inſenſible ».

La ſtructure des inteſtins eſt à peu-près la même que celle de l'eſtomac. On les a di- viſé en grêles & en gros. Les premiers , c'eſt-à-dire les inteſtins grêles , ſont beau- coup plus longs que les gros inteſtins , dans la proportion de 5 à 3. Cependant ils ne forment tous qu'un ſeul canal continu, un peu plus large dans ſon bord flottant que dans l'endroit où il eſt attaché au méſentère. La longueur de ce canal , conſidérée rela- tivement à celle du corps , n'eſt point la

______

(4) N° 282.

même dans tous les individus. Dans les uns, les inteſtins n'ont que trois, quatre ou cinq fois la longueur du corps, tandis que dans d'autres ils ſont ſept, huit, ou même neuf fois plus longs que le ſujet lui-même (1). Si un homme a cinq pieds de haut, dit Piccolhomini, ſes inteſtins ont trente pieds de long : s'il a ſix pieds, ſes inteſtins en ont trente-ſix (2). Quoiqu'il n'y ait rien de bien poſitif à cet égard, néanmoins Spigel a dit, avec la plupart des Anatomiſtes, que la longueur des inteſtins eſt de ſix fois celle de la hauteur du corps (3). Leurs différentes tuniques ou membranes, ſavoir l'extérieure qui vient du péritoine, la muſculeuſe, & celle qu'on nomme veloutée, avoient été indiquées dans le ſeizième ſiècle par Fallope (4). Cent ans après, Ruyſch & Willis

---

(1) *Riolan. opera. Pariſiis, 1649, in-folio, pag. 100. Anthropog. lib. 2, cap. 14. Paré, liv. 3, chap. 15, pag. 73. Laurent. Anat. cap. 11.*

(2) *Riolan, ibid.*

(3) *Longitudinem autem tantam habent inteſtina, ut quatuordecim ferè ulnas patavinas æquent, vel ſi mavis cum cæteris Anatomicis efferre, ſumpta menſura à corporis proportione, ſexies longiora ſint eo homine, cujus ſunt inteſtina.* Spigel, *human. corp. fabric. lib. 8, cap. 9, pag. 227, in-fol.*

(4) *Fallopii opera, 1584, in-fol. p. 257. Obſ. Anatom.*

les

les ont décrites avec plus d'exactitude (1).
Verheyen a donné le nom de tunique
vasculeuse à un réseau d'artères, de veines &
de nerfs, qui entoure le canal intestinal (2).
Kerkring a nommé *Valvules conniventes*
des espèces de rides ou de replis qu'on observe dans l'intérieur de ce canal : & cet
Auteur, en les faisant représenter, en a parlé
comme d'une découverte qui lui étoit propre, quoique les plus anciens Anatomistes
les eussent connues (3). Ces valvules sont
formées en grande partie par la membrane
dite veloutée, à laquelle Galeati a donné le
nom de membrane *cribriforme* (4), parce
qu'en l'examinant à la loupe, il lui a paru
qu'elle étoit percée, dans toute son étendue,
d'une infinité de petits trous. Si l'on fait
tremper dans de l'eau une portion d'intestin
grêle, dont on aura d'abord bien lavé l'intérieur, on verra, d'après les observations
de Lieberkühn (5), que cette membrane

État de
l'Anatomie
dans le 17e
siècle.

(1) *Willis, Pharmaceutice rational. cap.* 2, *tabul.* 6,
— *Ruysch, Thesaur. Anat.* 7, No 40.

(2) *Tabul.* 7, *fig.* 1, *litt.* **D.**

(3) *Kerkring, Observat. Anatom. Obs.* 39, *pag.* 85.

(4) *Commentar. de Bononienf. scient. institut. T.* 2, *de
tunica cribriformi intestinorum.*

(5) *Dissertat. Anat. de fabrica & actione villorum intestin.
hominis. Lugd. Batav.* 1744, *in-quarto.*

Q

veloutée ou cribriforme eft compofée elle-même d'une infinité de très-petites membranes coniques, libres & comme flottantes, fituées très-près les unes des autres. Cés petites membranes ou poils, *villi*, ont tout au plus la cinquième partie d'une ligne de long. Chacune d'elles eft formée d'une artériole, d'une petite veine, d'un filet de nerf, d'une veine lactée qui en fait la pointe & qui paroît gonflée comme une ampoule, ou véficule ovale. Une injection faite avec fuccès dans l'artère & dans la veine méfentérique, & une bonne loupe, fuffifent pour répéter ces obfervations (1). Entre ces mamelons fpongieux, ou petites membranes

(1) Lieberkün, l'un des plus ingénieux Anatomiftes de ce fiècle, naquit à Berlin le 5 Septembre 1711, & mourut dans fa 46e année. S'il y eut jamais un efprit inventif, ç'a été le fien. Non-feulement il poffédoit toute la théorie des inftrumens de phyfique, mais il les conftruifoit lui-même beaucoup mieux que les plus habiles Ouvriers. Il a fait des télefcopes, des microfcopes, des machines pneumatiques, des pyromètres, des fufils à vent, &c. & dans tout ce travail il n'a rien dû qu'à lui-même, n'ayant jamais travaillé fous aucun maître. On affure qu'il eft le véritable auteur des préparations par corrofion, dont il a donné la compofition dans les Mémoires de l'Académie de Berlin, tom. 5. année 1749. Il a inventé un microfcope anatomique, dont on trouve la figure & la defcription dans les Mémoires de la même Académie, tome I, année 1745.

coniques, font fituées plufieurs petites glandes ovales d'une demi-ligne de diamètre : les unes font ifolées, les autres font raffemblées par tas. Marc-Aurèle Séverin eft le premier qui les ait apperçues dans les animaux (1). Peyer & Brunner, dont elles portent le nom, les ont vues dans l'homme après Wepfer. Ruyfch & Pechlin en ont donné enfuite une bonne defcription (2). Ces glandes exiftent dans les gros inteftins & dans les grêles.

Les trois bandes blanches, nommées vulgairement ligamenteufes, quoiqu'elles foient charnues, qui divifent en trois parties longitudinales le cœcum & le colon, qui recouvrent d'abord toute la convexité de l'appendice vermiforme, & vont enfuite s'épanouir fur le rectum ; ces trois bandes, dis-je, ont été premièrement obfervées fur le cadavre d'une femme morte en couches, par Dubois, furnommé Sylvius, Médecin de Paris (3). Véfale & Euftachi les ont fait

---

(1) *Zootom. democrit.* pag. 299.

(2) *Ruyfch, Thefaur.* 1, *Affer.* 2, N_o 4, *pag.* 19. — *Thefaur.* 4, *Affer.* 4, N_o 74, *pag.* 18. — *Thefaur.* 9, *Affer.* 5, N_o 81, *pag.* 37. — *Peyer, Glandul. inteftinal. Defcriptio, cap.* 2, *pag.* 13, *tab.* 3, *fig.* 3, *litt.* E.

(3) *Colon tres villorum rectorum ordines habuit, fingulo*

enfuite repréfenter : mais comme il y a une de ces trois bandes qui eft cachée fous le méfocolon, tandis que les deux autres font vifibles fans aucune préparation , quelques Anatomiftes du fiècle dernier , tels que Riolan , Bartholin & autres , crurent qu'il n'y avoit réellement que deux bandes ligamenteufes. Cependant Ruyfch en décrivit trois dans l'homme & dans le cheval (1). Morgagni fit enfuite obferver la caufe de l'erreur commune fur le nombre toujours conftant de ces trois bandes mufculaires qui, par leur fituation & leur action , forment les cellules du cœcum & du colon , en fronçant de diftance en diftance la totalité de chacun de ces inteftins (2).

Le mouvement par lequel les matières contenues dans les inteftins grêles & gros font portées jufques dans le rectum, a été nommé par les plus anciens Anatomiftes, mouvement *périftaltique*. On peut l'obferver

---

digiti parvi latitudine : qui ubi rectum inteftinum minus colo capax attigerunt, id undique cingunt. Sylvius, Ifagoge, p. 145. Paris, 1587. *in-12.*

(1) *Triplex ligamentum in colo, ficut in homine. Hinc triplices quoque funt valvulæ conniventes in colo cellulas repræfentantes.* Ruyfch, mufœum Anatom. pag. 149.

(2) *Adverf. Anatom. III. Animadv.* 14.

aifément dans les animaux (1), & quelquefois dans l'homme (2). On voit les inteftins fe rétrécir & fe dilater alternativement,
tantôt dans un endroit, tantôt dans un autre;

(1) *Riolan. Anthropogr. lib.* 7. pag. 16. — *Van Helmont
de Flatibus* , n°. 38.

(2) A la fuite d'une plaie pénétrante dans le ventre avec
iffue d'inteftin , & lorfqu'il fe forme un anus artificiel après
une hernie terminée par gangrène, Méry dit avoir vu diftinctement dans le cadavre d'une femme le mouvement périftaltique. *Hiftoire de l'Acad. des Sciences* , année 1699. p. 50.
Bouchard , Médecin de Befançon , a communiqué à l'Académie des Curieux de la Nature , une Obfervation fur une
portion d'inteftin colon qui fortoit du ventre d'un mendiant.
Il eut piufieurs fois occafion d'obferver le mouvement périftaltique de cet inteftin, qui s'allongeoit de la longueur d'une
palme , & fe raccourciffoit après s'être vuidé , en augmentant
en épaiffeur , de forte qu'il n'en paroiffoit plus qu'une petite
portion , fans qu'il en fût cependant rentré dans la capacité
du ventre, ce qui lui parut furprenant. Voyez les Ephémé-
mérides des Curieux de la Nature, Déc. 1. ann. 3. 1672. Obf. 8.
Harder a obfervé le mouvement périftaltique dans des animaux vivans , & dans une femme qui a vécu plufieurs années
ayant une partie des inteftins hors du ventre & à découvert.
Si l'on caufoit la plus légère irritation au canal inteftinal , le
mouvement périftaltique fe dirigeoit conftamment vers l'endroit irrité. Voyez les Ephémérides de l'Académie des Curieux
de la Nature , Décad. 2. ann. 6. 1688. Appendix. Wepfer &
Brunner ont vu que ce mouvement eft femblable à celui d'un
ver, qu'il commence tantôt au pylore , tantôt au rectum ,
d'autres fois au milieu des inteftins , & qu'il fe dirige alterna-

les fibres musculaires former en se contractant des anneaux d'espace en espace. Riolan a comparé ce mouvement à celui d'un ver ou d'un serpent qui rampe, & l'a nommé *vermiculaire*.

Le mouvement *antipéristaltique* est celui par lequel les alimens, contenus dans les intestins, sont portés de bas en haut, en rétrogradant vers le pylore. C'est un état violent & contre nature, qui n'a lieu que lorsqu'un obstacle quelconque s'oppose au passage libre des matières.

Quelques Anatomistes du siècle dernier, tels que Highmor (1), Wharton (2) & autres, ayant reconnu qu'il y a dans les gros intestins des veines lactées, semblables à celles qui naissent de la substance veloutée des intestins grêles, cette découverte autorisa les Praticiens à faire administrer aux malades, dans des cas de nécessité, des lavemens nourrissans, c'est à dire, des bouillons pris sous cette forme. Avant la découverte des veines

---

tivement de haut en bas, & de bas en haut. Il continue long temps & même après la mort, tant que l'estomac & les intestins conservent leur chaleur.

(1) *Corp. human. Disquisit. Anatom. lib.* 1. *part.* 2. *pag.* 28.

(2) *Adenograph. cap.* 8.

lactées, on croyoit que le chyle contenu dans les intestins, étoit pompé & porté dans le sang par l'orifice des veines sanguines du méfentère, & l'on tâchoit de suppléer par des lavemens de bouillons à la nourriture que les malades ne pouvoient prendre par la voie naturelle qui étoit entièrement fermée. Le succès rendit cette pratique familière aux anciens (1).

Les modernes, mieux instruits sur le genre de vaiffeaux deftinés à pomper le chyle , n'ont point négligé de se servir d'un moyen qui a été efficace dans quelques circonftances (2).

On a déjà dit qu'Ariftote, Pline & Galien avoient obfervé dans quelques animaux que les tefticules, au lieu d'être fitués dans le

État de l'Anatomie dans le 17e fiècle.

----

(1) Confultez la Differtation de Triller, intitulée : *De Clyfterum nutrientium antiquitate & ufu. Vitemberga.* 1750. *in-4°. — Venæ quædam ex mefenteriis perveniunt quæ extremam fucci portionem exfugunt, item fi quid infunditur per clyfterem, alimentum recipiunt ægri, non novo ut quidam putant invento.* Alexand. Benedicti Anatomice. Argentorati. 1528. *in-*12. lib. 2. cap. 6.

(2) Fabrice de Hilden rapporte qu'une femme enceinte qui ne pouvoit prendre par la bouche aucun aliment folide, ou fluide, vécut pendant fix femaines par le moyen des lavemens nourriffans. *Voyez Fabric. Hildan. Centur.* 4. *Obf.* 30.

scrotum, étoient renfermés dans le ventre, au-dessous & près des reins. Quelques Anatomistes du siècle dernier ont fait la même observation sur des fœtus humains qui n'avoient pas encore atteint le terme de neuf mois (1). Ce n'est qu'en 1744 que Haller a entrevu le premier le mécanisme de la nature dans cette opération. Nous savons aujourd'hui que dans tous les fœtus humains, encore éloignés du terme de la naissance, les testicules sont situés immédiatement au-dessous des reins, sur la partie antérieure du muscle psoas, & à côté du rectum, à l'endroit où cet intestin s'enfonce dans la cavité du bassin. Le péritoine forme un prolongement cylindrique qui s'étend comme une gaîne depuis le lieu qu'occupent alors les testicules, jusqu'au fond du scrotum. Cette gaîne est ouverte dans sa partie supérieure au-dessous & à côté du rein : elle est destinée à former dans la suite la tunique vaginale des testicules. On ne peut dire pré-

---

(1) *Riolan. Anthropog. lib. 6. capit. ultim. Paw Obs. Anat. Obs.* 17. *G. F. Hildan. Obs. Chirurg. Centur.* 2. *Obs.* 59. *Harvei generat. animal. exercitat.* 56. *Graaf viror. organ. pag.* 4. Littre, Mémoires de l'Académie des Sciences, année 1709. pag. 13. *Ger. Blasii, Obs. Anatom. in Homin. Lugd. Batav.* 1674. in 12 *pag.* 7.

cifément en quel tems ils commencent à
changer de pofition, ce changement fe faifant plutôt chez les uns & plus tard chez les
autres. Néanmoins on les trouve affez com-
munément renfermés dans le ventre à fept
mois, & hors de cette capacité dans le
courant du neuvième. Peu de tems après la
naiffance, toute communication ceffe entre
la cavité du ventre & celle des bourfes. La
gaîne membraneufe qui aboutiffoit à ces
deux cavités fe rétrécit, & fe ferme tout-
à-fait vers l'anneau, lorfque les tefticules
font defcendus dans le fcrotum. Si ce ref-
ferrement ne fe fait pas dans le tems convenable, & fi la gaîne refte ouverte par la
préfence d'une portion d'inteftin, il en réfulte une hernie qu'on appelle de naiffance,
dans laquelle le tefticule & l'inteftin font
renfermés dans la tunique vaginale (1).

Les anciens Anatomiftes, plus occupés de
la diffection des animaux que de celle de

---

(1) Confultez fur cette matière les ouvrages de Huntèr,
Pott & Arnaud. Les tefticules ne defcendent pas toujours dans
les bourfes au temps marqué par la nature ; ils s'arrêtent
quelquefois dans les anneaux, ou bien ils reftent cachés dans
le ventre pendant toute la vie, ce qui eft encore plus rare. Voyez
Harder Apiarium Obf. 100. *Bartholin Hiftor. Anatom. Centur.*
1. *Hiftor.* 36. *Riolan Antrop. lib.* 2. *Cap.* 31. *Cabrol alpha-
bet Anat. Obf.* 3. *Schurigius fpermatolog. Cap.* 9.

l'homme, avoient observé dans quelques quadrupèdes cette gaîne ou prolongement du péritoine depuis les reins jusqu'à la partie inférieure du scrotum. Ils croyoient que cette structure, qui existe réellement dans le fœtus, étoit la même dans l'homme adulte. Cette analogie trompeuse a été une source d'erreurs dans la pratique Chirurgicale (1).

Méry est le premier qui a très-bien expliqué, d'après les connoissances qu'il avoit puisées dans l'étude de l'Anatomie comparée, comment une portion d'épiploon pouvoit être contenue dans la tunique vaginale avec le testicule dans une hernie de naissance. Il dit : » qu'on ne peut rendre
» raison de cette union extraordinaire de
» l'épiploon avec le testicule, qu'en sup-
» posant une gaîne naturelle au péritoine,
» semblable à celle qui se rencontre dans
» les mâles de plusieurs espèces d'animaux :
» cette gaîne, naturellement creuse, com-
» munique dans la capacité du ventre ; elle

―――――

(1) Vésale, Fallope, Franco, Nuck & plusieurs autres ont dit que le péritoine formoit dans l'homme un prolongement en manière de gaîne, pour le passage des vaisseaux spermatiques. Ruysch a réfuté le premier cette erreur : Voyez *Thesaur.* 7. N°. 51. pag. 14. Voyez *Graaf de virorum organis* pag. 10.

» s'étend depuis les îles jufques dans le fond
» du fcrotum , & renferme les vaiffeaux
» fpermatiques avec le tefticule, qui font
» attachés à fa furface intérieure par une
» membrane très-déliée , large d'environ
» deux lignes, & de la longueur de la gaîne
» même.

» Cela fuppofé, il eft aifé de s'imaginer
» que l'épiploon, defcendu dans cette gaîne,
» a pu s'unir facilement aux vaiffeaux fémi-
» naires & au tefticule, par le long féjour
» qu'il a fait dans fa cavité ; ce qui paroît
» d'autant plus vraifemblable, que l'épiploon
» s'eft trouvé parfaitement fain , & que la
» tumeur qu'il formoit autour du tefticule,
» n'a jamais pu rentrer dans le ventre (1).

Lorfque Méry publia fon obfervation,
perfonne ne fut éclairé par ces premiers
rayons de la vérité. Ceux même qui, avant
lui, avoient obfervé la pofition des tefticules
dans le ventre de quelques fœtus, en avoient
parlé comme d'une chofe extraordinaire &
monftrueufe. On ne voyoit point le rapport
de tous ces faits entr'eux, on n'y penfoit
même pas. Ce ne fut que cinquante ans
après, que Haller & Hunter inftruits par
l'Anatomie de la pofition conftante des tef

____

(1) Mém. de l'Acad. des Sciences, ann. 1701. pag. 282.

ticules dans le ventre du fœtus, découvrirent que la hernie de naiſſance eſt une ſuite de cette poſition ſingulière. Ce fut alors que les Érudits, qui cherchent & qui aiment à trouver les ſemences de tout dans les écrits de ceux qui nous ont précédé, citèrent l'obſervation de Méry, celles de quelques Anatomiſtes du ſiècle dernier, & même ce qu'Ariſtote, Pline & Galien avoient dit ſur cette matière par rapport aux animaux. Malgré toute cette érudition, & les ſpéculations des Phyſiologiſtes, on ignore pourquoi les teſticules du fœtus ſont renfermés dans le ventre au lieu d'être ſitués dans les bourſes, & l'on peut demander encore aujourd'hui quel peut être, à cet égard, le but de la nature qui ſemble, par cette opération, expoſer les enfans, dès l'inſtant de leur naiſſance, à une maladie ſouvent incurable ?

Lorſqu'on a ôté aux teſticules toutes les membranes qui les enveloppent, on n'apperçoit, au premier coup d'œil, qu'une ſubſtance pulpeuſe, molle & griſâtre ; mais ſi, à l'exemple de Ruyſch, on fait macérer long-tems cette ſubſtance pulpeuſe, on reconnoît qu'elle eſt compoſée d'une grande quantité de petits vaiſſeaux blancs, repliés ſur eux-mêmes, unis enſemble par un tiſſu cellulaire très-fin, & néanmoins diviſés par des cloifons membraneufes difpofées de manière qu'elles fe réuniffent le long d'un des bords du tefticule, pour former comme l'axe ou le noyau de cet organe (1). Highmor a pris cette ligne blanche, ou ce point de réunion de toutes les cloifons, pour un canal deftiné à verfer la liqueur fpermatique dans l'épididyme (2). Plufieurs Anatomiftes accueillirent cette fauffe découverte, & donnèrent à cette petite partie le nom de *corps* d'Highmor, qu'elle porte encore aujourd'hui (3). Un examen plus attentif a fait voir à Graaf que ce n'eft point un canal, mais une véritable cloifon celluleufe, très-adhérente à l'intérieur de la membrane qui

État de
l'Anatomie
dans le 17e
fiècle.

---

(1) *Ruyfch Thefaur.* 4. *Tabul.* 1. *Figur.* 2. *Thefaur.* 8. nº. 17. *Thefaur.* 9. nº. 88. *Tabul.* 3. *Figur.* 3. *Thefaur* 10. nº. 99. *Thefaur. maxim.* nº. 199. *Curæ renovatæ.* nº. 10.

(2) *Corp. human. difqu f. Anatom. Hagæ comit.* 1651. *in-fol. pag.* 91.

(3) Un François, nommé Claude Aubri, qui s'eft caché fous le nom de Valdius Dathirius Bonglarus, a fait imprimer en 1658, à Florence, une defcription latine, en une feule page, du tefticule de l'homme & de celui du fanglier, dans laquelle il affure que le *corps* d'Highmor eft un véritable canal qui fert à verfer dans l'épididyme la liqueur filtrée dans les vaiffeaux blancs du tefticule. Cette defcription a été réimprimée à Iène, & inférée depuis dans les Tranfactions philofophiques, anné 1668. nº. 42.

recouvre immédiatement le testicule (1). Cette cloison principale sert, pour ainsi dire, de point d'appui aux vaisseaux blancs ou *séminifères*, qui, selon Graaf, auroient vingt aunes de long, s'il étoit possible de les assembler, & de les mettre bout à bout les uns des autres. Le même Auteur pense avec raison que plusieurs de ces vaisseaux percent la tunique albuginée pour se terminer dans l'épididyme. Du mercure crud, injecté dans le canal déférent, parvient, quoiqu'avec beaucoup de peine, à passer dans quelques-uns de ces vaisseaux ; & l'on voit que l'origine ou la tête de l'épididyme, n'est que la réunion de plusieurs d'entr'eux, qui font comme la terminaison de tous ceux qui composent la substance du testicule.

C'est encore à Graaf qu'il faut déférer l'honneur d'avoir décrit avec exactitude les conduits excréteurs de la glande prostate, inconnus avant lui, lesquels aboutissent dans l'urèthre, à côté de l'éminence nommée *verumontanum* (2). Au-dessous de cette émi-

---

(1) *De viror. organ. pag.* 21.

(2) Les Anatomistes qui ont précédé Graaf, croyoient qu'une partie de la liqueur spermatique étoit produite dans la glande prostate, & que les testicules n'étoient pas d'une nécessité absolue pour la génération.

nence font deux petites glandes ovales , muqueufes, découvertes en 1684, par Méry, & que Cowper, célèbre Chirurgien Anglois, fit voir à la Société Royale de Londres , dans le mois de Novembre 1699.

Ces glandes ont retenu le nom de Méry & de Cowper. On les appelle encore les nouvelles proftates, les anti-proftates, les petites proftates, ou les proftates inférieures. Chacune d'elles a un conduit qui s'ouvre environ un pouce au-deffous de l'orifice des canaux éjaculateurs (1). Une troifième glande , plus petite que les précédentes, fituée dans la courbure de l'urèthre , fous la fymphyfe du pubis, a été découverte par Cowper (2). Toutes ces glandes, ainfi que la proftate , fourniffent une liqueur blanche & vifqueufe qui enduit le canal de l'urèthre, & qui diminue fa fenfibilité dans l'éjection de l'urine. Les orifices des conduits excréteurs de ces glandes, ont reçu le nom de *finus* ou de *lacunes*. Plazzoni , Médecin de Padoue, eft celui qui les a fait connoître le premier. Le nombre n'en eft pas le même

---

(1) Journal des Savans, année 1684. page 304.

(2) *Anatom. Ultrajecti* 1750. *in-fol. Tabul.* 2. *& 3. Supplement.* Il y décrit la coupe qu'il faut faire pour voir la glande dont il parle.

dans tous les individus (1). Quelquefois on trouve dix à douze sinus , & quelquefois on ne peut en appercevoir que quatre ou cinq. Ils sont naturellement très-petits, mais ils peuvent acquérir accidentellement un diamètre considérable , & se dilater jusqu'au point de recevoir un stylet même assez gros. Paré & Morgagni en rapportent des exemples (2).

Le systême de la génération , considéré dans les parties sexuelles de la femme , est un objet non moins digne de notre attention. Platon s'est servi d'une fable assez ingénieuse

---

(1) *Plazzoni de partibus generationi inservientibus. Patavii,* 1621. *in-4°.* Il y a autant de lacunes qu'il y a de conduits excréteurs des glandes de l'urèthre , puisque ces lacunes ne sont que les orifices des mêmes conduits. Outre les deux glandes de Méry & celle de Cowper , Morgagni dit en avoir trouvé une quatrième près du bulbe. *Glandulam vidimus singularem in medio sub extremo statim bullo positam eique adhærentem. Adversar. Anatom 4. Animadvers. 15.*

Littre a prétendu aussi en avoir découvert une autre ; mais Haller ne croit pas que ce soit une glande , *mihi non videtur glandula. Elément. Physiolog.* tom. 7. p. 468. Il est certain que le nombre de ces glandes n'est pas le même dans tous les sujets. Si l'on en excepte celles de Méry & de Cowper, qui sont très-apparentes , les autres ne le sont pas toujours.

(2) Anatomie , Livre 3 , Chap. 29. — *De sedibus & cauf. morb. Epistol.* 34. n°. 7.

pour

pour rendre compte de l'appétit fenfuel qui rapproche les deux fexes. Les Androgynes, peuple voifin des Nafamons, ont véritablement exifté, fi l'on en croit un Auteur cité par Pline (1). Semblables à cet individu dont Harvei a cru la réalité, fur le rapport de Duval, ils faifoient alternativement la fonction de l'un & de l'autre fexe. On a auffi attribué à Hippocrate une tradition dont Rhodius a cru voir la vérité dans une femme qui devint homme (2). C'eft fans doute d'après de pareilles idées que plufieurs Médecins ont examiné la poffibilité d'une telle métamorphofe (3). Une queftion auffi puérile ne mérite pas d'occuper les loifirs d'un homme inftruit : les fexes font toujours permanens ; & le feul exemple rapporté par Graaf (4), prouve combien il faut être circonfpect, lorfqu'il s'agit de prononcer fur la combinaifon des deux dans l'efpèce humaine.

---

(1) *Hiftor. Natur. lib.* 7. *cap.* 2.

(2) *Centur.* 3. *Obf.* 4.

(3) Je citerai entre autres Stainmez, Auteur d'une Differtation intitulée : *Utrum fœmina in fexum mafculum per naturam mutari poffit.* Ienæ, 1615. *in-4°.*

(4) *Mul. org. cap.* 15.

R

On a proposé diverses hypothèses pour rendre raison de cette irritation spasmodique qui se manifeste à l'âge de puberté dans les deux sexes, & qui les invite à la copulation. On a beaucoup dissterté sur l'âge où une femme pouvoit être mère. On l'a fixé à l'éruption des règles : mais plusieurs femmes ont été mères sans avoir jamais eu ce flux ; d'autres, & en aussi grand nombre, l'ont eu à un âge qu'on regarde mal-à-propos comme prématuré (1). Si l'on en croit plusieurs Écrivains, il n'est pas rare que des filles conçoivent à 7 ou 8 ans (2). Selon d'autres Auteurs, la conception peut se faire, quoique la vulve & même l'utérus ne présentent aucune ouverture (3). Le sang menstruel est-il d'une nécessité indispensable pour la conception? Les anciens ont soutenu l'affirmative : les modernes assurent qu'il n'y contribue en rien, pas même à la formation ou au développement du fœtus (4). Les Arabes & les Juifs, qui ont exercé la Médecine en Europe dans les tems les plus reculés, ont cru, sans raison, que ce

(1) *Franck de Frankenau, Satyra Medica. Satyr.* 4 & 6.
(2) *Id. Ibid.*
(3) *Graaf de mulier. organ. cap.* 15.
(4) *Zypæus Fundament. Medicin. part.* 2. *cap.* 3.

fang qui coule de l'intérieur de l'utérus, étoit excrémentitiel & vicieux par fa nature. Cette erreur a trouvé des partifans jufques dans le fiècle dernier.

Si la nature nous cache fi fouvent fa marche dans fes procédés les moins difficiles à faifir, ferons-nous étonnés qu'elle ait couvert de l'obfcurité la plus profonde les moyens directs qu'elle employe pour perpétuer l'efpèce humaine. Malgré toutes les recherches qu'on a faites jufqu'à ce jour pour approfondir ce myftère, il n'eft pas d'énigme plus inexplicable pour l'homme que l'homme lui-même. Il réitère l'acte par lequel il fe reproduit, & n'en connoît pas mieux le mécanifme qui développe le premier germe de fon exiftence. Plufieurs hypothèfes, auffi peu foutenables les unes que les autres, ont occupé les génies les plus faits pour franchir la barrière qui arrête le commun des hommes : leurs efforts n'ont fervi qu'à prouver leur infuffifance & leur foibleffe.

On a cru appercevoir l'origine du matériel de l'homme dans un principe commun à tous les animaux. Un point indivifible, invifible, une monade enfin paffant, pour ainfi-dire, de l'état d'Être fimple à celui de *corporation*, fi je puis m'exprimer ainfi, a été regardé par les plus grands Philofophes comme le premier *momentum* par lequel une portion de matière se développe à la faveur d'une organisation quelconque. Cette portion de matière passant par gradation de la classe des êtres animés & les plus imparfaits, en apparence, à celle d'êtres plus parfaits, devient enfin, selon eux, un être dont l'organisation leur a semblé devoir fixer le dernier terme de la progression, c'est-à-dire, le terme où la nature caractérise le principe qui doit constituer l'homme ; mais le torrent qui entraîne tous les êtres ne leur accordant qu'un état passager, l'animal revient ensuite au point d'où il étoit parti, c'est-à-dire, à la simplicité de l'être, dès que l'énergie résultante de son organisation ne peut plus se soutenir contre les agens qui la décomposent. Cette idée, renouvelée de nos jours, a été celle de plusieurs Écrivains de l'antiquité. On la retrouve dans l'école de Pythagore, de Platon, d'Épicure, dans Plotin, & même dans les livres attribués à Hippocrate (1). Il est également inutile de réfuter ce systême & celui des anciens, qui ont cru que les animaux naissoient de la pourriture pour rentrer dans la classe des végétaux, lorsque la force expansive ne pou-

____

(1) Consultez le premier Livre de la Diète, Plutarque *de Placitis Philosoph.* & Sextus l'Empyrique.

voit plus en soutenir la vivacité. L'hypothèse des molécules organiques, bien connue dans les tems les plus reculés, & développée en 1536 par Massa, dans son Anatomie, n'est pas plus satisfaisante, quoique renouvelée de nos jours par l'un des plus grands Écrivains de l'Europe (1). Il étoit naturel de penser, dans des tems d'ignorance, que le mâle & la femelle répandant, lors de la copulation, une liqueur dont l'effusion étoit suivie de la grossesse, c'étoit du mêlange de ces deux liqueurs que résultoit l'animal dont la femelle se délivroit dans un tems marqué par la nature. Cette opinion se retrouve encore dans des écrits attribués à Hippocrate (2). On le fait penser autrement ailleurs, comme nous le verrons dans la suite. Aristote, chez qui l'on trouve presque toutes ces opinions, présente aussi celle que nous venons d'énoncer. Il rapproche même Empédocle de ce sentiment, en lui faisant dire que les semences du père & de la mère contiennent en elles les parties éparses de l'embryon qui résulte de leur mélange (3). Mais Plutarque nous montre

État de l'Anatomie dans le 17e siècle.

---

(1) Voyez le quatrième Livre : *De morbis ;* les Livres de la Diète, & le Traité *de Natura pueri.*

(2) *De genitura.*

(3) *Generati. animal. lib.* 4. *cap.* 1.

R iij

qu'Empédocle reconnoiſſoit trois générations imparfaites avant que l'animal arrivât
au degré de vitalité qui caractériſe ſon exiſtence naturelle (1). Pluſieurs modernes ont
auſſi adopté cette première opinion.

Quelques Écrivains font dire à Hippocrate
que la naiſſance d'un mâle ou d'une femelle
dépend du lieu de la conception : la femme,
dit-il, n'eſt pas conçue dans le côté droit
de la matrice (2). Cette idée n'étoit pas plus
particulière à Hippocrate qu'à pluſieurs
Philoſophes anciens ; & je crois en outre
qu'il n'a jamais avancé une pareille abſur-
dité. On le fait encore auteur d'une autre
hypothèſe à laquelle il n'a eu aucune part :
je veux parler des animalcules ſpermatiques,
qui peuvent devenir chacun le principe d'un
embryon lorſqu'ils ſont portés dans l'utérus
(3). Ces animalcules errent & voltigent ſans
ceſſe dans ce qu'Hippocrate appelle *ades* ou
chaos, juſqu'à ce qu'ils rencontrent le lieu
que le ſort leur a deſtiné. Alors ils paroiſſent,
par la voie de la génération, ſous une forme
viſible. Dès que l'animalcule a été porté dans
l'utérus, toutes ſes parties croiſſent en juſte

(1) *De Placitis Philoſoph. lib. 5. cap. 19.*

(2) *Aphoriſm. 48. Sect. 5.*

(3) *De Diæta. lib. 1.*

proportion & en même-tems, quoiqu'elles ne se manifestent que les unes après les autres.

Platon, dans son Timée, parle aussi d'animalcules, mais dans un sens un peu différent. Selon lui, l'homme & la femme *cueillent* ces petits animaux dans leurs embrassemens mutuels, comme on cueille un fruit à un arbre, les portent dans l'utérus, où toutes les parties préexistentes du fœtus se développent à l'aide de la nourriture qu'il prend. Je ne rappellerai pas ici les vermisseaux dont Démocrite faisoit naître les premiers hommes (1). Aristote supposoit aussi que tout animal venoit ou d'un vermisseau, ou d'un œuf. Cette opinion a été différemment modifiée depuis Leeuwenhoeck. Ne nous arrétons pas à discuter les interprétations plus ou moins favorables qu'on en a données. S'il y a quelque gloire à l'avoir fait revivre, elle est dûe à Plantade, qui crut voir avant Leeuwenhoeck ces animalcules dans la semence (2). Selon Kauw Boërhave, ils se forment dans l'épididyme, se développent dans les canaux déférens & dans les vésicules séminales (3).

---

(1) *Lactantius. lib.* 7. *cap.* 7.

(2) Astruc, *De lue vener. lib.* 8.

(3) *Impetum faciens. cap.* 1. N°. 97.

Mais on a obfervé que ces prétendus animalcules, auxquels des yeux prévenus ont
donné différentes formes, fe voyent dans
toutes les liqueurs animales. L'idée de ces
animalcules contenus dans la femence, occupa tellement les efprits, qu'on s'avifa même
de faire deffiner de petits embryons ap-
perçus, difoit-on, dans la liqueur prolifique
(1). Quelques Écrivains fpéculatifs ont cru
le cerveau propre à fournir les germes de
ces embryons, fans doute d'après l'opinion de quelques anciens, qui déduifoient
la liqueur fpermatique de la moëlle épinière. Le Camus, Médecin de Paris, a donc
confidéré ces germes comme autant de petits
cerveaux émanés de celui du mâle, qu'il appelle *noyau animal* (2). Ces cerveaux font
apportés aux tefticules par les nerfs. Mais
Warthon avoit déjà dit que la femence eft
la quinteffence de toutes les fubftances animales, & qu'elle eft portée du cerveau dans
les tefticules par un nombre prefque infini

---

(1) Gautier, Obfervat. périodiques. 1756. Novembre.
— *Santanelli Lucubrat. Phyfic. Mechanic. Venetiis.* 1698.
in-4°. Differtat. 3.

(2) Mémoires fur divers fujets de Médecine. Paris. 1760.
in-douze.

de nerfs (1). Ces idées ridicules ne font encore
que des modifications ou interprétations de
ce qu'on trouve dans les anciens.

Un Chirurgien de Paris, Denis Delaunai,
attribuoit les mâles à la femence du père,
& les femelles à celle de la mère (2). Cette
idée eft très-ancienne. S'il y a des faits qui
femblent l'appuyer, il en eft un plus grand
nombre qui en établiffent la fauffeté. D'autres
ont cru que le fœtus étoit formé de la femence du père, & du fang menftruel de la
mère. On a déjà répondu que ce fang ne fert
ni à la conception, ni à la nutrition du fœtus.
Quelques Phyficiens (3) ont penfé que la
mère fourniffoit la matière organique du
fœtus, & le père la matière organifante.
Cette hypothèfe fe rapproche de celle qu'un
Auteur moderne, M. le Fébvre de Villebrune,
a cru entrevoir dans un Aphorifme d'Hippocrate (4), d'après les variantes que lui
ont préfentées les manufcrits. Selon fon in-

<hr>

(1) *Adenographia. cap.* 29.

(2) Nouveau fyftéme concernant la génération. Paris.
1698.

(3) *Barbatus, de formatione, organifatione, conceptu &
nutritione fœtus in utero. Patav.* 1676. *in-4°.*

(4) *Hippocratis Aphorifmi auctore Le Febvre de Villebrune.
Parifiis.* 1779. *in-12. Aphorifm.* 63. *Sect.* 5. *vide notas
criticas.*

terprétation, la femme contiendroit en elle un germe dont le développement seroit produit par la seule vapeur prolifique de la liqueur du mâle. Graaf avoit adopté cette idée, que plusieurs modernes ont admise après lui (1). Sans chercher à pénétrer le véritable sens de l'Aphorisme d'Hippocrate expliqué par M. de Villebrune, on peut demander où est cette matière organique de la femme.

J'ai déjà dit que, selon Aristote, l'animal naît d'un vermisseau ou d'un œuf. Presque toute l'antiquité a regardé l'œuf comme le principe des êtres animés. Macrobe, qui rappelle cette opinion, n'a fait que répéter ce qui avoit été dit (2). Stenon & Graaf l'ont renouvelée dans le siècle dernier.

Il étoit réservé à des âges postérieurs d'examiner, avec plus de succès, le germe primordial de notre existence. Fabrice d'Aquapendente, guidé par les écrits attribués

---

(1) *Ita ut necessario pro ovorum fœcundatione ad auram seminalem recurrere debeamus, quo concesso, parum aut nihil omnino referre videtur sive aura illa ex tubis, sive ab utero, aut ipsâ vaginâ proveniat.* De mulier. organ. cap. 14.

(2) *In omni genere animantium quæ ex coitione nascuntur, invenies ovum aliquorum esse principium instar elementi.* — *Ovum verò est digestio seminis.* Saturnal. lib. 7. cap. 16. ▬ Voyez le Traité *de Natura pueri,* attribué à Hippocrate.

à Hippocrate, & par ceux d'Aristote, s'occupa utilement de la formation du poulet.
Malgré l'autorité qui l'a souvent subjugué
dans ses observations, & la mauvaise physique qui l'a égaré presque à chaque pas,
il a néanmoins fait un bon ouvrage, dont
Harvei a su profiter pour mieux approfondir le mystère de la génération. L'im-
mortel Anglois a tiré plus d'avantage de
l'Anatomie comparée, & son ouvrage est
encore le meilleur guide qu'on puisse suivre
dans ce labyrinthe. Fabrice se trompe même
sur les faits : Harvei ne s'égare que dans les
conjectures, & ses écarts ne viennent que
de la physique erronée de son siècle, qui
expliquoit tout par les principes d'Aristote.
Harvei étoit persuadé, d'après plusieurs
expériences faites sur les animaux, que la
liqueur prolifique du mâle ne parvient jamais dans la cavité de l'utérus, loin de
pouvoir y séjourner long-tems ; que les
vésicules des ovaires ne servent, dans tous
les animaux, qu'à soutenir les détours des
veines, à conserver une humeur propre à
lubréfier les parties (1). En conséquence

État de
l'Anatomie
dans le 17e
siècle.

_____

(1) *Quoniam autem genituram maris in uteri cavitatem
haud pertingere, nedum ibidem immorari certum est.* Generat.
animal. pag. 182. & 393. — *Sunt quasi parva glandula qua-*

de cette perfuafion, il crut que l'œuf n'étoit jamais formé que dans la matrice ; il le crut d'autant plus facilement, qu'Ariftote avoit pofitivement affuré que la femence du mâle, portée dans l'utérus, s'y enveloppoit d'une membrane, & prenoit ainfi la forme d'un œuf. Cette hypothèfe ne parut pas fuffifante à Harvei pour rendre raifon du premier principe de l'embryon. Il imagina ce qu'il appelle *conceptus* ou *femen* (1), qui n'eft que le réfultat de la combinaifon des deux énergies du père & de la mère. Ce principe eft donc incorporel. Quelque fingulière que paroiffe cette idée, elle eft fondée fur une théorie très-ancienne, que Leibnitz a fait valoir avec avantage. Ainfi le principe du fœtus eft, felon Harvei, conçu auffi immatériellement qu'une idée fe forme dans le cerveau : il avoit promis de rendre raifon de cette hypothèfe. Les guerres civiles qui défolèrent fa Patrie, interrompirent fes travaux. Avoit-il apperçu dans les anciens Philofophes ce dogme fi fouvent répété, *que la raifon fuffifante des êtres compofés, n'exifte*

---

rum ufus eft ftabilire venarum divaricationes & humorem lubricandis partibus confervare. pag. 299.

(1) *Supereft ut ad merum conceptum fpecierumque fine materia receptionem confugiamus.* pag. 398.

que dans les rapports des êtres simples (I) ? Au reste, Harvei n'a donné son opinion que pour ce qu'elle pouvoit valoir ; il le dit formellement. Plusieurs observateurs ont soutenu après lui que la liqueur prolifique du mâle n'est jamais portée dans la cavité de l'utérus. Haller & les Anatomistes les plus modernes, prétendent au contraire que la conception n'a jamais lieu, si cette liqueur prolifique n'y parvient pas. Harvei n'est point conséquent sur le lieu qu'il assigne à la conception. Après avoir soutenu qu'elle se fait toujours dans l'utérus, il admet, comme Riolan, des *conceptus* dans les trompes; mais ce n'est ni dans l'un, ni dans l'autre lieu, que le fœtus est conçu. Malgré le grand travail de cet observateur, on peut lui reprocher d'avoir fait le second pas, sans avoir pensé à faire le premier. Un examen plus réfléchi des parties latérales & extérieures de l'utérus, lui auroit présenté des phénomènes sur lesquels le préjugé lui a fermé les yeux.

Voyons donc ce que l'observation a appris relativement aux changemens qui arrivent

État de l'Anatomie dans le 17e siècle.

---

(1) Pythagore rapportoit aussi à des idées simples le principe de la vitalité animale. Voyez *Stobée, Eclog. Physic. lib.* 1. *cap.* 2.

à ces parties latérales après la copulation. Le pavillon de la trompe a été vu plusieurs fois recourbé sur l'ovaire, de sorte que son bord frangé embrassoit une vésicule qui étoit prête à y tomber. Fallope & Volcher Koyter ont remarqué que quelques-unes de ces vésicules étoient jaunes (1). Malpighi fixa son attention sur ce corps jaune qu'on observe dans les femmes comme dans plusieurs espèces d'animaux. La vésicule fécondée se gonfle, s'ouvre ; & c'est à ce période que le follicule qui contient l'embryon , se détache du corps jaune comme un gland de son calice , passe dans la trompe ou tombe dans l'abdomen , auquel il s'attache indifféremment par les productions des vaisseaux ombilicaux qui forment enfin le placenta. Le corps jaune n'est donc qu'une métamorphose de la vésicule d'où sort le véritable œuf. Il devient ensuite plus pâle, plus dur ; on y remarque même assez long-tems l'ouverture par laquelle l'œuf est sorti. Les observations de Graaf, de Drelincourt,

---

(1) Cette couleur varie selon plusieurs espèces d'animaux. *Graaf. cap.* 12. *Haller, Physiolog. tom.* 8. *p.* 54. Bradley observe que les vésicules non fécondées restent toujours diaphanes. *Philosoph. account of the Works of nature.* 1721. *in-4°. p.* 99 *&* 137.

de Littre, de Kuhleman & d'autres, ne
permettent pas de douter de ces phénomènes. La remarque que Graaf fait au sujet
des lapins, donne lieu de croire que la nature
suit des procédés analogues à ceux-ci, pour
introduire les œufs des autres vivipares dans
les trompes (1). Malpighi dit aussi avoir
vu un œuf aussi petit qu'un grain de millet
dans le corps jaune (2). Cet œuf y entre
avec sa membrane propre, celle du corps
jaune reste avec la cicatrice. C'est à ce période qu'on peut dire en quelque sorte avec
Harvei, que le principe de l'animal *est humor
in tunica aliqua conclusus, corpus nempe similare
vitam habens actu vel potentiâ.* Ce principe général n'exclut pas, selon lui, la différence
qui se trouve naturellement, soit entre les
œufs des quadrupèdes de diverses espèces,
soit entre les vivipares en général & ceux
de l'homme. Harvei persuadé que la forme
n'y fait rien, ramène tout le système à un
principe général ; savoir, que la nature
opère la génération de tous les êtres animés,
volatils, reptiles, vivipares ou ovipares,

État de
l'Anatomie
dans le 17ᵉ
siècle.

---

(1) *In iis sensim magis & magis diminuuntur, donec de-*
cuplo quam ante coitum minore, per crassiusculam membra-
nam expellantur. cap. 16.

(2) *De Format. Pulli in ovo. pag.* 31.

& même celle des productions de la terre par un même procédé (1).

On a fait plufieurs objections contre le paffage des œufs dans la trompe. Si l'on avoit feulement pris garde à ce qui fe paffe dans la poule, lorfque le jaune bien formé paffe par l'*oviductus*, dont le diamètre eft infiniment plus petit que le jaune qui s'y ouvre une voie, fans fe déchirer, on auroit fenti la futilité de l'objection ; mais Haller a fi bien répondu aux difficultés, que je ne crois pouvoir mieux faire que de renvoyer le Lecteur à fes judicieufes obfervations (2).

Je ne parlerai qu'en paffant des œufs invifibles & imaginaires de Valifneri, & de l'idée qu'il a eue du corps jaune. Il eft formé, felon lui, de plufieurs véficules ou œufs vifibles qui y épanchent le fuc nutritif deftiné à la formation & au développement du véritable œuf invifible où fera renfermé l'embryon. Ces contradictions font trop frappantes pour mériter le moindre examen. Paitoni attaqua ce fyftême. Bianchi en prit la défenfe. Paitoni répliqua : & la

----

(1) Monro a bien développé cette idée. *Medicals effays*, tom. 2.

(2) *Element. Phyfiol. tom. 8. pag. 51.*

difpute

dispute se termina sans lever un coin du voile qui nous dérobe le secret de notre origine.

Kuhleman eut une idée assez singulière sur le corps jaune. Il crut qu'il étoit toujours formé de la semence du mâle (1). L'observation lui seroit favorable, en ce que cette couleur jaune de l'une ou l'autre vésicule de l'ovaire ne se remarque jamais que dans les femelles dont le mâle a approché. Plusieurs observateurs ont confirmé cette assertion. Malgré ces preuves, on a soutenu que ce corps jaune se voyoit aussi dans les femelles vierges ; mais les faits ont été mal vus, comme le remarque Haller, qui a pleinement satisfait aux objections (2). Pourquoi telle vésicule de l'ovaire est-elle plus tôt fécondée que les autres ? On a répondu que la plus grosse étoit fécondée la première. La semence du mâle ou la vapeur prolifique de cette liqueur, ne fait sans doute aucune impression sur celles dans lesquelles le principe de l'animal futur n'est pas au point de maturité suffisant pour que le contact de la vapeur prolifique puisse y

____

(1) *Observationes circa negotium generationis* Gottingæ. 1753. *in-*4°.

(2) *Physiolog. tom.* 8. *pag.* 33.

S

produire le premier mouvement nécessaire à son développement. S'il s'en trouve plusieurs au vrai point de maturité, elles se développent par la même raison. C'est par ce procédé qu'il arrivera une superfétation, si la semence est portée dans l'utérus, & si le placenta laisse libre l'un ou l'autre orifice intérieur des trompes (1).

Si le phénomène de la conception est encore couvert d'épaisses ténèbres, l'état dans lequel l'œuf fécondé passe de l'ovaire dans la trompe, n'est pas moins obscur. Haller, qui a tant observé, lu, discuté, examiné, ne peut s'empêcher d'avouer son ignorance sur ce point (2) ; mais soit que le mouvement porté dans la vésicule, fécondée par le principe prolifique de la semence, rapproche les particules qui forment l'idée de l'embryon, comme disoit Peyer, soit que ce principe y mette en action, par son énergie, le germe, il est très-certain que

---

(1) L'orifice de l'utérus n'est point exactement fermé dans tous les sujets pendant la grossesse, comme on le dit vulgairement. Trop de faits déposent en faveur de la superfétation pour ne la pas croire possible.

(2) *Neque nos in pene centum experimentis, neque nuperorum Anatomicorum quemquam, vesiculam, quales sunt in ovario, post conceptionem aut in tuba vidisse, aut in utero.* Element. Physiol. T. 8. pag. 44.

la conception ne se fait que dans l'ovaire, & qu'elle ne peut absolument se faire ailleurs. D'abord l'analogie nous le montre ; la nature qui lie en quelque forte les différentes classes des animaux par des êtres intermédiaires, rapproche aussi les différens systêmes apparens de la génération par des procédés & des phénomènes communs à l'une & à l'autre classe. C'est ainsi que la salamandre nous présente tout à la fois des œufs & des petits tous vivans, aussi parfaits que ceux des vivipares. Des faits multipliés prouvent que l'embryon est toujours conçu dans l'ovaire : on y a trouvé des os, des dents, des cheveux, des têtes, des fœtus complets. Si la nature a quelquefois laissé son ouvrage imparfait par des causes que nous ne pouvons toutes présumer, loin d'oser les déterminer, cela ne prouve rien contre le lieu véritable que nous assignons à la conception.

Plusieurs Écrivains ont abusé des termes en confondant la *formation* du fœtus avec la *conception*. Celle-ci n'est, pour ainsi dire, qu'une énergie communiquée aux principes de l'embryon ; au lieu que sa formation est la distribution & la combinaison de ses parties matérielles. Il n'est donc pas étonnant qu'on ait dit que le fœtus pouvoit être conçu dans les trompes comme dans l'utérus ; ce qui eft une erreur groffière, en ce que l'on prend un *momentum* ou une énergie qui appartient entièrement à la claffe des êtres fimples, pour un être déjà corporifié.

Quoique le développement, ou la formation du fœtus, puiffe fe faire dans différentes parties du corps, c'eft-à-dire, dans l'ovaire, dans la trompe, dans la cavité du bas-ventre & dans l'utérus, je ne dois confidérer ici l'embryon que conformément à la loi générale de la nature. Ainfi c'eft dans l'utérus que je le fuppofe actuellement, de quelque manière qu'il y foit conduit.

On a propofé deux principales hypothèfes pour rendre raifon de la formation du fœtus dans la matrice. 1°. Le développement de parties préexiftentes, mais invifibles jufqu'à certain tems. 2°. L'accrétion de parties qui n'exiftent pas. La première fe trouve bien préfentée dans les prétendus ouvrages d'Hippocrate (1). Platon, dans fon Timée, expliquoit auffi ce phénomène

______

(1) *Difcriminantur autem omnes partes , & augefcant fimul : & neque prius altera alteris. Verum majores natura priores apparent minoribus , quum non fiant priores.* de Diœt. *lib.* 1. Ariftote eft de ce fentiment. Voyez Harvei, p. 235.

par une *diacrise*. Sénèque croyoit pareillement
» que le germe de l'homme comprend en
» petit toutes les parties du corps qui doit
» un jour se développer : l'enfant a, dès le
» sein de sa mère, le principe de la barbe
» & des cheveux blancs ; un mucilage im-
» perceptible renferme les traits primitifs
» non-seulement du corps entier, mais des
» générations successives qui doivent en
» naître (1).

L'Auteur du livre de la Diète, fait contre
l'accrétion de parties non préexistentes, une
objection à laquelle il est difficile de répondre, de quelque côté qu'on l'envisage.
*Cujuscumque enim pars non erit à principio, ea
augeri non poterit.* Ce raisonnement est confirmé par nombre d'animaux qui naissent
privés de l'une ou de l'autre partie. La végétation n'a pu développer des parties qui
n'existoient pas dans le germe primitif, ou
qui en ont été retranchées par des causes inconnues & contraires aux opérations de la
nature. Quant à la première hypothèse, il
est assez naturel de penser que ce dévelop-

---

(1) *In semine, omnis futuri ratio hominis comprehensa
est. Et legem barba & canorum nondum natus infans habet.
Totius enim corporis, & sequentis ætatis in parvo occultoque
lineamenta sunt.* Natural. quæst. lib. 3. cap. 29.

pement se fait en vertu du mouvement qui a été communiqué au principe du fœtus, comme disoit Peyer. D'autres ont voulu l'expliquer par une force expansive, inhérente au germe primitif; & ils ont ainsi renouvellé l'opinion de plusieurs Philosophes anciens, qui supposoient dans ce germe une force incorporelle : cette force se convertissoit même en corps, selon Démocrite (1). Mais laissons-là les systêmes, quelque vraisemblables qu'ils puissent paroître.

L'Anatomie comparée, ce champ fertile en vérités, est devenue une source féconde d'erreurs sur le fait de la génération. Le défaut de connoissances requises pour bien observer, la précipitation, l'autorité imposante des grands noms, le desir de paroître avoir fait une découverte, ont produit, ou démenti des vérités qu'il eût été nécessaire d'approfondir avec plus d'exactitude.

Les Observateurs ont mieux aimé nous dessiner des embryons de trois, de quatre jours, que de réfléchir sur la cause de leur illusion, & sur celle qu'ils faisoient à des esprits crédules (2). Les uns ont dit

______

(1) *Plutarch. de Placit. Philosoph. lib. 5. cap. 4.*

(2) Tel fut Kerkring, écrivain d'une réputation foible & terne, qui a décrit des œufs humains de deux, de trois & de quatre jours. *Voyez son Anthropogénie, imprimée en* 1671.

que l'œuf porté ou formé dans la matrice, y demeuroit pendant certain tems, libre, & sans aucune communication directe avec l'utérus, faute de points d'attache qui pussent le fixer à ce viscère. D'autres ont produit des observations toutes contraires. On a surtout reproché à Harvei d'avoir affirmé que des œufs de cinquante jours n'étoient encore aucunement liés à l'utérus. Haller l'a excusé d'après la difficulté qu'il y a de faire de semblables observations sur des cadavres humains. Mais est-il possible que Harvei se soit trompé sur des faits dont il détaille tant de circonstances? Ces œufs, ou *conceptus*, n'avoient extérieurement qu'un enduit de matière gélatineuse : *nec placenta apparuit, neque aliqua cum matre unio.* Ils étoient, l'un gros comme un œuf de pigeon, ou même de faisan, l'autre comme celui d'une poule d'inde. On oppose à Harvei l'œuf nouvellement fécondé de Ruysch, de la grosseur d'une noix muscade, sur lequel on voyoit les rudimens du placenta (1). On a allégué

---

(1) *Ovum muliebre fœcundatum uteroque exclusum, nucis moschatæ magnitudine : è chorio emergit omnino placentulæ rudimentum. Illud objectum nundum aperui, ita ut nesciam quid intus contineatur, & à quo tempore utero gesserat mater.* Ruysch, curæ renovatæ. Nᵒ. 56. p. 8.

un assez grand nombre de faits qui prouveroient que le placenta se forme d'assez bonne heure. Tout ce qu'on peut conclure de ces faits contraires, c'est qu'on a mal vu de part & d'autre, ou que la nature, dans plusieurs circonstances, est tantôt plus lente, & tantôt plus active dans les mêmes opérations, comme le dit encore Harvei.

La forme & la grosseur du fœtus ne sont pas, pendant les premiers tems de sa formation, plus connues que le période auquel le placenta s'attache à l'utérus. Laissons de côté les phénomènes qu'ont présentés les embryons des brutes, & fixons nos regards sur ceux de l'homme. Harvei nous dit avoir vu un embryon formé avant la moindre apparence du placenta; cet embryon avoit la longueur de l'ongle du doigt auriculaire. Il ressembloit à une petite grenouille, *ranulæ instar*, & il étoit dans une liqueur blanche que contenoit une membrane très-fine. Il avoit le corps large, les bras & les cuisses s'étoient allongés depuis peu, l'occiput prominoit, ou plutôt c'étoit une vésicule *reliquo corpori appensa, qualem in pullo futuri cerebelli exordium diximus*. Le second embryon, vers le cinquantième jour, étoit long comme

une grosse fève (1 . Il faut surtout remarquer
que ces deux embryons avoient acquis ce
volume avant qu'on apperçût le placenta. Le
troisième paroissoit hermaphrodite. Cette
remarque est importante. Extérieurement cet
embryon ressembloit à un mâle : intérieurement il avoit les parties d'une femelle. Il
étoit de même grandeur que le précédent
(2). On sera peut-être étonné qu'à ce terme
la surface des œufs qui contenoient ces embryons, ne laissât voir aucune apparence de
placenta. L'illusion seroit singulière, si Harvei,
accoutumé à bien observer, s'étoit trompé.
On peut néanmoins conclure de ses descriptions, qu'il y avoit des vaisseaux répandus sur
la surface des œufs, mais sans être attachés
à l'utérus : *Vasorum ad superficiem conceptûs spar-*

---

(1) *Faba major, capite prægrandi, quod cer bellum tanquam crista supereminebat. Cerebrum autem ipsum lacti coa-
gulato simile. Cranii vice membrana coriacea & aliquibus
locis cartilaginosa, per frontem ad narium radices divide-
batur. Auricula nulla, neque item nasus. Arteriam asperam tamen in pulmones descendentem : penisque rudimentum
discernere licuit. Amba cordis auricula tanquam oculi nigri-
cantes cernebantur.* Generat. animal. p. 317.

(2) Peut-être ne paroissoit-il hermaphrodite que pendant
les premiers mois de la grossesse. Le clitoris prolongé a pu
aussi en imposer. Voyez le Mémoire de Ferrein, parmi ceux de
l'Académie des Sciences de Paris, année 1767.

forum. On a donc mal compris ce paſſage, qui ne nie pas l'exiſtence des vaiſſeaux, mais ſeulement leur attache.

Ces vaiſſeaux ſe forment d'abord, ſelon le même Auteur, dans l'intérieur des membranes, où ils ſont libres & flottans. Ce ſont autant de productions du premier point ſanguin qui manifeſte enfin l'opération de la nature occupée de l'organiſation du fœtus. Ce premier point viſible eſt comme un point mathématique, ſi l'on peut s'exprimer ainſi, lequel ſe montre par une ſcintillation au milieu d'une ſubſtance gélatineuſe. Les fibrilles ſanguines qui en partent, groſſiſſent & ſe multiplient à meſure que le *punctum ſaliens* acquiert plus d'énergie. Son mouvement ne paroît pas continuel dès les premiers inſtans qu'il eſt viſible. Ce qu'on obſerve dans les œufs de divers inſectes, donneroit lieu de croire qu'il y a déjà à ce période plus de parties eſquiſſées dans la liqueur gélatineuſe où nage l'embryon, qu'il n'en paroît faute de fluide ſanguin. Il n'eſt pas encore poſſible de diſcerner les veines des artères ; mais une réflexion importante à faire, c'eſt que ce mécaniſme prouve que l'embryon eſt lui-même l'ouvrier de ſon ſang, *proprii ſanguinis artifex,* puiſque le *punctum ſaliens* qui eſt rouge, paroît avant qu'il ait aucune communication avec l'utérus.

Les vaiſſeaux vus par Harvei ſur la ſurface extérieure de l'œuf, & ſur ce qu'il appelle matière gélatineuſe ou gluante, ſont ſans doute ceux qu'Albinus a décrits & qu'il a fait repréſenter dans des planches parfaitement bien gravées (1). Il eſt inutile de répéter ce que ce Savant Anatomiſte a dit de ces élémens du placenta. Il donne à chacun de ces vaiſſeaux, diſtribués ſur la ſurface gélatineuſe de l'œuf, une gaîne formée par le chorion. Pluſieurs d'entre-eux ſemblent dégénérer par leurs extrêmités en hydatides, ou en véſicules ſéreuſes, qui, d'après ſa conjecture, peuvent devenir une des cauſes du détachement du placenta. Ces véſicules ne pourroient-elles pas être un commencement de cellules dans leſquelles la ſubſtance nutritive du fœtus ſe dépoſeroit avant que le placenta fût entièrement formé, & avant qu'il communiquât avec l'embryon par les ramifications du tronc de la veine ombilicale ?

Veſling croyoit que c'étoient les vaiſſeaux du fœtus qui ſe portoient à la matrice, &

---

(1) *Annotat. Academ. pag.* 70. *Tabul.* 1. *fig.* 12. *Tabul.* 3. *fig.* 1 & 2. *lib.* 1. *cap.* 18.

non ceux de la matrice dans le fœtus (1).
Il se sert d'une comparaison prise des végétaux pour appuyer son sentiment. Albinus a
éclairci la difficulté. Il dit que les vaisseaux
de l'utérus plongent dans le placenta pour y
porter ou du sang, ou une liqueur quelconque. Ce n'est point l'utérus, mais le placenta qu'on doit regarder comme la terre
où le fœtus prend racine. C'est là qu'est déposé son aliment, qui y est apporté par les
vaisseaux de l'utérus, & repris par ceux de
l'ombilic, comme le chyle est absorbé dans
les intestins par les veines lactées. Le placenta n'est qu'un corps intermédiaire, comme
la terre l'est à l'égard des arbres qu'on y
plante. On a soin, pour cette plantation, d'ouvrir des fosses, de les laisser ouvertes pendant quelque temps, sur-tout dans une
terre neuve, afin qu'elle soit imprégnée des
principes de la végétation dont l'atmosphère est chargé. L'arbre qu'on y plante ensuite tire ces principes par les racines, outre
ceux qu'il reçoit de l'atmosphère par ses
feuilles. La terre n'est donc ici que le *medium*,
comme le placenta l'est dans l'utérus.

___

(1) *Facit idem natura in vegetabilibus quorum radices
non è terra in plantas, sed è plantis in terram altricem por-
rigit.* Syntagm. Anatom. p. 116. cap. 8.

Plus le fœtus est jeune, plus l'humeur qui se filtre dans le placenta est atténuée. Elle prend plus de consistance suivant la progression de la grossesse, & devient enfin laiteuse. La nature en cela suit les besoins de l'animal. C'est pourquoi on a souvent vu du lait dans le placenta & dans plusieurs des parties du fœtus, telles que le pancréas, le thymus, les glandes. Nous avons déjà dit que le fœtus est l'ouvrier de son propre sang, puisqu'il en a avant que d'avoir aucune communication avec sa mère, & que d'ailleurs il est prouvé que le battement de leurs artères n'est pas isochrone. Concluons donc affirmativement que les vaisseaux de l'utérus ne s'anastomosent point avec ceux du placenta (1). Ainsi le sang du fœtus n'est point

---

(1) Quelques Anatomistes ont cru pouvoir démontrer par des injections cette anastomose, ou union intime des vaisseaux de l'utérus avec ceux du placenta. Mais s'ils ont réussi en apparence avec leurs injections, ce n'a été qu'en usant de violence, & en déchirant le tissu du placenta, ou des vaisseaux. D'ailleurs, les mêmes expériences réitérées par différens Observateurs, ont été contradictoires. Meckel dit avoir injecté tout à la fois les vaisseaux de la matrice, ceux du placenta & du fœtus : Voyez Haller *Bibliotheca Anatomica*. tom. 2. pag. 424. Roederer soutient positivement le contraire, & nie le fait. Voyez *Commentar. Societat. Reg. Gotting.* tom. 3. Au reste, je suis du sentiment du savant Monro, *Medicals*

rapporté directement à la mère par les deux
artères ombilicales. Quoique Hoboken ait
cru que les artères & les veines du placenta
n'ont entre-elles aucune communication (1),
il est pourtant vrai qu'elles en ont une, &
que le sang des artères porté au placenta y
est repris par les veines; ce qui établit pour
le fœtus un système de circulation indépen-
dant de celui de la mère. Les Anciens se sont
donc trompés, lorsqu'ils ont dit que le sang
passoit de l'enfant à la mère par les vaisseaux
du cordon ombilical. Le fœtus a son sang,
comme le poulet a le sien, indépendamment
de sa mère : elle ne contribue en rien au
système de la circulation de son enfant; &
ce qui prouve que cette circulation est in-
dépendante de la mère, c'est que plusieurs
animaux ne sont aucunement attachés à l'u-
térus pendant tout le temps de la gesta-
tion (2). Leur sang ne peut donc retourner à
la mère. Je dirai aussi, par une conséquence
qui me paroît juste, que les affections de la

---

essays. tom. 2. & je nie cette anastomose parce qu'elle n'est
point nécessaire, & parce qu'il y a trop de faits qui déposent
contre elle.

(1) *Anatomia fecundina humana. Ultrajecti.* 1675. in-12.
pag. 313.

(2) Monro, *Medicals essays*, tom. 2. *p.* 135.

mère ne peuvent contribuer en rien aux *envies*, aux taches de naissance. L'Académie de Pétersbourg a couronné deux Discours opposés sur cette matière. Ils méritoient de partager le Prix. Mais la question n'a pas été jugée définitivement. Il m'est donc permis d'avoir aussi mon opinion (1).

Puisque la formation de l'homme est encore une énigme inexplicable, la raison doit plutôt se taire que de proposer des vraisemblances souvent éloignées de la vérité. Tout l'appareil de la nature se dérobe avant que le fœtus se manifeste avec évidence à l'œil de l'Observateur. Pourquoi donc perdrions-nous le temps à exposer les opinions de divers Auteurs sur l'ouraque, l'allantoïde, l'origine & l'usage des eaux de l'amnios, du méconium, & sur cette question tant de fois proposée, savoir si le fœtus se nourrit par la bouche ou par le nombril ? Ne pouvant rien ajouter aux judicieuses observations de Monro, j'y renvoie le Lecteur. Son

---

(1) Krause a soutenu qu'on peut trouver dans l'imagination dépravée de la mère, la cause des taches & des envies que le fœtus apporte en naissant. Roëderer a soutenu la proposition contraire. Leurs dissertations ont été imprimées à Pétersbourg en 1756, *in-4°*. Je ne citerai point d'autres ouvrages sur cette matière, quoiqu'il y en ait un grand nombre pour & contre.

Ouvrage eft en général un des meilleurs fur
les differens rapports du fœtus avec la matrice. On ne peut affez le méditer, & j'en
recommande inftamment la lecture à tous
ceux qui ont le defir fincère de s'inftruire.

Plufieurs Anatomiftes ont écrit fur la circulation du fang dans le fœtus, & ils ont
épuifé cette matière depuis les démonftrations d'Harvei. Le traité de Sénac fur le
cœur, ne laiffe rien à defirer fur ce fujet,
quoique cet Auteur fe foit plus occupé à détruire qu'à édifier (1).

Le fœtus a-t-il un terme fixe pour fortir
de la prifon où la nature l'a formé ? Cette
queftion a partagé les Anatomiftes les plus
inftruits ; chaque parti a donné dans un
excès contraire. Si nous en croyons Cenforin,
Ariftote eft le feul parmi les anciens qui ait
admis des naiffances à onze mois. Quant
à Hippocrate, j'ofe foutenir que nous ignorons abfolument fon opinion. Ainfi l'on
a eu tort de le faire parler fur cette importante queftion. Mauriceau lui fait dire
que les femmes peuvent porter jufqu'à douze
mois. Au refte, Mauriceau donne des raifons
affez plaufibles de la prolongation de la

------

(1) Haller a dit de Sénac, à l'oceafion de fon Traité du
cœur, *in deftruendo quàm in extruendo felicior.*

grofleffe,

groffeffe, la lenteur de la formation du
fœtus dans certains individus, ou la conf-
titution particulière de l'utérus. Harvei
croyoit que comme les mêmes fruits font
mûrs plus tôt ou plus tard dans un pays que
dans l'autre, & felon certaines circonftances,
de même il étoit poffible que le terme de
la groffeffe fût prolongé au-delà de neuf
mois ; & il en donne des exemples (1).
Son autorité eft d'un grand poids ; néanmoins il croit ces faits extraordinaires, &
avertit de prendre garde à la rufe des femmes, qui n'en impofent que trop fouvent.
Plufieurs Auteurs n'ont point regardé les
naiffances tardives comme illégitimes : ils
difent avoir vu des groffeffes fe prolonger
jufqu'à dix, onze & douze mois. D'autres
prétendent qu'un fœtus ne peut refter vivant
dans la matrice au-delà de neuf mois &
quelques jours. Heifter, pour n'en point
citer d'autres, affure qu'il eft impoffible de
fixer aucun terme à la groffeffe (2). Haller
paroît auffi adopter cette opinion (3); pour-

État de
l'Anatomie
dans le 17e
fiècle.

---

(1) *Generat. animal. Lug. Bat.* 1737. *pag.* 349.

(2) *De partu trecedimeftri pro legitimo habito.* 1727.
in - 4°.

(3) *Quare, etfi novimeftri partui, omnium maxime cum
natura humana conveniat, fitque communis noftro generi*

T

quoi ne pas la fuivre, puifqu'elle eft réalifée par des exemples ? Pourquoi refufer de croire que, dans quelques circonftances, la nature s'écarte extraordinairement des règles qu'elle femble s'être prefcrites ? Néanmoins il ne faut pas oublier la réflexion de Harvei. *Præ-terà non negandum, reperiri multas fubdolas & fraudis plenas mulieres quæ lucro inhiantes, aut pœnarum, vel infamiæ metu, fefe gravidas fingunt & dejerant. Notum quoque alias facilè decipi, quæ rerum ignaræ, etiam vacuo utero fe prægnantes autumant* (1).

On ignore ce qui peut obliger le fœtus à fortir de la matrice après la révolution du neuvième mois. Cet aveu fait voir qu'on n'a que des conjectures à propofer. On a allégué pour caufe de l'accouchement la pléthore, la diftenfion forcée des parois de l'utérus, la diminution des eaux de l'amnios, la pofition du fœtus, qui, par fa pefanteur, follicite le détachement du placenta auquel il eft attaché, le befoin qu'il a de refpirer,

---

fcripta lex : tamen non ita certum finem effe reor, quin ultra & citra paulum natura evagetur ; cum etiam in muliere caufæ irritantes, & major plethora, & terror, aliique cafus partum poffint præcipitare ; & viciffim tardare terror, mœror, languor, defectus alimenti, lentusque morbus. Element. Phyfiolog. tom. 8. p. 422.

(1) *Ibid.*

l'agitation, le trépignement qu'il éprouve, & qui détermine la contraction de la matrice, &c. &c. L'Anatomie n'a pu résoudre ce problême : *cur nono mense solari absolute partus fiat, explicari nemini datum est*, dit Roëderer. Les Auteurs les plus modernes pensent que c'est dans la mère & non dans le fœtus qu'il faut chercher la vraie cause de l'accouchement. Levret, Puzos, Roëderer, disent que la matrice fait tout dans ce travail, & que le fœtus est passif.

On a mis en problême si la ligature du cordon ombilical, après la sortie du fœtus hors de la matrice, étoit d'une nécessité absolue, quoique ce procédé soit généralement suivi par tous les peuples. Fanton a soutenu la négative en s'autorisant de l'exemple des animaux. Schulze a pensé de même, & a cité plusieurs exemples qui paroissent prouver que ce cordon ayant été coupé sans avoir été lié, il n'étoit survenu aucune hémorrhagie. Ce paradoxe a été solidement réfuté par Boëhmer, savant professeur d'Anatomie dans l'Université de Halle (1). Il est démontré que des fœtus auxquels on n'auroit pas lié le cordon, pour-

---

(1) *De necessaria funiculi umbilicalis deligatione. Hall.* 1745. *in-4°.*

T ij

roient périr d'hémorrhagie. N'auroit - on
qu'un feul exemple de cet accident funefte
occafionné par l'omiffion de la ligature ,
on feroit toujours blâmable de la négliger.

La précipitation, les préjugés, ont donné
lieu à une autre erreur, qui s'eft propagée
jufqu'à nos jours, fur la prétendue réunion
des deux fexes dans un feul individu. On
a nié l'exiftence des Hermaphrodites en
même - tems qu'on en foutenoit la réalité.
La queftion fe réduit à favoir fi l'obfervation a prouvé qu'il ait jamais exifté un
feul individu de l'efpèce humaine dans
lequel les deux fexes fuffent compléttement
réunis, de forte qu'il ait pu engendrer avec
une femme & concevoir avec un homme.
Or, jamais on n'a eu de preuve d'un pareil
phénomène. Ceux que le vulgaire qualifie
du nom d'hermaphrodite, loin d'être tout
à la fois hommes & femmes, ne font ni
l'un ni l'autre : ce font des monftres qui
ne doivent leur conformation fingulière
qu'à un jeu de la nature, dont l'opération
ordinaire a été interrompue. S'il en eft
parmi eux qui ayent un fexe prédominant
avec les facultés qui lui font propres, les
organes du fexe oppofé font imparfaits ;
d'autres ont en apparence une conformation
qui femble appartenir aux deux fexes, mais

ils font également impuiffants dans l'un &
dans l'autre. Combien de *Tribades*, dit un
naturalifte, font improprement prifes pour
des hermaphrodites !

Terminons ce qui nous refte à dire fur la
génération & le fœtus, par l'examen d'une
queftion importante que l'on a cru pouvoir décider complettement d'après les lu-
mières de l'Anatomie. Cette fcience nous
apprend que les poumons d'un fœtus qui
n'a point encore refpiré, font compacts,
livides & d'une pefanteur telle, que fi on
les plonge dans l'eau, ils s'y précipitent &
vont au fond, tandis que ceux d'un fœtus
qui a refpiré, font amples, dilatés par l'air,
& furnagent dans l'eau lorfqu'on les y
plonge (1). Harvei eft le premier qui ait
cru que cette expérience pouvoit faire connoître fi un enfant trouvé mort avoit refpiré,
ou, ce qui eft la même chofe, s'il étoit né
vivant ou mort (2). Ruyfch affura pofi-

______

(1) *Thruſton, de reſpirationis uſu primario Diatriba. Lugd. Bat.* 1671. *in - 12. pag.* 85. Spigel, *de formato fœtu. cap.* 18.

(2) *Color pulmonibus rubicundior eſt quàm iis qui aerem aliquando inſpirant : quod pulmones ab eo dilatati albedinem induant. Eoque indicio facilè internoveris, mater ne vivum, an mortuum fœtum peperit : illico enim ab inſpirato aere,*

tivement, contre l'affertion contradictoire de quelques perfonnes peu inftruites en Anatomie, qu'en général les poumons d'un fœtus mort dans le fein de fa mère, & qui par conféquent n'a point encore refpiré, fe précipitent au fond de l'eau lorfqu'on les y plonge (1). Des faits multipliés ont prouvé que cette expérience eft trompeufe, & qu'elle ne fuffit point pour abfoudre ou pour condamner une femme accufée du crime d'infanticide.

Sans accumuler ici des autorités, il fuffit de dire que fi l'on fouffle dans la bouche d'un enfant qui eft né mort, mais que l'on croit encore vivant, & que l'on tâche de ranimer par ce procédé vulgaire, fes poumons plongés dans l'eau furnageront comme s'il eût véritablement vècu. Un enfant encore contenu dans l'utérus, peut recevoir affez d'air pour que fes poumons en foient diftendus, il peut refpirer & mourir avant que de naître. Il eft encore poffible qu'un enfant, très-languiffant au moment de fa naiffance, vive pendant une heure ou deux fans refpirer. S'il eft tué dans cette cir-

---

mutatur pulmonum color , qui etiam poft repentina fata idem permanet. De Generat. animal. Exercitat. 70. p. 319.

(1) *Thefaur. Anatom.* 5. *N^o.* 40. *pag. 9.*

constance, ses poumons plongés dans l'eau iront au fond ; en conclura-t-on que cet enfant est mort dans le sein de sa mère ? Enfin, ce qui rend l'induction tirée de l'immersion des poumons très-douteuse, c'est que lorsqu'on coupe ce viscère par morceaux, les uns surnagent & les autres enfoncent, parce que toutes les parties des poumons ne se dilatent pas également dans les premières inspirations. On ne doit donc recourir à cette épreuve qu'avec une extrême réserve. C'est le sentiment de Morgagni & des meilleurs Anatomistes (1). Une seule exception doit même suffire pour la faire rejeter. La paix des familles ou la vie d'une mère, ne doivent pas dépendre d'une jurisprudence établie sur des principes vagues & incertains. Or, une loi fondée sur une expérience aussi douteuse, seroit nécessairement une loi de mort.

État de l'Anatomie dans le 17e siècle.

Exposons maintenant les découvertes qui ont été faites dans ce siècle, en commençant par le mouvement du cerveau, dont les anciens & les modernes ont tant parlé.

État de l'Anatomie dans le 18e siècle.

(2) *De sedibus & cauf. morb. Epistol.* 19. *art.* 45. — Sabatier, Anatomie. tom. 2.

Galien admettoit, comme nous l'avons déjà remarqué, deux mouvemens dans le cerveau, l'un artériel, produit par le battement simultané de toutes les artères de cet organe; l'autre de respiration, produit par l'air qui, selon cet Auteur, passoit à travers les trous de l'os ethmoïde, & ensuite dans les ventricules du cerveau pour y porter les particules odorantes. Ainsi le cerveau s'élevoit dans l'inspiration, & s'abaissoit naturellement par la sortie de l'air dans l'expiration.

Lorsqu'au renouvellement de l'Anatomie, Vésale & Fallope se furent assurés que l'air ne passe point des cavités du nez dans les ventricules du cerveau, ces deux Auteurs nièrent le mouvement de respiration que Galien avoit admis dans ce viscère; & ils assurèrent que le mouvement du cerveau qu'on apperçoit distinctement dans les petits enfans, à l'endroit de la tête qu'on nomme la fontanelle, & dans ceux qui ont souffert, soit par accident, soit par l'opération du trépan, une grande déperdition des os du crâne, dépend uniquement du battement simultané de toutes les artères qui se distribuent dans le cerveau. Ce sentiment a été suivi par la plûpart des Anatomistes jusques dans ces derniers tems. En 1744, M. Schlichting,

Médecin & Chirurgien d'Amsterdam, pré-
senta à l'Académie Royale des Sciences de
Paris, une dissertation qui a été imprimée
dans le premier Volume des Mémoires des
Savans Etrangers, dans laquelle il dit avoir
vu le cerveau s'élever dans l'expiration, &
s'abaisser dans l'inspiration. MM. Haller &
Lamure répétèrent sur plusieurs animaux
vivans les expériences indiquées par M.
Schlichting ; & après avoir vu, comme lui,
le cerveau s'élever dans l'expiration & s'a-
baisser dans l'inspiration, ce qui est contraire
à ce que Galien avoit enseigné, ils découvrirent que la cause de l'élévation du cerveau
dépend du reflux du sang de la veine cave
supérieure dans les veines jugulaires & dans
les sinus de la dure-mère. Le sang, en re-
fluant dans les veines du cerveau qui n'ont
point de valvules, en soulève toute la masse :
ce reflux est excité par les efforts, les cris,
les éternumens, les toux convulsives, les
expirations violentes, par la forte contraction de l'oreillette droite du cœur, qui chasse
le sang à une distance assez grande, & enfin
par l'action convulsive du diaphragme sur la
veine-cave, qui se remplit & devient plus
courte dans l'expiration. Ainsi le cerveau
s'élève quand ses veines s'emplissent outre
mesure & par un effort subit, & il s'abaisse

quand elles fe vuident. Si l'on met à nud les veines jugulaires, les brachiales & la veine-cave, on voit qu'elles fe gonflent dans le tems de l'expiration, par la quantité de fang qui les remplit, & que dans le tems de l'infpiration, elles s'allongent, fe vuident & donnent peu de fang lorfqu'on les ouvre dans cet état. C'eft cette efpèce de pulfation des plus groffes veines que M. Haller a nommé le pouls veineux.

Ce mouvement du cerveau eft donc un état violent & contre nature. On ne l'apperçoit en effet que quand on a enlevé la dure-mère & une grande portion des os du crâne. Il n'exifte point dans les perfonnes faines, dont la refpiration eft libre & facile. Il n'eft vifible que lorfque, par une caufe quelconque, le fang reflue fubitement & avec effort dans les veines du cerveau. Ce reflux du fang eft quelquefois fi confidérable, qu'il produit dans les veines jugulaires externes une forte de battement ou de palpitation femblable à celle qu'on obferve quelquefois dans les apopleftiques & les afthmatiques.

Nous avons dit au commencement de cet Ouvrage, d'après Caffius & Arétée, que les nerfs qui naiffent de la bâfe du cerveau s'entrecroifent, de manière que ceux du côté droit vont au côté gauche, & que ceux du côté gauche se distribuent dans le côté droit. Les dissections des Anatomistes de ce siècle, ont démontré la vérité de cette structure, sur laquelle les anciens n'avoient que des présomptions, d'après les effets observés dans les lesions de la tête par cause externe. Plusieurs Modernes ont désigné les endroits de la bâse du cerveau où cet entrecroisement des nerfs est plus ou moins visible. On l'apperçoit au corps calleux, aux bras & aux cuisses de la moëlle allongée, à la commissure antérieure & postérieure, aux couches des nerfs optiques, aux tubercules quadrijumeaux, aux éminences pyramidales & olivaires. Valsalva & Pourfour du Petit, ont démontré par plusieurs expériences & observations, que la cause de l'apoplexie, dans laquelle un côté du corps est paralysé, existe toujours dans le côté opposé du cerveau ; c'est-à-dire, que si la paralysie est à droite, la lésion du cerveau est à gauche ; & que c'est de la lésion du cerveau du côté droit que dépend la paralysie dont le côté gauche du corps est attaqué. Cette vérité importante jette le plus grand jour sur le siége de cette maladie. Valsalva en a tiré des inductions pour diriger plus utilement les secours. Il a fait voir

qu'il eſt très-eſſentiel pour le ſalut des apoplectiques, de ne pas les ſaigner indiſtinc-
tement d'un bras ou d'un autre ; qu'il n'eſt
pas indifférent de leur ouvrir la veine jugulaire droite ou gauche, & de leur préſenter
des odeurs fortes à l'une ou à l'autre narine,
ſans diſtinction. Il a porté ſon attention
juſqu'au point de ne pas permettre que le
malade ſoit couché ſur un côté ou ſur l'autre. Il a vu qu'en le remuant & le faiſant
mettre ſur le côté paralyſé, on l'avoit rendu
paralytique des deux côtés. Il a recomman-
dé de ſaigner les apoplectiques, non du côté paralyſé, mais du côté ſain (1). Morgagni
a recueilli des obſervations nombreuſes qui
confirment la même doctrine. C'eſt de tous
les Auteurs modernes qui ont écrit ſur cette
matière, celui qu'on doit conſulter préférablement à tous les autres.

---

(1) Il eſt juſte de faire honneur à Arétée, l'un des plus judi-
cieux Médecins de toute l'antiquité, du conſeil ſalutaire qu'il a
donné ſur le choix des ſaignées dans l'apoplexie. Voici ſes
paroles : *Simul quoque in puſilla apoplexia & reſoluta partes
conſiderandæ ſunt, in ſiniſtro ne, an in dextro latere, reſolu-
tio ſit : à ſalubribus enim partibus, ut dicere mos eſt ſangui-
nem haurire oportet, hanc enim ſanguis facile delabitur :
hac etiam à læſis partibus materia derivatur. Igitur ſi abſque
evidenti cauſa attoniti reddantur, ſic de vena ſecanda ratio-
cinandum eſt. De Curat. morb. acut. lib. 1. cap. 4.*

Une découverte particulière à ce siècle, est celle dont MM. Demours & Defcemet se font difputés réciproquement la gloire. Ils difent avoir obfervé une membrane qui s'étend fur toute la concavité de la cornée, & qui eft abfolument femblable à celle qui forme la partie antérieure de la capfule du cryftallin. Elle fe roule fur elle-même lorfqu'on l'a détachée, fe déchire nettement & réfifte à la macération. L'un de ces deux Auteurs la nomme lame cartilagineufe de la cornée. L'autre lui a impofé le nom de tunique de l'humeur aqueufe (1). Cette membrane fe replie, dit-on, fur l'iris, où elle devient fi mince qu'il n'eft pas poffible de la fuivre auffi loin qu'elle paroît s'étendre. Elle forme un fac capfulaire qui contient l'humeur aqueufe des deux chambres de l'œil. Ce fac paroît deftiné à mettre la cornée à l'abri des inconvéniens de la macération dont elle feroit fufceptible, par la férofité qui la baigne continuellement, à empêcher que cette même férofité ne détache & n'entraîne quelques gouttes de cette liqueur noire qui enduit la partie poftérieure de l'iris, &

État de l'Anatomie dans le 18e fiècle.

_____

(1) Mémoires des Savans étrangers, tom. V. pag. 177. — Lettre à M. Petit. Paris. 1767. *in-12.*

à fortifier antérieutement la capsule du cryftaliin.

Cette courte defcription fuffit pour expliquer comment il fe forme quelquefois fur la furface de l'œil une tumeur aqueufe, grifâtre, plus ou moins confidérable, dans laquelle la prunelle conferve fa rondeur naturelle. Cette tumeur eft produite par la fortie de la tunique de l'humeur aqueufe à travers une ouverture faite à la cornée par une plaie, ou par un ulcère. Si une portion de l'iris fort en même-temps par cette ouverture de la cornée, il en réfulte une tumeur noire, plus ou moins volumineufe, que les Grecs ont comparée à un grain de raifin, & qu'ils ont nommée pour cette raifon *ftaphylome*.

On attribue de même à M. Wachendorff, Profeffeur de Botanique dans l'Univerfité d'Utrecht, la découverte d'une autre membrane de l'œil, qu'on voit beaucoup mieux dans les fœtus des quadrupèdes que dans les fœtus humains, & feulement dans ces derniers, depuis le feptième mois jufqu'au neuvième : car lorfque l'enfant vient au monde il n'en refte pas le moindre veftige. On la nomme membrane *pupillaire*. D'après la defcription que Haller, Camper & Brendel en ont donnée, il réfulte qu'elle bouche exactement la prunelle, en s'attachant à toute sa circonférence, qu'elle est très-fine, d'une couleur grisâtre & parsemée de quelques vaisseaux visibles par l'injection. Les Anatomistes ne connoissent point encore l'usage de cette membrane : ils ignorent ce qu'elle devient au moment de la naissance, lorsque la prunelle est ouverte. Morgagni présume qu'elle peut s'épaissir, perdre sa transparence, & demeurer attachée à toute la circonférence de la prunelle, ensorte que ne disparoissant pas dans le temps convenable, il en résulte la perte de la vue (1).

Devons-nous mettre au nombre des découvertes de ce siècle, les réflexions spéculatives de quelques Médecins géomètres, sur les vaisseaux sanguins, après que les Anatomistes eurent décrit avec soin ces mêmes vaisseaux qu'ils ont suivis laborieusement

---

(1) *Veri igitur fimillimum censeo pupillarem membranam in non nullis fœtibus crassiorem & iridi firmiùs adhærentem, cum ante partum dissolvi nequeat & evanescere, ibidem restitare & clausam ab ortu pupillam facere, eoque cœcitatem non secus inducere ac surditatem quidquid crassius magisque adhærens membrana tympani ex recens natorum meatu auditorio, ut in cæteris, non excidit, quemadmodum in Epistolis Anatomicis memoravi.* De sedib. & causf. morb. Epistol. 63. N°. XI.

juſques dans leurs plus petites ramifications ? Le premier coup-d'œil nous fait voir les artères & les veines comme un cône dont la baſe eſt au cœur, & dont la pointe ſe perd dans les extrémités du corps. Cependant, ſi on les examine avec plus d'attention & ſéparément, on trouve que chacune d'elles eſt un véritable cylindre, dont la ſection tranſverſale produit un cercle. Les artères ne ſont compoſées, comme l'ont très-bien obſervé Vieuſſens & Douglas, que d'une ſeule membrane cellulaire, dont les lames ou les feuillets ſont très-rapprochés. Dans l'intervalle de ces feuillets, ſe voyent quelques fibres charnues à peu-près circulaires, & de très-petits vaiſſeaux ſanguins, capillaires, que Ruyſch a parfaitement bien exprimés dans les deſſins qui accompagnent ſa troiſième Épitre Anatomique (x). C'eſt en faiſant macérer une artère dans de l'eau, ou en ſe donnant la peine de la diſſéquer lame par lame, que l'on peut ſe convaincre qu'elle n'eſt réellement compoſée que d'une ſeule membrane formée primitivement par le tiſſu cellulaire.

Une obſervation plus fine & plus recherchée, eſt celle de William Cole, Médecin Anglois. Cet Auteur a remarqué le premier que l'orifice d'un tronc artériel eſt toujours

plus

plus petit que tous les orifices des rameaux qui fortent de ce tronc. Selon Buffière, le rapport des rameaux au tronc eft comme 16 à 23, ou ce qui revient au même, fuivant Helvetius, l'orifice de l'aorte eft à l'orifice de toutes fes branches comme 64 à 71. D'après ce calcul, il en réfulte que le fang fortant du cœur, pour aller des artères dans les veines, pafferoit d'une cavité plus petite dans une plus grande, & que par conféquent les artères pourroient être confidérées comme un cône renverfé dont la pointe feroit au cœur & la bafe aux artères capillaires. On ajoute que l'orifice des veines eft plus grand que celui des artères, excepté la veine pulmonaire ; car felon Borelli, l'aire veineufe eft à l'aire artérielle comme 4 à 1. Selon d'autres phyfiologiftes, l'orifice de la veine cave inférieure eft à l'orifice de l'aorte inférieure dans la proportion de 16 à 9. Les veines étant plus nombreufes & d'un diamètre plus grand que les artères, la fomme de tous les orifices veineux doit être auffi plus grande que celle de tous les orifices artériels.

Arrêtons-nous & craignons de fubftituer l'opinion fantaftique de quelques Auteurs à la vérité qui échappe. Ce feroit abufer

État de l'Anatomie dans le 18e fiècle.

V

de la géomètrie & de l hydroſtatique, que
de vouloir en faire l'application à l'économie animale. Les angles ſous leſquels les
rameaux ſortent de leur tronc, ſont tantôt
aigus & tantôt droits. D'autres rameaux
ſont rétrogrades dès leur origine. La contraction des artères eſt plus ou moins forte
à différentes heures du jour, la quantité
de ſang & la vîteſſe avec laquelle il circule
ſont inconnues, les frottemens qui retardent
le cours de ce fluide naturellement viſqueux,
ne peuvent être calculés ; en un mot, tout
eſt incertain & hypothétique dans des ſpéculations de cette nature (1).

La même incertitude a tourmenté juſqu'à préſent les Anatomiſtes, lorſqu'ils ont
voulu expliquer de quelle manière les artères
ſe terminent quand elles deviennent capillaires. Malpighi & Leeuwenhoëck atteſtent
avoir vu, à l'aide du microſcope, dans les
animaux vivans, que les artères ſont abſolument continues aux veines. Haller cite

---

(1) Si le Lecteur veut être bien dégoûté de ces ſortes
de ſpéculations, & convaincu de leur inutilité, il doit lire
un Mémoire de M. de Sauvages, ſur les loix du mouvement
du ſang, Mémoire qui ſe trouve parmi ceux de l'Académie
de Berlin, année 1755. Tom. XI.

formellement à cet égard sa propre expérience. D'autres Anatomistes ont vu qu'en souflant dans une artère, l'air passoit dans la veine qui correspondoit à cette même artère. Cependant Duverney & quelques Auteurs ont pensé qu'il y a entre la fin des artères & le principe des veines, une substance quelconque interposée entre les unes & les autres (1). Ruisch en admettant la continuité des vaisseaux, mais sans pouvoir donner une preuve suffisante de son assertion, finit par avouer qu'il est impossible de décrire des objets aussi imperceptibles (2).

On présume encore que les artères se terminent d'une seconde manière, en formant sans interruption un canal excréteur qui leur est continu, lequel est destiné à rejeter au dehors, ou à verser dans une cavité un fluide différent du sang. Les Anatomistes savent qu'en injectant l'artère rénale, l'injection passe très-aisément dans l'uretère. L'huile de térébenthine injectée dans la veine-porte passe dans les canaux biliaires Ruysch a

État de l'Anatomie dans le 18e siècle.

---

(1) Histoire de l'Académie des Sciences, année 1679. tom 1. pag. 281.

(2) *In repletione arteriarum, replentur ut plurimùm quoque vena, & vice versâ, ita ut impossibile videatur præcisè dicere quomodo res se se habeat.* Thesaur. Anat. VI. N°. 73.

vu les conduits fébacés des paupières injectés & continus aux artères (1).

Lorfqu'une artère fanguine eft devenue capillaire, elle fe termine, fi l'on veut toujours en croire les Anatomiftes modernes, d'une troifième manière, en formant un canal court, fimple, dont l'orifice répand la lymphe en forme de rofée, dans une grande cavité telle que celle de la bouche, de l'eftomac, des inteftins, du péricarde, de la plevre, du péritoine.

On croit que cette tranfpiration interne, dont Boyle & Kaw-Boërhave ont parlé les premiers, & qui eft très-vifible lorfqu'on ouvre un animal vivant, fe fait continuellement par des pores qui font les orifices de ces canaux, furnommés vaiffeaux exhalans (2). La quatrième & dernière terminaifon de l'artère fanguine, eft celle par laquelle les ramifications de cette artère produifent un vaiffeau blanc, diaphane, cylindrique, capillaire, qui ne reçoit que la partie blanche ou lymphatique du fang. Si l'on veut en croire le témoignage de Vieuffens, de Boërhave, de Ferrein & autres Anatomiftes,

-----

(1) *Thefaur. Anatom. X. N°. 124.*

(2) Voyez ma Differtation fur la lymphe & fur les vaiffeaux lymphatiques, imprimée à Paris en 1774, *in-8°*.

l'exiſtence de ces artères lymphatiques n'eſt
point douteuſe. Ils diſent qu'on les trouve
dans la membrane du cryſtallin & de l'humeur vitrée de l'œil, dans la dure mère, le
périoſte, les tendons, la peau. La blancheur
de certaines parties de notre corps, ajou-
tent-ils, n'eſt dûe qu'à la préſence de ces artères lymphatiques que Boërhave a ren-
dues célèbres par ſa théorie de l'inflammation.

L'origine & la diſtribution des veines
lymphatiques, découvertes dans le ſiècle
dernier par Rudbeck, ne ſont point encore
bien connues. La ténuité de ces vaiſſeaux
les dérobe néceſſairement à l'œil humain.
On a taché de ſurmonter cette difficulté en
ſe ſervant de la macération, de la pourriture, de l'air introduit ſous la membrane
extérieure des viſcères, en injectant des liqueurs très-pénétrantres dans les artères &
dans les veines, en faiſant des ligatures aux
troncs veineux dans des animaux vivans.
Mais ſi l'on eſt venu à bout, avec tous ces
ſecours, de rendre viſibles quelques veines
lymphatiques pour quelques inſtans, on n'a
pu ſuivre avec exactitude leur diſtribution.
Meckel, Monro, Hunter, Haller & Hew-
ſon croyent que ces veines ſont de véritables
vaiſſeaux abſorbans, qui naiſſent du tiſſu

cellulaire & de toutes les grandes cavités,
telles que celles de la poitrine & du ventre,
pour y abforber la partie féreufe ou lymphatique qui s'échappe continuellement par
l'orîfice des artères exhalantes, fous la forme
de tranfpiration. Ils penfent que ces veines
lymphatiques ne tirent point leur origine des
dernières divifions des artères ou des veines
fanguines. Quoiqu'elles foient deftinées à
verfer la lymphe dans le canal thorachique, néanmoins quelques-unes d'entre-elles
la verfent dans des veines fanguines. Si l'on
en croit les Anatomiftes les plus modernes,
les glandes conglobées ne font que des
veines lymphatiques repliées fur elles-
mêmes. Malgré le travail opiniâtre de Hew-
fon (1), il refte toujours une difficulté à
réfoudre, favoir comment fe fait la réforbtion de la lymphe dans les endroits où il
n'y a pas de veines lymphatiques, tels que
le cerveau, la moëlle épinière, le cuir che-
velu, la peau, le placenta, &c. Eft-ce par le
moyen des veines fanguines, comme le
penfe Haller ? C'eft ce qu'on ne peut affurer.
Ainfi l'hiftoire des veines lymphatiques eft

(1) Voyez fa *Defcription des vaiffeaux lymphatiques dans
l'homme & dans les animaux.* Londres. 1774. *in* - 8°. en
Anglois.

tronquée, & ne peut être comparée avec celle des artères, des veines & des nerfs qu'on a suivis sans interruption depuis leur origine jusqu'au point où leurs plus petits rameaux cessent d'être visibles.

N'écrivant point un Ttaité d'Anatomie, je ne mettrai pas sous les yeux du Lecteur ces descriptions minutieuses qui, dans ce siècle, ont tant contribué à grossir & à multiplier les Ouvrages imprimés sur cette Science. Je ne ferois d'ailleurs que répéter ce qui a déjà été dit, & ce que l'on trouve, peut-être avec moins d'exactitude, mais avec autant de vérité dans les Auteurs du siècle dernier (1).

---

(1) Telle est la description que Lieutaud a donnée dans les Mémoires de l'Académie des Sciences, année 1753. de cet espace triangulaire qu'on observe dans l'intérieur de la vessie, lequel s'étend depuis l'embouchure des deux uretères jusqu'à l'origine de l'urèthre. Cette portion triangulaire de la vessie que cet Auteur a nommée *trigône*, avoit été décrite avant lui par presque tous les Anatomistes, & particulièrement par Borrichius, *in Bartholin. Epistol. Medicinal. Cent. 4. Epist. 51. pag. 331.* par Graaf, *de Virorum organis Tabul. 5.* par Santorini, *Observat. Anatom. cap. 10. §. 20 & 21.*

Le même prétend qu'il s'élève de l'angle inférieur de ce *trigône* une espèce de tubercule charnu, arrondi, qu'il nomme *luette vésicale*, par rapport à la ressemblance qu'il lui trouve avec la partie du palais qui porte ce nom. Mais le regard le

Je terminerai donc ce Difcours en indi-
quant les progrès que l'on a faits dans
ce fiècle fur cette partie de l'Anatomie,
qui a pour objet les mufcles & les os.
G. Muys, Profeffeur dans l'Univerfité de
Francquer, a publié en 1741 un Ouvrage
affez confidérable, dans lequel on trouve
tous les fyftêmes & toutes les opinions
des Anatomiftes anciens & modernes, fur
la ftructure des mufcles & fur la caufe
de leur mouvement. Son Ouvrage eft une
preuve certaine que nous ignorons encore
quelle eft la ftructure des mufcles, & comment ils font mouvoir les différentes parties
du corps auxquels ils font attachés. Ainfi,
l'Anatomie n'a fait aucune découverte fur
ce point. Après tous les fyftêmes imaginés
fur la caufe du mouvement mufculaire,
Haller en a propofé un dont on trouve le
germe dans un Ouvrage que Gliffon a publié en 1677 (1). Le réfultat de fes ex-

---

plus fuperficiel fuffit pour prouver inconteftablement que cette
luette véficale n'exifte ni dans les hommes, ni dans les femmes.
Morgagni croit avec raifon qu'une pareille production eft un
état morbifique & contre nature du col de la veffie. Voyez fon
Traité *de Sedib. & eauf. morbor. Epiftol. 66.*

(1) *Tractatus de ventricul. & inteftin.* Amftelodam. *in-12.*
1677. p. 168. cap. 7. *de irritabilitate fibrarum.*

périences fur des animaux vivans , eſt
que le cerveau & les nerfs font les feules
parties du corps humain qui foient fenfibles.
Celles qui n'ont point de nerfs font néceſſairement infenfibles. Tous les muſcles
font irritables , c'eſt - à - dire , que leurs
fibres fe racourciſſent lorfqu'un corps étranger les touche un peu fortement. Les
parties non irritables font celles qui font
privées de fibres muſculaires. Ainſi , la fenfibilité appartient excluſivement aux nerfs,
& l'irritabilité aux muſcles. Selon le même
Auteur, les fibres muſculaires étant compoſées d'élémens terreux & d'une mucoſité
gélatineuſe, c'eſt dans cette mucoſité que
réſide l'irritabilité. Si l'on demande comment
cette mucoſité inerte peut devenir irritable,
Haller répond que cette propriété lui eſt
particulière, comme la gravité & l'attraction
font des propriétés de la matière, fans pouvoir en déterminer les cauſes. Il ajoute que
l'irritabilité eſt très-différente de la fenfibilité.
» Celle-ci périt, quand on a lié ou détruit
» le nerf, ou coupé une extrêmité. Mais
» l'irritabilité reſte à ces parties devenues
» infenfibles. Il y a trois forces contractives
» dans les muſcles. La première & la plus
» foible, ſubſiſte même après la mort, &
» pluſieurs jours après, tant que la fibre a

» confervé fa ftructure. Quand on coupe
» alors un mufcle, fes fibres fe retirent vers
» les parties folides auxquelles il eft attaché,
» & vers le milieu de la chair elles laiffent
» entre-elles une diftance. C'eft une force
» naturelle de la fibre animale, qui ne
» dépend ni du fentiment, ni de l'irritabi-
» lité, & qui n'a rien de commun avec la
» vie. La feconde force des mufcles eft l'irri-
» tabilité. Elle leur eft naturelle, & dure au-
» tant que la vie & même après la mort,
» jufqu'à ce que les mufcles foient réfroi-
» dis dans les animaux à fang chaud. C'eft
» elle feule qui anime les mufcles dans les
» animaux qui n'ont point de nerfs. On la
» voit agir d'elle - même dans les mufcles
» découverts, & on la rappelle en les irri-
» tant. Elle produit un tiraillement alterna-
» tif des fibres qui fe retirent vers le milieu
» du mufcle & qui retournent à leur place.
» Cette irritabilité produit le mouvement
» fans l'aide des nerfs ; elle fubfifte dans le
» cœur, les inteftins, les jambes féparées du
» corps ; elle demeure attachée aux mufcles
» dont on a coupé les nerfs, ou qu'on a
» rendus par une forte ligature incapables
» d'agir. Elle perfifte dans les parties dont le
» fentiment eft abfolument fupprimé. La
» troifième force des mufcles eft celle qui

» part des nerfs : elle eſt excitée quelquefois
» par une douleur, ou une cauſe quelcon-
» que qui irrite les nerfs, & plus naturel-
» lement encore par la volonté de l'ame.
» Elle eſt beaucoup plus forte que les deux
» autres, du reſte elle produit à peu-près le
» même effet, c'eſt de faire retirer les chairs
» vers le milieu du muſcle (1). »

Ce ſyſtême a eu tout-à-la fois une foule
d'admirateurs & de contradicteurs. Le
Comte de Roëder a dit dans les Mémoires
de l'Académie des Sciences de Berlin, que la
découverte de l'irritabilité devoit être miſe
au nombre de celles qui honorent la Nation
Germanique. Le Médecin Haën a imprimé
dans le même temps que ce ſyſtême étoit
abſurde & fondé ſur des expériences illu-
ſoires. Eſt-il poſſible, dit-il, que dans le moment où l'on cauſe de la douleur, des con-
vulſions, une hémorrhagie à un animal que
l'on diſſéque tout vivant, afin de contem-
pler le jeu, l'action de ſes parties intérieures, on voye dans ce même inſtant le même
jeu, le même mouvement, les mêmes phénomènes qui exiſtent dans un animal qui ne
ſouffre d'aucune bleſſure, & qui ne ſent

---

(1) Mémoires ſur la Nature ſenſible & irritable des parties
du corps animal, par Haller, tom. 1. p. 255.

aucune douleur ? Comment peut-on croire ,
d'après de pareilles expériences, que le périofte, la dure mère , les tendons & plufieurs
autres parties , foient réellement infenfibles ,
tandis que dans l'homme vivant, tout attefte
leur extrême fenfibilité ? Pourquoi donc ,
fi l'irritabilité des mufcles réfide dans leur
mucofité gélatineufe, y a-t-il tant de parties
du corps humain abondamment pourvues
de mucofité, qui ne font pourtant pas irritables ? Puifque la peau eft privée de fibres
charnues, pourquoi eft-elle irritable, pour-
fe refferre-t-elle par le froid & dans certaines
paffions de l'ame ? (1).

Nous ne rappellerons point toutes les
objections auxquelles Haller & fes partifans
n'ont pu répondre. Il fuffit de dire que fon
fyftême, après avoir occupé les efprits pendant quelques années , a eu le fort de tous
les autres fyftêmes. Winflow & Albinus
n'ont propofé aucune hypothèfe fur le mouvement mufculaire, ils n'ont point cherché
à deviner le mécanifme par lequel les mufcles font mouvoir les différentes parties du
corps auxquelles ils font attachés , mais ils

---

(1) *Ratio medendi*, tom. 5. cap. 4 & 6. part. 9 & 10. —
Lettre de M. de Haën à un de fes Amis. Paris. 1773. *in-12.*

ont décrit avec la plus grande exactitude la situation, les attaches & les usages de chaque muscle en particulier. C'est ainsi que leurs travaux ont véritablement contribué aux progrès de l'Anatomie (1).

Tous les os ont été décrits, ainsi que les muscles, avec une attention scrupuleuse: mais leur structure n'est point encore bien connue. Les Anciens se sont contentés de dire que les os servent de soutien à tout le corps, & qu'ils sont formés d'une substance *terrestre*, très-dure & très-sèche. Véfale & Fallope ont fait la comparaison de ceux de l'adulte avec ceux du fœtus, de ceux de l'homme avec ceux du singe, afin d'en faire remarquer les différences. L'un & l'autre se sont bornés à décrire ce qu'ils avoient sous les yeux, sans s'occupper expressément de

---

(1) La myologie de Winflow est son meilleur Ouvrage. L'Histoire des muscles par Albinus est un chef-d'œuvre d'exactitude. On ne sauroit trop relire ces deux Traités de Myologie, auxquels je renvoye le Lecteur. On consultera aussi avec avantage *les Recherches critiques sur la Chirurgie Moderne*, par M. Valentin. Paris. 1772. *in*-12. pag. 81 & suivantes : Ouvrage qui contient des vues neuves & vraiment utiles sur l'amputation des membres & la réunion des p'aies, relativement aux différentes causes de la rétraction musculaire.

l'ostéogénie (1). Volcher Koyter, disciple de Fallope, a mis plus de constance & plus d'attention que son maître dans l'examen qu'il a fait des os du fœtus. Il les étudia long-temps, & les fit représenter dans des planches assez bien gravées (2). Il dit que l'ossification commence d'abord dans les os longs par leur partie moyenne, ensuite par leurs extrêmités, & qu'elle se fait dans les os larges du centre à la circonférence. Les uns, ajoute-t-il, sont membraneux dans leur origine, les autres sont cartilagineux. Leurs éminences & leurs cavités ne se forment que par des degrés insensibles. Les osselets de l'ouie sont aussi durs dans le fœtus que dans les vieillards. Il observe que les os sont composés, dans la plus tendre enfance, de plusieurs pièces qui s'unissent & se soudent, pour n'en former qu'une seule dans l'âge adulte. Son Ouvrage, qu'on peut lire encore aujourd'hui avec utilité, contient un assez grand nombre d'observations curieuses

(1) Voyez dans les Ouvrages de Falloppe, son Commentaire sur l'ostéologie de Galien.

(2) *Externarum & internarum principalium co\u0307poris humani partium tabulæ atque Anatomicæ exercitationes.* Norimberg. 1573. *in-fol.*

fur les os, confidérés dans l'état fain & dans l'état morbifique. On y trouve la figure de différens fquélettes d'oifeaux, de quadru-pèdes & d'animaux amphybies. Enfin, cet Auteur a le mérite d'avoir écrit le premier fur l'oftéogénie.

Plus d'un fiècle s'eft écoulé avant que l'Anatomie ait fait fur ce point des progrès réels. On fe contenta de décrire les os, & fur-tout ceux de la face, les cartilages, les ligamens & tout ce qui ne demande, pour être bien connu, qu'un examen attentif. Les glandes fynoviales que Charles Étienne, que Dubois, furnommé Sylvius, & Dulaurens avoient prifes pour des particules graiffeufes, furent retrouvées à la fin du fiècle dernier par Havers (1). Dans celui-ci, Belchier, Chirurgien de Londres, & M. Duhamel du Monceau furent les premiers qui reconnurent les effets que la racine de garance donnée aux animaux en forme d'aliment produit

État de l'Anatomie dans le 18e fiècle.

---

(1) *Hæ glandulæ humorem mucilaginofum feparant, nec unquam à quodam defcriptæ, nec obfervata à quovis, nifi quod aliquantum poftquam illis obfervaram, in Collegio Chirurgorum in indefeffum curiofumque Anatomicum, Cowper, ingeniofum hujus civitatis Chirurgum inciderim, cui major harum glandularum fpecies jam innotuerat.* Clopton Havers, de offibus, Serm. 4. cap. 1.

fur les os. Ils nourrirent divers animaux avec cette racine, & trouvèrent les os teints en rouge (1). Cette expérience, tentée d'abord en France & en Angleterre, eut le même fuccès en Italie, en Allemagne, & en différentes villes de l'Europe. Il en réfulte que la garance ne colore ni le périofte, ni les ligamens, ni les tendons, ni les cartilages : mais elle teint uniquement les os, & même les noyaux offeux compris dans le cartilage, & le cal lorfqu'il eft affez dur pour mériter le nom d'os. Elle ne colore pas non plus le lait, ni les os du fœtus, quand elle eft donnée à la mère encore pleine de petits. Cette couleur rouge, dont les teintes vont depuis un rouge pâle jufqu'au carmin le plus vif, fe perd avec le temps, lorfqu'on rend à l'animal fa nourriture ordinaire (2).

Pendant qu'on s'occupoit de cette expérience plus curieufe qu'utile, M. Hériffant,

---

(1) *Tranfact. Philofoph.*. année 1736. N°. 442 & 443. — Mémoires de l'Académie des Sciences, année 1741. On a déjà dit dans ce Difcours que Mifaud, Médecin de Paris, avoit fait la même obfervation plus de cent foixante ans auant MM. Belchier & du Hamel : mais elle étoit ignorée des Anatomiftes au commencement de ce fiècle.

(2) Mémoires fur la formation des os , par Haller. pag. 41.

Médecin

Médecin de la Faculté de Paris, & Membre de l'Académie Royale des Sciences de cette ville, répéta celles de Séverin Pineau, de Sanctorius, de Nesbit, & de plusieurs autres Auteurs sur le ramollissement des os produit par des acides, afin d'obtenir, s'il étoit possible, de nouveaux éclaircissemens sur l'ossification. (1). Pour cet effet, il fit tremper pendant une heure ou deux, dans une liqueur composée d'une partie d'esprit de nitre fumant & de quatre parties d'eau commune, plusieurs morceaux de la substance dure & compacte d'os humains, de cheval, de poulain, de bœuf & d'éléphant. Après ce court espace de temps, les morceaux les plus minces devinrent semblables à des membranes: ceux qui étoient plus épais eurent la mollesse & la flexibilité des cartilages. Les os mis dans cette liqueur acide pendant plusieurs jours, diminuèrent beaucoup de leur poids : car l'acide nitreux dissout non-seulement la partie terreuse des os, mais il se charge en même-temps d'une portion de matière grasse & gélatineuse, à la faveur de laquelle il forme un sel nitreux à base terreuse. Ainsi la base

État de
l'Anatomie
dans le 18e
siècle.

____

(1) Mémoires de l'Académie des Sciences, année 1758. page 322.

X

terreuse de ce sel étoit la matière qui manquoit aux os mis en expérience.

Pour savoir si ce qui restoit dans l'os, dépouillé de cette espèce de craie, devoit être regardé comme une matière à-peu-près cartilagineuse, & si elle en avoit les caractères distinctifs, M. Hérissant jeta dans le feu plusieurs morceaux de ces parenchymes cartilagineux, en exposa d'autres à la flamme d'une bougie, & les vit s'enflammer comme des morceaux de corne, ou de cartilage desséché. L'odeur qui en résultoit étoit la même, & le charbon qui en provenoit étoit noir, luisant, spongieux, léger, friable, & en très-petite quantité.

De toutes ces expériences, l'Auteur conclut qu'il y a quatre substances principales & élémentaires qui concourent toutes ensemble à la formation des os. La première est une espèce de parenchyme cartilagineux qui ne s'ossifie jamais, à proprement parler, & qui ne change point de nature. La seconde est purement terreuse ou crétacée. C'est elle qui donne la solidité & la dureté aux os, quand elle n'est viciée par aucun mauvais levain. C'est encore elle qui fournit l'*album græcum*, dont parlent les Anciens, & qui n'est autre chose qu'une matière crétacée que les chiens rendent en place d'excrémens, lorfqu'on les a nourris long-temps avec des os privés de toutes parties molles. Enfin, cette matière crétacée fe charge feule de la partie colorante de la garance, mêlée dans la nourriture qu'on a fait prendre pendant quelque temps aux animaux. La troifième fubftance élémentaire des os eft un fuc vifqueux, ou mucilagineux, qui colle intimement la fubftance crétacée à la fubftance cartilagineufe. La quatrième eft un tiffu cellulaire, ou membraneux, qui eft une production du périofte : il s'infinue entre toutes les fibres, ou lames qui compofent la fubftance cartilagineufe. Ce tiffu cellulaire ne s'offifie jamais, il eft toujours membraneux, & fournit autant de prolongemens ou de petits périoftes qu'il y a de fibres cartilagineufes converties en fibres offeufes. Chacun d'eux eft à l'égard de ces fibres, devenues offeufes, ce que le périofte eft à l'égard des os en général. Ils foutiennent, de même que lui, un réfeau très fin, compofé de filets nerveux & d'une multitude de vaiffeaux capillaires, deftinés à porter la nourriture aux fibres offeufes qu'ils enveloppent de toutes parts.

Les expériences que l'on a faites pour connoître la ftructure des cartilages, n'ont point été auffi fatisfaifantes que celles de

M. Hériſſant, ſur la ſtructure des os. Si l'on
en croit quelques Anatomiſtes, il n'y a ni
fibres, ni lames dans un cartilage. Les vaiſſeaux ſanguins qui s'y diſtribuent, & qui
naiſſent du corps de l'os & de l'épiphyſe
elle-même, en ont impoſé pour des fibres
cartilagineuſes (1). Selon d'autres Auteurs,
pluſieurs petites fibres droites, parallèles,
adoſſées les unes aux autres, s'élèvent per-
pendiculairement du centre des cartilages :
ſemblables aux poils du velours, elles ſe
courbent & s'enfoncent quand elles ſont
comprimées, mais elles ſe rétabliſſent dans
leur ſituation perpendiculaire, dès que la
preſſion vient à ceſſer (2). M. Duhamel croit
que le cartilage eſt formé par pluſieurs lames
du périoſte, qui s'épaiſſiſſent ſucceſſivement.
Haller prétend au contraire que c'eſt une
gelée qui ſe durcit peu-à-peu par l'addition
d'une petite quantité de terre calcaire. Quoi
qu'il en ſoit, nous ſavons ſeulement que le
cartilage diffère eſſentiellement de l'os, en
ce qu'il n'eſt point ſuſceptible d'être ramolli
par les acides, en ce que la garance ne le

---

(1) Haller, Mémoires ſur la formation des os. p. 230.

(2) Hunter, *Tranſact. philoſoph.* N°. 470. ann. 1743.
— M. de Laſſone, Mémoires de l'Académie des Sciences,
année 1752.

teint point en rouge. C'eſt un corps homo-
gène, liſſe, flexible & tranſparent Expoſé à
l'air, il ſe sèche, ſe ride, & devient dif-
forme. Eſt-il vicié ou altéré ? on ne voit
point qu'il s'en détache des lames, ou des
feuillets, comme il arrive dans l'exfoliation
des os. Il ne ſe reproduit point quand il a
été détruit : il ne ſe gonfle point comme un
os attaqué d'exoſtoſe.

Le mécaniſme par lequel les os ſe forment, ſe développent & s'organiſent, n'eſt
point encore bien connu. M. Duhamel, qui
trouve une analogie bien établie entre le
bois des arbres & les os des animaux, croit
que les os augmentent de groſſeur par les
couches du périoſte, qui s'endurciſſent &
s'oſſifient (1). Le périoſte, dit-il, eſt aux os
ce que l'écorce eſt aux arbres : les lames
intérieures de cette membrane s'oſſifient &
augmentent la groſſeur des os, comme les
lames intérieures de l'écorce augmentent la

---

(1) Mém. de l'Acad. des Sciences, ann. 1742 & 1743.
Grew & Malpighi ont eu long-temps avant M. Duhamel la
même idée. Voyez *Muſæum regalis ſocietatis, or a catalogue
and deſcription of the natural and artificial rareties belonging
to the royal Society, and preſerved at Gresham's College, by
Nehemias Grew.* London. 1681 in-fol. pag. 6. — Malpighii,
Diſſertat. de cornuum vegetatione. Londini, 1689. *in-*4°.

groffeur du corps ligneux, à mefure qu'elles s'endurciffent. Ce fentiment a été contredit par Haller & par Albinus (1). Leurs expériences & leurs obfervations leur ont prouvé que le périofte ne s'offifie point, que fes lames ne fe changent point en os. L'écorce d'un arbre ne reffemble point au périofte. Un os ne végète & ne fe forme point comme un arbre. C'eft abufer de l'analogie, qui d'ailleurs n'eft pas favorable au fentiment de M. Duhamel, que de vouloir établir des rapports entre des fubftances très-différentes les unes des autres. Celui qui croiroit que les dents fe forment & fe développent comme les autres os, tomberoit dans une erreur groffière. Le mécanifme par lequel ces deux fubftances offeufes s'organifent, n'eft point le même. M. Duhamel veut qu'*un cartilage ne foit qu'un périofte endurci*. Les Anatomiftes ne conviennent point de cette propofition. Les os les plus tendres & encore cartilagineux, font recouverts d'un périofte qui contribue à l'offification, mais qui ne fe change ni en os, ni en cartilage. Si dans les fœtus les os du crâne paroiffent membraneux au premier coup-d'œil, cette apparence eft trompeufe, ils n'en font pas moins cartilagineux, quoique très-minces.

____

(1) *Annotat. Acad.* lib. 6 & 7.

Quelque parti que l'on prenne sur la formation des os, il sera toujours vrai qu'ils ne parviennent à leur état de perfection que par un développement successif. Leurs parties essentielles se montrent sous l'apparence vraie ou fausse d'une gelée, d'un mucilage qui s'épaissit par degrés, devient cartilagineux & finit par s'ossifier. Les vaisseaux du périoste, ceux du centre & des extrémités de l'os se déployent, s'élargissent, & admettent des molécules crétacées, source de la dureté (1). Le périoste contribue essentiellement à la formation & au développement de l'os, comme il contribue à la formation du cal dans les fractures, à raison d'une multitude de vaisseaux sanguins qui se ramifient sur son tissu membraneux. Le cal d'une fracture est organique, sa formation est la même que celle de l'os, le périoste lui est très-adhérent ; mais le cal n'est point pour cela un périoste endurci & ossifié. En un mot, sans le périoste & ses prolongemens, il n'y auroit point d'ossification, & les fractures ne se consolideroient point. « Ainsi, dans les fractures, dit M. » Bonnet, de Genève, dans les anchyloses,

____

(1) Confidérations sur les corps organifés, par Bonnet, tom. I. page 213.

X iv

» & dans les différentes espèces d'excref-
» fences, foit naturelles, foit accidentelles,
» *le périofte eft la feule partie de l'os qui*
» *travaille.* En s'étendant, en s'épaiffiffant,
» en fe tuméfiant, le périofte recouvre l'os
» infenfiblement, il produit le cal, & forme
» des tumeurs plus ou moins confidérables,
» fuivant qu'il a plus ou moins de facilité
» à s'étendre, ou qu'il eft plus ou moins
» abreuvé de fucs, ou de fucs plus ou moins
» vifqueux (1). »

(1) Contemplation de la nature, par C. Bonnet, tom. 2. page 11.

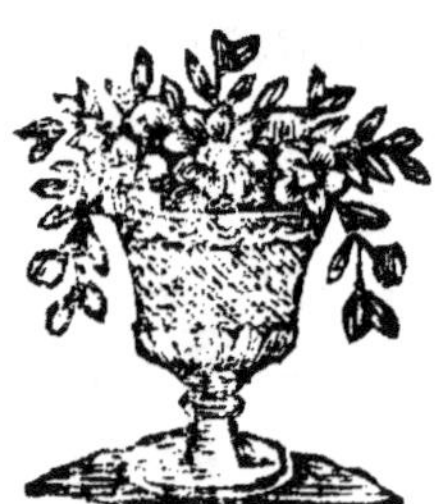

N O T E S.

(*a*) **P**AGE 22. On lit dans le XIIe Livre des Inftitutions de l'Orateur, par Quintilien, chap. XII, la phrafe fuivante : *Quid plura? cum etiam Cor. Celfus mediocri vir ingenio, non folùm de his omnibus confcripferit artibus, fed ampliùs rei militaris & rufticæ etiam & medicinæ præcepta reliquerit: dignus vel ipfo propofito, ut eum fciffe omnia illa credamus.*

Un Savant a prétendu avec raifon qu'il y a dans cette phrafe une faute de copifte, & qu'il faut lire *medicus acri (med: acri)*, au lieu de *mediocri*. En effet, il eft facile de fe convaincre, par ce paffage même de Quintilien, que Celfe n'eft point un Auteur médiocre, puifque Quintilien le met au rang des premiers hommes de l'antiquité.

(*b*) Page 25. *Homines cremare apud Romanos non fuit veteris inftituti, terrâ condebantur. At poftquam longinquis bellis obrutos erui cognovere tunc inftitutum. Et tamen multæ familiæ prifcos fervavere ritus, ficut in Cornelia; nemo ante Syllam Dictatorem traditur crematus. Idque voluiffe veritum ta-*

lionem , eruto C. Marii cadavere. Plin. Hift. Natur. lib. 7. cap. 55.

Confultez l'Ouvrage intitulé : *Funérailles, & diverfes manières d'enfevelir des Romains, Grecs & autres Nations, par Claude Guichard, Docteur en Droit.* Lyon. 1581. *in-4°.*

(*c*) Pag. 25. Les Efquilies, ou le mont Efquilin, étoient un des quartiers de Rome : c'eft aujourd'hui le mont de Sainte-Marie majeure. La Déeffe de la Puanteur y avoit une chapelle & un bois, qu'on nommoit *Lucus Mephitis.* Ce Charnier public, dans lequel on dépofoit les cadavres des pauvres & des efclaves, reffembloit affez à notre Charnier des Innocens, qui, depuis fix cents ans , infecte les Habitans de Paris.

(*d*) Page 26. Les Romains avoient la cruauté de délaiffer & d'expofer les enfans nouveaux-nés dans les places publiques & fur les grands chemins, quoique cela fut expreffément défendu. On les expofoit à Rome le long du Tibre, fur le bord du lac Vélabre, près les égoûts & la colonne *lactaire.* Tertullien a fait mention de cette horrible coutume dans fon Apologie, chap. 9. *imprimis filios exponitis fufcipiendos ab aliqua matre prætereunte extranea.* Les Empereurs Gratien & Valentinien abolirent cet odieux ufage, qui dérivoit du pouvoir illimité que Romulus avoit donné aux pères fur leurs enfans, comme on peut le voir dans Denis d'Halicarnaffe, livre 2. Voyez auffi le Code de Juftinien, liv. 8. tit. 52, & la Novelle 153, tit. 36. *De infantibus expofitis, liberis & fervis.* On peut auffi confulter dans le premier volume des Œuvres de Corneille Van Bynkershoek, célèbre Jurifconfulte Hollandois, une excellente Differtation, intitulée : *De jure occidendi, vendendi & exponendi liberos apud veteres Romanos.*

(e) Page 68. Après la bataille de Pharfale, environ 47 ans avant J. C. Jules-Céfar pourfuivit Pompée en Egypte, & entra avec fes vaiffeaux dans le port d'Alexandrie. Il y avoit dans cette ville deux Bibliothèques ; l'une très-nombreufe, nommée le *Bruchion,* ou le Mufée ; l'autre, moins confidérable, étoit placée dans l'enceinte du Temple de Sérapis. Céfar étant affiégé dans un quartier de la ville d'Alexandrie, voifin du *Bruchion,* fit mettre le feu à la flotte qui étoit dans le port. Le vent porta les flammes aux maifons voifines & à la Bibliothèque. Orofe dit que quatre cent mille volumes furent confumés dans cet incendie. Le peu de

livres qui avoit échappé aux flammes & au
pillage, fut dépofé dans la Bibliothèque du
Temple de Sérapis. Dans la fuite, Marc-
Antoine répara en quelque forte cette perte,
en faifant préfent à Cléopâtre de la Bibliothèque des Rois de Pergame, compofée de
deux cent mille volumes. Mais Théophile,
Patriarche d'Alexandrie, ayant réfolu de
ruiner abfolument l'idolâtrie dans la capitale
de l'Égypte, obtint, en 390, de l'Empereur
Théodofe, furnommé le Grand, un Édit
qui ordonnoit la démolition de tous les
Temples. Celui de Sérapis fut détruit, &
on bâtit à la place une Églife, à laquelle on
donna le nom de l'Empereur Arcadius. Les
livres du Temple de Sérapis furent pillés &
difperfés. Orofe, qui étoit à Alexandrie vingt
ans après l'expédition de Théophile, trouva
les tablettes vuides. Enfin, vers l'an 650,
Amri, Général des Troupes d'Omar I,
Calife des Sarrazins, prit Alexandrie, fit
diftribuer les livres dans les Bains publics
pour les chauffer : c'eft ainfi qu'ils furent
tous brûlés dans l'efpace de fix mois.
*Juffit Amrus Ebno'l As difpergi libros per
balnea Alexandriæ, atque illis calefaciendis
comburi. Ita fpatio femeftri confumpti funt.*
Gregor. Abul. pharaj. Hiftor. Dynaft. 9.
pag. 114. *in-*4°.

(*f*) Page 70. Un des articles de l'Ordonnance de l'Empereur Frédéric II, est conçu en ces termes :

Jubemus in posterum nullum Medici titulum prætendentem audere practitari aliter, vel mederi, nisi Salerni primitùs & in conventu Publico Magistrorum, judicio comprobatus, cum testimonialibus litteris.

Salubri etiam constitutione sancimus, ut nullus Chirurgicus ad practicam admittatur, nisi testimoniales litteras afferat Magistrorum in medicinali facultate legentium, quod per annum saltem in ea parte Medicinæ studuerit quæ Chirurgiæ instruit facultatem & præsertim Anatomiam humanorum corporum in scholis didicerit, & sit in ea parte Medicinæ perfectus, sine qua nec incisiones salubriter fieri poterunt, nec factæ curari. Codex legum antiquarum Lindenbrogi. Francofurti 1613. in-fol. pag. 807.

(*g*) Page 72. En 1472, la Faculté de Médecine de Paris posa les fondemens de ses Écoles, dont on voit aujourd'hui les ruines dans la rue de la Bucherie. Ces Écoles ne devinrent publiques qu'en 1505. Avant ce temps, les Médecins s'assembloient dans des lieux empruntés, aux Mathurins, à Notre - Dame, à Saint - Yves, à Sainte-

Geneviève - des - Ardens, à Saint - Julien-
le - Pauvre.

(*h*) Page 72. Jusqu'au temps d'Avicenne,
qui mourut l'an 1036, l'art de guérir fut
exercé dans toute la plénitude par un seul
homme chez les Grecs, chez les Romains
& chez les Arabes : Cette vérité est incontestable. *Usque ad tempus Avicennæ omnes
inveniuntur fuisse simul Physici & Chirurgi.
Sed post, vel propter lasciviam, vel occupa-
tionem curarum nimiam, separata fuit Chirurgia & demissa in manibus Mechanicorum,
quorum primus fuit Rogerius, Rolandus atque quatuor magistri qui libros speciales in
Chirurgia ediderunt, & multa empirica in eis
miscuerunt.* Guido de Cauliac. Capitul.
Singul. (1).

(*i*) Page 75. Jacques Bérenger, surnommé Carpi, parce qu'il naquit à Carpi, petite ville d'Italie dans le Modénois, mérita,
par ses travaux & par ses découvertes, le
titre de restaurateur de l'Anatomie, qu'il
enseigna à Bologne depuis l'an 1502 jusqu'en
1527. Il se réfugia à Ferrare, où il mourut

_____

(1) Voyez le second volume de l'Histoire de la Chirurgie,
par M. Pérylhe, Ouvrage plein de recherches curieuses
& utiles.

au plus tard vers l'an 1550. Voyez *Fallop. de morbo gallico. Cap. 76.*

(*k*) Page 73. André Véfale naquit à Bruxelles le 31 Décembre 1514. Après avoir étudié à Louvain, à Paris & à Montpellier, il publia, en 1539, quelques planches d'Anatomie, fupérieures à toutes celles qu'on avoit gravées jufqu'alors. En 1543, il donna un Traité d'Anatomie, qu'il fit reparoître en 1555 avec des additions & des corrections. Le grand mérite de cet Ouvrage confifte dans l'exactitude avec laquelle prefque toutes les parties du corps humain font détaillées. On y trouve la defcription des os, des ligamens, des cartilages, des mufcles, des vifcères, des artères, des veines & des nerfs. Avant lui, les Anatomiftes n'avoient indiqué que les parties les plus apparentes : Véfale décrivit prefque tout le corps humain. S'il n'a pas eu le même fuccès dans l'expofition des plus petites parties : fi ce qu'il a dit des mufcles de l'œil, de ceux de la face, du larynx, des petits os de la tête, & des nerfs eft infuffifant; s'il a adopté quelques erreurs de Galien, après en avoir réfuté un grand nombre, c'eft qu'un homme ne peut tout voir, ni tout découvrir, quelque génie qu'on lui fuppofe. Ses planches d'Anatomie contribuèrent à étendre fa réputation & perpétueront fa gloire. Elles furent co-piées pendant plus de cent années par prefque tous ceux qui, après lui, donnèrent des Traités complets fur cette Science. Difons, pour adoucir l'envie, que ce grand homme effuya les critiques les plus amères & les plus injuftes. La fin de fa vie fut déplorable & vraiment tragique. Ambroife Paré, fon contemporain, en a fait, fans le nommer, une peinture fi touchante & fi naïve, que j'ai cru devoir rapporter fes propres paroles.

« Il ne faut point fe hâter d'enfevelir, &
» encore moins d'ouvrir le corps des femmes
» hyftériques, de peur d'encourir une ca-
» lomnie, ainfi que de ce fiècle eft arrivé à
» un grand Anatomifte ; je dis grand & cé-
» lèbre, duquel les livres réparent aujour-
» d'hui les Études des hommes doctes, le-
» quel étant pour lors réfidant en Efpagne,
» fut mandé pour ouvrir une femme de
» maifon, qu'on eftimoit être morte par
» une fuffocation de matrice. Le deuxième
» coup de rafoir qu'il lui donna, com-
» mença ladite femme à fe mouvoir, & à
» démontrer par autres fignes qu'elle vivoit
» encore, dont tous les affiftans furent
» grandement étonnes. Je laiffe à penfer

au

» Lecteur comme ce bon Seigneur faisant
» cette œuvre fut en perplexite , comme on
» cria *Tolle* après lui , tellement que tout
» ce qu'il put faire fut de s'abfenter du
» pays, car ceux qui le devoient excufer
» c'étoient ceux qui lui couroient fus , &
» étant exilé, tôt après mourut de déplaifir,
» qui n'a été fans une grande perte pour la
« République (1).

On dit que le Tribunal de l'Inquifition alloit punir Véfale, pourfuivi par les parens de cette femme comme un meurtrier, lorfque Philippe II, Roi d'Efpagne , dont il étoit le Médecin , trouva moyen de le fouftraire à la févérité de fes Juges, en lui faifant faire un pélerinage à la Terre-Sainte. On ajoute que Véfale alla à Jérufalem , & que s'étant enfuite embarqué pour l'Italie , il fut jeté avec les débris de fon Navire dans l'Ifle de Zanthe, près de la côte occidentale de la Morée , où ce grand homme , réduit aux dernières extrêmités , mourut de faim le 15 Octobre 1564.

----

(1) Œuvres de Paré, Liv. 24. de la Génération. Chap. 55. —Voyez auffi l'Oftéologie de G. Des Innocens, Ouvrage curieux. Bordeaux , 1604. *in*-12. p. 75.

Y

On grava fur fon tombeau l'épitaphe fuivante :

Andreæ Vefalii Bruxellenfis
Tumulus,
Qui obiit idibus Octobris
anno 1564.
Ætatis vero fuæ quinquagefimo,
quum Hyerofolimis rediiffet.

On trouvera de plus grands détails fur la vie de cet Anatomifte dans la Préface du premier volume de fes Œuvres, imprimées à Leyde en 1725, par les foins de Boërhave & d'Albinus.

(*l*) Page 73. Gabriel Fallopia, vulgairement Fallope, naquit à Modène d'une famille noble, l'an 1523 ou 1524, comme il nous l'apprend lui - même dans fon Traité des Tumeurs, chap. 27. *Agebam ego tempore peftis anni 1528, annum quintum aut fextum.* Il enfeigna l'Anatomie à Ferrare, à Pife & à Padoue, & mourut âgé d'environ 40 ans. Le feul Ouvrage qu'il ait publié a pour titre : *Obfervationes Anatomicæ.* Ses autres Ouvrages n'ont été imprimés qu'après fa mort.

On lit dans le même Traité des Tumeurs, cité plus haut, chap. 14, que *le Grand-Duc de Tofcane ordonnoit de livrer aux Méde-*

cins de Pise un homme, qu'ils tuoient à leur manière, & qu'ils disséquoient ensuite. En pareille circonstance, dit Fallopia, je fis avaler à un homme qui avoit une fièvre quarte deux gros d'opium. L'accès qui survint arrêta l'effet du poison. Ce malheureux, qui se félicitoit d'avoir échappé au danger, me demanda une seconde dose, en me suppliant d'intercéder auprès du Prince pour lui obtenir sa grâce, s'il ne mouroit point dans l'action de la drogue qu'il alloit avaller. Je lui donnai encore deux gros d'opium, il mourut, & je le disséquai.

Febris multum refiftit veneno frigido, quod ego expertus fum Pifis in homine anatomizando. Nam princeps jubet ut nobis dent hominem quem noftro modo *interficimus* & illum anatomizamus : cui exhibui drachmas duas opii, & adveniens paroxyfmus, nam hic patiebatur quartanam, prohibuit opii actionem. Hic gloriabundus rogavit ut bis adhuc exhiberemus, quod fi non moreretur, ut procuraremus pro ejus falute apud principem. Rurfus illi exhibuimus, extra paroxyfmum, drachmas duas opii, & mortuus eft. *Fallop.*

Quelle atrocité !

(*m*) Page 73. Barthélemi Euftachi, né à

Sanſeverino, dans la Marche d'Ancône, enſeigna l'Anatomie à Rome pendant quelques années, & l'étudia pendant toute ſa vie. Chaque pas qu'il a fait dans la carrière de cet Art, y a laiſſé une trace profonde que le temps n'a pu effacer. Ses Diſſertations ſur les reins, ſur les dents, ſur le mouvement de la tête, ſur la veine azygos, & ſur l'organe de l'ouie, parurent en 1564, à Veniſe, avec huit planches gravées. Dès l'année 1552, il en avoit fait graver trente-neuf autres, qu'il ſe propoſoit d'inférer dans un Ouvrage intitulé *De controverſiis Anatomicorum*, lequel n'eſt point parvenu juſqu'à nous. Ces trente-neuf planches furent retrouvées en 1713 dans la ville d'Urbin, & Lanciſi les publia l'année ſuivante à Rome avec les huit premières, ce qui forme en tout quarante-ſept planches d'Anatomie. Euſtachi eſt mort l'an 1574. Sa vie a été écrite en Italien par Bernard Gentili, & imprimée à Rome en 1740. Il avoit été Médecin de S. Charles-Borromée.

(*n*) Page 76. Jacques Dubois, ſurnommé Sylvius, naquit à Amiens, ou près d'Amiens, l'an 1478, & fut le ſeptième de quinze enfans. Un de ſes frères, Principal du Collége de Tournai à Paris, le fit venir dans cette capitale, & lui apprit le Grec & le Latin. Il apprit auffi l'Hébreu fous le célèbre Vatable, & étudia les Mathématiques pendant plufieurs années. Mais l'Anatomie, la Botanique & la Pharmacie furent l'objet principal de fon application pendant toute fa vie. En 1529, la Faculté de Médecine de Montpellier lui conféra le grade de Docteur : deux ans après, il obtint dans la Faculté de Paris celui de Bachelier. Le Collége de Tréguier étoit le lieu où il enfeignoit l'Anatomie : il eut environ quatre cent Difciples, comme il le dit lui-même dans la Préface de fon Commentaire fur l'Oftéologie de Galien, *demonftravimus noftris auditoribus circiter quadringintis.* Il accepta en 1550 la place de Profeffeur au Collége Royal, vacante par la démiffion de Gui Vide, *Vidus Vidius*, qui, après la mort de François Ier, fut rappelé à Florence, lieu de fa naiffance, par le Grand-Duc de Tofcane. Sylvius occupa cette place jufqu'à fa mort, arrivée le 13 Janvier 1555. Il fut enterré dans le cimetière des pauvres Écoliers, près le Collége de Montaigu, comme il l'avoit ordonné par fon teftament. L'Univerfité honora fon convoi de fa préfence.

(*o*) Page 132. Guillaume Harvei naquit à Folkstone, dans la Province de Kent, le premier Avril 1578. Après avoir fait ses humanités à Cantorbéry & à Cambridge, il voyagea en France, en Allemagne & en Italie, pour y étudier la Médecine. L'Université de Padoue jouissoit alors de la plus grande réputation. Fabrice d'Aquapendente y enseignoit l'Anatomie, Casserius y professoit la Chirurgie, & le Docteur Minadous donnoit des leçons de Médecine-pratique. Harvei fut leur disciple. Il fut reçu Docteur en Médecine dans cette Université, le 25 Avril 1602. De retour dans sa patrie, il y obtint le même grade dans l'Université de Cambridge, fut ensuite Aggrégé au Collége des Médecins de Londres, & s'établit dans cette Capitale pour y exercer sa profession. Après la mort du Docteur Wilkinson, il fut nommé Médecin de l'Hôpital de Saint-Barthélemy. En 1615, il eut la place de Lecteur d'Anatomie & de Chirurgie, créée par le Lord Lumeley & le Docteur Caldwal. C'est dans le cours de ses Leçons, & surtout pendant l'année 1619, qu'il publia sa découverte de la circulation du sang. Son manuscrit, qui subsiste encore aujourd'hui, & qui est déposé dans le Muséum de Lon-

dres, a pour titre *De universa Anatomia.*
Il est daté du 16, du 17 & du 18 Avril 1616.
Mais ce ne fut qu'en 1628 qu'on imprima
pour la première fois, à Francfort, son Traité de la circulation du sang. Cet Ouvrage
lui attira une foule d'ennemis, qui le dé-
crièrent au point de lui faire perdre la con-
fiance du Public. C'est ainsi qu'il fut encouragé par les vieux Praticiens.

Charles Ier, Roi d'Angleterre, qui aimoit
passionnément les Arts & les Sciences, le
protégea, & voulut être témoin de ses recherches sur la génération. Il lui permit de
sacrifier les cerfs, les biches & autres animaux de son parc : il fit plus, il le fit son
Premier Médecin. Les guerres civiles qui
désolèrent l'Angleterre, interrompirent les
travaux de cet homme célèbre. Tandis que
Harvei accompagnoit le Roi fugitif en
Écosse, la maison qu'il avoit à Londres fut
pillée, & ses écrits dispersés. Sensible à la perte
d'un grand nombre d'Observations anatomiques sur les insectes, il s'en plaint douloureu-
sement dans son Traité de la génération des
animaux. Après la fin malheureuse de Charles Ier, il vécut solitairement, tantôt à
Londres, tantôt à la campagne, dans la
maison d'un de ses frères. Parvenu à l'âge de
71 ans, il céda aux sollicitations de son in-

time ami, le Docteur Ent, & confentit à l'impreffion de fon Traité de la génération. Le poids des infirmités l'accabloit, lorfque le Collége de Médecine fit faire le bufte de cet homme célèbre, avec l'infcription fuivante :

Gulielmo Harveio
Viro monumentis fuis immortali
Hoc infuper Collegium medicorum Londinenfe
pofuit
Qui enim fanguinis motum
ut &
Animalibus ortum dedit meruit effe
Stator perpetuus.

Par reconnoiffance, Harvei fit élever à fes frais, dans le Jardin du Collége de Médecine, une Salle ou Mufée, qu'il enrichit de livres & d'inftrumens de Chirurgie. Il accompagna ce bienfait d'une rente de 56 liv. fterling. C'eft dans ce lieu qu'on prononce tous les ans un Difcours latin à la louange des Bienfaiteurs du Collége, & de Harvei en particulier (1). Ce grand homme mourut le

---

(1) Ce Difcours, qui fe prononce encore aujourd'hui, s'appelle *Oratio Harveiana*. On prend fur la rente de 56 liv. fterling, qui équivaut à 1260 liv. de notre monnoie, une fomme deftinée à un préfent pour l'Orateur : une autre fomme eft employée en gratification pour le Gardien du

3 Juin 1658, laissant une fortune très médiocre. Il avoit épousé la fille du Docteur Lancelot Browne, de laquelle il n'eut point d'enfans.

(*p*) Page 153. Gaspard Asellius naquit à Crémone, & mourut dans un âge peu avancé, l'an 1626. Après sa mort on publia le seul Ouvrage qu'il ait composé, lequel est intitulé : *De lactibus, seu lacteis venis, quarto vasorum mesaraicorum genere, novo invento, Dissertatio qua sententiæ Anatomicæ multæ, vel perperam receptæ convelluntur, vel parum perceptæ illustrantur.* Mediolani. 1627. *in-4*. cum figur.

(*q*) Jean Pecquet, né à Dieppe, Médecin de la Faculté de Montpellier, Membre de l'Académie Royale des Sciences de Paris, mort dans cette ville, au mois de Février 1674, dans un âge peu avancé, s'est rendu célèbre par sa découverte du réservoir du chyle. Il fut l'ami & le Médecin du célèbre Foucquet, Surintendant des Finances.

(*r*) Page 158. Olaüs Rudbeck naquit en 1630 à Westeras en Suède, d'une famille

Musée ; le reste sert aux frais d'un repas, auquel sont invités les Membres du Collége de Médecine.

noble & ancienne. Son père, Évêque de Wefteras, ne négligea rien pour lui donner une bonne éducation. Guftave - Adolphe, Roi de Suède, fon parrein, favorifa le goût qu'il avoit fait paroître pour l'Anatomie, les Mathématiques & les Belles-Lettres, en lui accordant une penfion. Il fréquenta les principales Univerfités du Nord, alla à Leyde, & revint enfuite à Upfal, dans fa patrie, où il fit, à fes dépens, un Jardin de Botanique. On le nomma Recteur & Curateur perpétuel de l'Univerfité de cette ville, & Profeffeur public d'Anatomie & de Botanique. Il mourut au mois de Septembre 1702, après avoir compofé différens ouvrages d'Anatomie, de Phyfique & de Littérature.

(*f*) Page 159. Thomas Bartholin, qu'il ne faut pas confondre avec plufieurs Médecins qui ont porté le même nom, naquit à Copenhague en 1616. Peu d'Anatomiftes ont joui pendant leur vie d'une auffi vafte réputation que celui dont nous parlons ici. Chriftian V, Roi de Danemarck, l'honora de fes bienfaits, le nomma Affeffeur de fon Confeil, lui accorda le titre & les honoraires de Médecin de Sa Majefté, & déclara fa petite terre de Hogeftart exempte d'impôts.

L'Univerſité de Copenhague lui donna la place d'Inſpecteur de ſa Bibliothèque; la Faculté de Médecine le nomma Profeſſeur extraordinaire & Doyen perpétuel. Il a publié un grand nombre d'Ouvrages, parmi leſquels on en trouve pluſieurs qui ſont curieux & utiles. Il mourut le 4 Décembre 1680.

(*t*) Page 184. On lit dans le deuxième volume des Œuvres de Gaſſendi, page 371, que c'eſt un Chirurgien de Paris qui a découvert que la cataracte conſiſte dans l'opacité du cryſtallin. Quelques perſonnes penſent que ce Chirurgien eſt Remi Lanier, Membre du Collége de Chirurgie de Paris, dans lequel il fut reçu le 6 Septembre 1644. Werner Rolfinck accorde au contraire la même découverte à Guillaume Quarré, qu'il qualifie de Médecin & de Chirurgien très-diſtingué. Le nom de Guillaume Quarré, avec la qualification de Médecin & de Chirurgien de Paris, ſe retrouve encore dans les Obſervations de Velſchius, Médecin d'Auſbourg (1). Il obtint réellement le grade de Maître en Chirurgie de Paris, le 29 Décembre

---

(1) *Georg. Hieronymi Velſchii Obſervat. Medicinal. Epiſagmata centum. Auguſt. Vindelic.* 1668. in-4°. *Obſ.* 23. *pag.* 16, *& Obſ.* 68, *pag.* 43.

1632. On ne peut douter qu'il ne fut auſſi Docteur en Médecine, puiſqu'il en a toujours pris le titre en ſignant ſon nom dans les Regiſtres de ce Collége. Il eſt Auteur d'une Myologie en vers latins, laquelle eſt intitulée *Myographia heroico verſu explicata, auctore Guillelmo Quarré, Chirurgo primi ordinis in Academia Pariſienſi. Lutetiæ Pariſiorum.* 1638. *in-*4°. Mais comme il n'a rien publié ſur l'organe de la vûe, ainſi que Lanier, il eſt impoſſible de deviner lequel des deux eſt le véritable Auteur de la découverte annoncée par Gaſſendi, Borel & Rolfinck.

(*u*) Page 196. Stenon naquit à Copenhague le 10 Janvier 1638. Son goût pour l'étude, & ſur-tout pour l'Anatomie, ſe manifeſta de très-bonne heure. Il fut le diſciple & l'ami de Thomas Bartholin. A peine eut-il obtenu le grade de Docteur en Médecine à Copenhague, qu'il alla chercher en Hollande, en Allemagne, en France & en Italie des connoiſſances plus étendues & plus multipliées. Il aſſiſta pluſieurs fois aux Aſſemblées ſavantes qui ſe tenoient à Paris, chez M. Thevenot. Ferdinand II, Grand-Duc de Toſcane, le fit venir à Florence, & lui donna le titre de ſon Médecin. Les Ouvrages d'A-

natomie qu'il avoit publiés lui-même, &
ceux qu'il avoit fait inférer dans les actes de
Copenhague, contiennent plusieurs découvertes utiles, quoiqu'il ne se soit appliqué à
l'étude de cette Science que pendant peu
d'années. Sa Dissertation sur les corps solides
qui se trouvent contenus naturellement
dans d'autres corps solides, & qu'il dédia à
Ferdinand II, son Protecteur, présente un
assez grand nombre d'observations curieuses
sur l'Histoire Naturelle. Stenon avoit environ 34 ans, lorsqu'il abandonna l'étude de
l'Anatomie & de la Médecine. Élevé dans la
Religion Luthérienne, il abjura en 1669,
embrassa l'État Ecclésiastique, & fut sacré
Évêque de Titiopolis en Grèce, par le Pape
Innocent XI, avec la fonction de Vicaire
Apostolique dans le Nord. Il y fit des Mis-
sions, composa des Ouvrages de controverse,
eut de vives disputes avec les Jésuites, s'attira
la haine de l'Électeur de Cologne, dont il
improuva hautement la nomination à
l'Évêché de Munster, mena une vie errante
& fort agitée. Il mourut à Schwerin, dans
le Duché de Mecklenbourg, le 25 Novembre
1686, âgé de 48 ans.

(x) Page 304. Frédéric Ruysch, né à la
Haye le 23 Mars 1638, & mort le 22 Février

1731, eſt un de ceux qui ont le plus contribué aux progrès de l'Anatomie. Perſonne
n'a porté plus loin que lui l'art d'injeƈter les
vaiſſeaux, trouvé par Graaf & Swammerdam. Ruyſch profita de cette découverte,
perfeƈtionna leur procédé, & ne communiqua le ſien à perſonne, pas même à
Boerhave, ſon intime ami. Son cabinet, ouvert deux fois la ſemaine pour une ſomme
d'argent très - modique, étoit rempli de
pièces d'Anatomie très-curieuſes. Le Czar
Pierre Ier les vit avec admiration, les paya
30 mille florins, & les fit tranſporter à Pétersbourg. Peu d'Anatomiſtes ont moins lu
que Ruyſch, aucun n'a diſſéqué autant que
lui. Pendant ſoixante années conſécutives il
s'eſt appliqué avec une ardeur incroyable au
travail de l'Anatomie. Ses Ouvrages ſont re-
commandables par la vérité, la clarté & la
préciſion. C'eſt une mine très-riche qu'on n'a
point aſſez fouillée.

F I N.